● 陈 梁/著

健康康传播

本书系广州大数据与公共传播重点研究基地成果

理论、方法与实证研究

U0308712

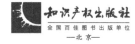

知识产权出版社

全国百佳图书出版单位

—北 京—

图书在版编目（CIP）数据

健康传播：理论、方法与实证研究/陈梁著. —北京：知识产权出版社，2020.6
ISBN 978 - 7 - 5130 - 6921 - 2

Ⅰ.①健… Ⅱ.①陈… Ⅲ.①健康—传播学—研究 Ⅳ.①R193

中国版本图书馆 CIP 数据核字（2020）第 078251 号

内容提要

本书以健康传播的概论与历史作为切入点，对健康传播的国内外发展进行回顾。同时，不止步于介绍传统媒体视阈下的健康传播，还立足于新语境与新趋势对健康传播研究进行展望。在理论、方法和实证研究的框架下，一方面，本书对传统的健康传播议题——媒体中的健康信息、健康行为、健康宣导设计展开论述；另一方面，对大数据时代的健康信息传播与扩散进行前沿性的探讨。既为健康管理与促进从业人员提供可能路径，也为新闻传播学研究者与学子提供阅读学习与参考。

责任编辑：石红华　　　　　　　责任校对：王　岩
封面设计：博华创意·张冀　　　责任印制：孙婷婷

健康传播：理论、方法与实证研究
陈　梁　著

出版发行：知识产权出版社 有限责任公司	网　　址：http：//www.ipph.cn
社　　址：北京市海淀区气象路 50 号院	邮　　编：100081
责编电话：010 - 82000860 转 8130	责编邮箱：shihonghua@ sina. com
发行电话：010 - 82000860 转 8101/8102	发行传真：010 - 82000893/82005070/82000270
印　　刷：北京建宏印刷有限公司	经　　销：各大网上书店、新华书店及相关专业书店
开　　本：720mm×1000mm　1/16	印　　张：17.5
版　　次：2020 年 6 月第 1 版	印　　次：2020 年 6 月第 1 次印刷
字　　数：286 千字	定　　价：78.00 元

ISBN 978 - 7 - 5130 - 6921 - 2

序

随着人们物质生活水平的日益提升，"健康生活"成为普通公众追求的生活目标。而在 2020 年初，一场突如其来的新冠肺炎疫情给中国和全世界人民的健康都带来了巨大的威胁和前所未有的挑战。健康议题涉及社会生活的方方面面，从医疗物资的供应到医患关系的维护，从公众健康意识的提升到虚假健康信息的澄清。促进和保障公众的健康不仅是政府机构和医疗卫生组织的责任，而且需要社会各界的共同努力，更需要普通公众的积极参与。如何向公众传播健康与公共卫生知识，如何通过有效的传播方式向公众提供及时、准确的健康信息，培养和提高公众的健康意识和行为能力，已经成为当前中国社会亟须解决的问题。

健康传播在西方传播学研究中已经发展成是一个非常重要的分支。最近十年，健康传播在中国传播学研究中的地位也愈加突出。陈梁博士的这本专著在媒介变迁的语境下，对健康传播的历史脉络和研究规律进行了系统的梳理，并从理论发展、研究方法、实证分析等视角对当前的健康传播研究进行了翔实的分析和探讨，为新闻传播学者以及公共卫生管理者开展健康传播研究与实践提供了理论、方法和实证的参考。

我和陈梁博士相识于新加坡南洋理工大学黄金辉传播与信息学院。他在新加坡攻读博士期间，接受了严格、系统的理论与方法训练。与此同时，我们也在健康传播领域开始了密切的交流与合作，这使我对他严谨的治学态度和扎实的研究功底有了深刻的印象。从南洋理工大学毕业后，陈梁博士任教于中山大学传播与设计学院，致力于新媒体与健康传播的教学与研究。近年来，他在该领域不断探索与深耕，取得了丰硕的研究成果。他的学术成果广泛发表在传播学、心理学、公共卫生领域的顶级国际期刊上。他的研究也得到了国际学术界的认可，他曾获得美国新闻与大众传播教育学会（AEJMC）的年度论文奖和最佳论文奖。

陈梁博士多年的研究成果和教学经验都被提炼并凝聚在这本新著之中。

在《健康传播：理论、方法与实证研究》这本书中，陈梁博士秉持严谨的学术态度，不但对健康传播研究的理论和方法进行了条分缕析的系统综述、归纳与梳理，而且还提供了个人最新的实证研究案例供读者学习和参考。全书分为六个章节，分别从健康传播的概览与历史回顾、媒体中的健康信息、网络风险行为、健康信息设计与健康宣导、大数据与网络健康信息传播、健康传播的未来发展趋势角度逐次展开。为了帮助读者更好地理解健康传播以及开展健康传播的学术研究，陈梁博士在主要章节中以理论、方法、实证的结构，循序渐进地为读者勾勒出一个比较完整的健康传播研究的知识体系。

在中国大陆，健康传播研究领域一直缺乏学术性较强的综合专著。陈梁博士这本专著的面世，在一定程度上为弥补这个方面的空白做出了积极有益的尝试。因此，我很愿意向传播学研究者和公共卫生管理者推荐这本具有引领性和创新性的学术著作。我也相信通过对本书的阅读和思考，广大读者必能从中获益良多。

彭泰权 博士
密歇根州立大学传播系
2020 年 3 月 24 日

目　录

第一章

概述与历史回顾

　　随着大众对健康的日益关注，健康传播已经成为传播学的重要研究领域之一。本章将对健康传播的历史脉络进行系统的梳理。具体而言，本章首先对健康传播相关概念、研究范畴和方向等进行阐述，旨在帮助读者整体地把握此研究领域的中心意涵；其次还全面介绍了国际健康传播研究的历史起源、学科发展和现状，希望通过对其脉络的爬梳，带领读者构建出对这一研究领域创制与发展历程的认知；最后，还对国内健康传播研究的发展和现状进行了探讨，并指出了当前存在的缺陷与不足。在基于对现今国内健康传播研究版图的勾勒之上，表达了对我国未来健康传播研究向纵深发展的展望。

第一节　理解健康传播

一、什么是健康传播

从古至今，人们一直深受各类传染疾病、绝症的危害。在医疗条件尚不发达的古代，由于缺乏精湛的医疗技术及有效的疾病预防手段，霍乱、疟疾、破伤风、中风、糖尿病等疾病能轻易地夺走无数人的性命。即使在医疗科技和传播媒介不断革新的今天，人类依然无法避免疾病对生命的各种威胁。健康知识的缺乏、高密度的居住人口、频繁的人际交往、分配不均、管理不善，都对现代人的健康产生严重的威胁。世界卫生组织的调查报告显示，全球新增癌症患者的数量在逐年增长，2018 年新增 1810 万癌症病例，有 960 人万死于各类癌症。迄今为止，艾滋病已造成 3200 多万人死亡，仅 2018 年一年，全球就有 77 万人死于艾滋病。

近年来，越来越多的传染病在世界各地爆发。1997 年，香港出现了首例由家禽传染人类的禽流感（H5N1），造成 18 人感染 6 人死亡；2003 年，因食用处理不当的蒙面果子狸和蝙蝠等野生动物而爆发的非典型肺炎（SARS），在世界范围内造成 774 例死亡和 8096 例确诊案例；2014 年西非爆发了历史上最严重的埃博拉疫情，感染人数超过 2.6 万人，死亡人数高达 1.1 万人；中东呼吸综合征，于 2012 首次出现在沙特阿拉伯，之后在中东等地传播，欧洲、非洲、亚洲、美洲等 20 多个国家也相继出现疫情和医护人员感染。从 2012 年至 2019 年 9 月，全球共有二十多个国家累计报告中东呼吸综合征确诊病例 2468 例和 851 例相关死亡。2019 年年末至 2020 年年初，一场突如其来的新冠肺炎疫情在中国大地上肆虐，严重威胁着全国人民的生命安全和身体健康。截至 2020 年 3 月，中国境内已累计确诊 8 万余案例、超过 3000 人死亡。疫情还在延续，并在全世界多点爆发。这些传染病的爆发除了对人类的生命安全造成严重的威胁，也给社会经济带来了重创，包括进出口贸易、旅游业、航空业、餐饮业、零售业、文化娱乐产业在内的多种行业都遭到巨大的损失。据北京大学旅游研究中心的报告预测，受新冠肺炎疫情影响，中国仅餐饮业 2020 年的损失就将高达 30,000 亿元。

面对上述一系列的健康问题和疾病及其带来的严重后果，健康传播的重要作用愈加凸显。

健康传播是传播学的重要分支，它涉及健康促进、医学新闻、健康教育、公共卫生事件及其风险沟通等。美国传播学者 Rogers（1994）关于健康传播的定义：健康传播是一种将医学研究成果转化为大众的健康知识，通过态度和行为的改变，以降低疾病的患病率和死亡率，有效提高一个社区或国家生活质量和健康水准为目的的行为（Rogers，1994）。随后在 1996 年，Rogers 再次对健康传播进行了定义：凡是人类传播中涉及健康的内容，就是健康传播。美国疾病控制与预防中心（Centers for Disease Control and Prevention，2004）也对健康传播作了定义：健康传播是研究和使用传播策略来告知和影响个人及社区，帮助其做出正确的决策，旨在提高生活质量和健康水平。由上述各种定义可以看出，无论是传播学者，还是卫生部门都强调健康传播是通过健康信息的传播，以改变人们的态度和行为，其最终目的是改善人们的健康状况，提高个人的健康水平。

二、健康传播研究的对象与范畴

健康传播研究，关注的是人们以健康为主题的面对面沟通（如寻医问诊、健康教育、医疗保健、社会支持提供等）和通过各种媒介的沟通（如印刷媒体、电视、电影、广播、计算机及其他技术的使用）以及这些沟通对态度和行为影响（Kreps & Maibach，2008）。健康传播研究往往是基于健康问题，聚焦于制定和提出策略，旨在促进公民健康和缓解严峻的医疗保健问题。值得注意的是，并非所有的健康传播研究都注重实践意义，一些健康传播研究也关注理论贡献（即对理论进行拓展或提出新的理论）。尽管，存在着部分健康传播研究止步于描述性研究的现象，且并未提出实际建议，但绝大多数有价值的健康传播研究都具有丰富的实践意义和理论意义，在理论框架下，针对与健康相关的问题，提出了切实可行的方案。例如，如何促进健康信息的传播、如何促进医疗服务提供者和患者之间的沟通、满足患者对社会支持的需求、减少医疗保健的基础设施的不平衡和信息方面的不对称、对各类健康谣言进行辟谣等。

从广义上讲，健康传播研究可分为两大领域：第一，即健康照护为重点的传播研究，其研究问题主要为如何利用信息的传播与分享以提高诊断、治疗决策、随访治疗、护理、社会支持和临终护理的质量、准确性和有效性；第二，以健康促进为重点的传播研究，此类研究侧重于通过信息设计、传播渠道的选择和宣传策略的制定来促进健康教育和健康宣导等活动（Kreps & Maibach，2008）。从狭义上，依据不同的分类标准，也产生了许多健康传播研究的分类。按照传播的中介进行划分，健康传播研究可被划分为：（1）人内健康传播研究，考察个人信念、态度和价值观的发展，进而影响个人的健康行为与决定；（2）人际健康传播研究，注重人际传播在健康传播过程中的作用，如进行信息交流、提供健康教育和社会支持等；（3）群体健康传播研究，其主要在群体的环境下进行健康传播的研究，如家庭、医护群体或线上与线下的社会支持群组；（4）组织健康传播研究，其主要研究如何在医疗服务系统等各类组织中进行信息传递与协调，动员公共卫生专家，在系统内进行信息共享，从而更有效地提供医疗保健服务、帮助他人规避健康风险等；（5）社会性健康传播研究，主要研究各种媒体如何向广泛的受众传播信息，以增强受众对健康相关知识、政策等方面的了解，以促进个人健康（Kreps & Bonaguro，2009）。如果按照健康传播研究的内容来进行划分，健康传播研究又可被分为：（1）医患关系；（2）社会支持；（3）健康宣导；（4）健康教育、风险防范、健康行为的信息技术变迁；（5）医疗系统的传播实践；（6）公共卫生政策的制定；（7）与健康相关的媒体使用及效果（Kreps & Maibach，2008）。

健康传播研究最大的价值在于，由于其所具有的"公共性"，因此它能为公众健康与福祉做出巨大的贡献。具体体现在，一个严谨、科学的健康传播研究成果，可以用于解决严重且急迫的公共卫生问题。健康传播研究为健康宣导信息设计、健康政策制定提供建议，以更好地组织宣传文本以达成普及健康知识、促进健康行为、提高公民的健康水平的目的（Kreps，1989）。健康传播研究亦可用于解决当下频发的健康、医疗保健等的相关问题。健康传播学者通过大量的数据收集与分析，找出在大众健康知识普及过程中所存在的问题。首先，在进行健康传播研究时，学者们需要谨记研究的主要目的不是单纯地发表或出版，而应该是指导医疗保健政策的实践以及帮助健康信息更好、更快地传播。其次，健康传播研究需要传播学的研究者在真实的社会环境中对传播学理论及其他跨学科的理论进行验证及应用，这些传播学理论经过现实环境的重复验证，也有效地提高了该理论的外在延展性，增强其理论本身对环境的解释力。此外，健康传播研究可以为其他的传播学研究领域提供新的见解，如组织传播、说服、跨文化传播及群体传播。最为关键的是，健康传播研究还可以展现出传播的实用性，如显著地改善公众福利、提高卫生保健、疾病预防等方面，使得传播学研究的社会价值合法化（Kreps，1989）。

纵观健康传播研究过去几十年的发展，无论是国际上或是国内的研究，都存在一些争议。在国际上，健康传播学者与公共卫生工作者存在脱节。具体而言，健康传播学者在进行相关的学术研究时，缺少与实践工作者之间的密切沟通；而实践工作者在进行健康宣导或健康教育实践时，也忽视了与学术界之间的对话（Parrott & Kreuter，2011）。而在国内，早期进行健康传播研究的大多都是医学、公共卫生专业相关的学者与实务人员，并且仅针对艾滋病等少数的议题开展学术研究，传播学者在健康传播研究中"缺席"；而近期研究显示，国内的健康传播研究仍然存在诸如"理论缺席"等问题。

三、新媒体时代健康传播研究的四个主要方向

尽管健康传播研究按照不同的参考体系可以划分为许多类别，但本书聚焦于新媒体时代四个最主要的方向进行分析与讨论，分别是：媒体中的健康信息、网络风险行为、健康信息设计与健康宣导、大数据与网络健康信息传播。

（一）媒体中的健康信息

在个人社会化过程中，大众媒介扮演着最为重要的角色（Croteau & Hoynes，1997）。无论是在传统媒体或是社交媒体，都充斥各种各样的健康信息（如各类影视剧及综艺等节目中的各式各样的健康信息）。如今，社交媒体在健康传播中的地位愈显重要（Liu，Lu，& Wang，2016）。通过社交媒体分享医学和健康信息的人群日益增加（Scanfeld，Scanfeld，& Larson，2010），人们通过社交媒体来满足对不同疾病的信息需求（如癌症等）。也正是因为社交媒体促进了医务人员与患者的相关内容生产（Himelboim & Han，2014；Murthy，Gross，& Oliveira，2011），学界开始日益关注社交媒体上各类健康信息的种类和其效用（Chen & Yang，2018）。

随着信息技术的更新迭代，社交媒体也随之蓬勃发展。不同社交平台上遍布着各种各样的健康信息。例如在豆瓣中，就有以乳腺癌为主题的小组，名为"我家有位乳腺癌"，并在该豆瓣小组中分享各种有用的社会支持信息，为病患提供在线的帮助。在微博中，也有关于艾滋病感染者相关的

微博群组，社交媒体的匿名性、交互性为相关人群提供了良好的信息交流和社会支持交换的平台（Shi & Chen, 2014）。此外，乳腺癌、肺癌、前列腺癌等各类癌症也在微博中被广泛讨论（韩纲、朱丹、蔡承睿和王文，2017）。有关 Twitter 的研究表明，Twitter 等社交媒体被有效地用于传播与医疗相关的新闻及医学建议，以及交流与健康相关的"个人故事"。因此，社交媒体被认为在患者信息交流以及提供社会支持方面发挥着重要作用（Sugawara et al., 2012）。作为一种及时、易于访问及个性化的健康信息交流平台，社交媒体呈现了有关疾病预防与治疗的最新信息，以及形成了可以提供社会支持的共享小区（Himelboim & Han, 2014；Murthy et al., 2011）。因此，研究社交媒体中健康信息的重要性不言而喻。通过对社交媒体中的健康信息的种类和有效性进行探索，能给政府、非政府组织（NGO）、健康专业人士等提供更多有用的信息，为优化健康传播策略和制定健康政策提供学理支持，使其能更好地为服务于患者或弱势群体。

（二）网络风险行为

如今，社交媒体的普及为信息的传递和社会交往活动提供了便利（Chen & Shi, 2015），但同时，互联网的匿名性、交互性、草根性等特性也给网络使用带来了许多风险。互联网上充斥着许多不良的信息与内容，这对青少年的身心健康造成了严重的危害。一项关于网络风险行为的研究显示，许多青少年正参与着多项网络风险行为，如暴露个人信息、使用互联网对他人进行性骚扰、和陌生人网恋、对他人进行言语攻击、浏览色情内容、沉迷网络等（Dowell, Burgess, & Cavanaugh, 2009）。除了青少年以外，成年人也有着各种各样的网络风险行为，如性骚扰、网恋（Rice, Winetrobe, Holloway, Montoya, Plant, & Kordic, 2015）、在互联网上寻求同性性行为等（Rosser et al., 2009）。而这些高风险的网络行为可能给个人带来不良的后果，如负面的心理健康状态（Byeon & Lee, 2007）、抑郁或沮丧（Christensen, Griffiths, & Jorm, 2004）、药物滥用（Gong, Chen, Zeng, Zhou, & Wang, 2009）甚至自杀（Biddle, Donovan, Hawton, Kapur, & Gunnell, 2008）。此外，社交媒体也为卖淫嫖娼、一夜情、同性性行为、多人性行为等高危行为活动提供了信息交换的平台，加大了性病甚至艾滋病传播的风险。

正因为网络风险行为对个人的身心健康存在严重的危害，越来越多的健康传播研究开始关注与网络风险行为相关的健康问题，旨在规避网络风险行为给个人带来的负面影响，提高个人的健康水平。例如，通过不同的父母调节策略来帮助青少年规避网络欺凌带来的危害（Ho，Lwin，Chen，& Chen，2019），为网络用户提供社会支持以帮助他们减轻网络所带来的负面影响等（Leung，2006）。健康传播研究尝试向利益攸关群体或组织（如医疗保健系统、疾病预防与控制中心或个人等）提出解决方案，旨在预防疾病和减轻媒介所带来的负面影响，提高个人的健康水平。为了促进个人采纳健康行为，大量健康传播研究探索了健康行为的决定因素和健康行为的改变过程。如减少个人的感知障碍和提高个人的感知利益能帮助青少年减少网络使用，避免网络成瘾（Wang，Wu，& Lau，2016）；加强个人的态度和主观规范可以有效地减少青少年对他人实施网络欺凌等（Ho，Chen，& Ng，2017）。现有的与健康行为有关的研究大多使用健康信念模型、理性行为理论和计划行为理论，通过采用健康行为相关理论不仅有助于学者与公共卫生从业者理解和预测健康行为，还可以通过识别健康行为的潜在可改变的前置因素以指导健康干预措施的设计（Noar & Zimmerman，2005）。

（三）健康信息设计与健康宣导

健康宣导，旨在通过媒体向大众提供干预信息来促进个人改变行为，从而提高个人健康水平。根据 Snyder（2002）对以往健康宣导所作的元分析显示，大多数的健康宣导经过精心策划，都能对较小范围的受众产生有效的作用。在健康宣导中，信息内容（排列顺序和论据呈现）、传播媒介、信息发出者与传播者身份等，这些因素都会对信息的传播效果产生影响，进而影响健康宣导的效果。再加之经济地位、文化、宗教等因素的差异，使得健康宣导不能一成不变，需"对症下药"，才能获得更好的效果。

为了使健康宣导达到预期的效果，健康传播研究者多使用实验法来研究如何设计健康信息、采取何种健康传播策略。随着媒介的变迁和媒介形态的更替，研究者开始思考传播策略在不同的媒体上是否具有不同的传播效果。以往在传统媒体时期，研究者们更注重信息是否促进了个人的行为改变，然而在新媒体时代，社交媒体平台中的社会线索（点赞、评论和转发）也成为影响健康宣导效果的重要因素。社交媒体平台上，在健康宣导的信息呈现时，存在着多种平台原有或用户生成的社会线索，比如点赞、阅读数、评论数、转发数量等，这些社会线索还具有公开性和持久性。社会线索的存在，可以影响用户的信息感知，并促使用户进行有效的推断。有研究指出，信息参与（如点赞、阅读数等）能促进个人进行与议题相关的讨论，并引发行为的改变（Chen, Yang, Fu, Liu, & Yuan, 2019）。此外，多样化的信息源也成为社交媒体上健康宣导的关注点。在这些健康宣导中，人际的传播互动并非只是信息源到信息接收者之间的单层级线性流动，每一层的信息接收者同时也扮演着信息传播者的角色（Shi, Poorisat, & Salmon, 2018），而这些扮演信息传播者的信息接收者的地位也并非完全等同，如 Turner – McGrievy 和 Tate（2011）的研究中显示，肥胖症患者在被问及其主要的社会支持来源时，他们更愿意报告社交媒体上的用户而非那些在播客上的用户；Young 和 Jaganath（2013）的研究显示，当同性性活跃人群与训练有素的意见领袖在 Facebook 群组中进行交谈后，这些人群更愿意将 HIV 知识、预防和检测方法与他人分享。Shi 等（2018）也指出拥有数量庞大的 Twitter 用户通常被认为是专业且可信的，其发布的信息通常更具有吸引力和说服力。因此，在新媒体时代，研究健康宣导，特别是社交媒体健康宣导的设计与评估具有重要的理论和实践意义。

（四）大数据与网络健康信息传播

在以移动互联网、社交媒体、云计算、物联网等为代表的信息技术的推动下，社会生产以及日常生活所产生的数据正在经历井喷式的增长。一方面，人们开始愈加频繁地使用社交媒体平台，这一信息传播渠道已经成为人们日常生活的重要组成部分。另一方面，物联网、云技术的兴起也在推动现实世界向网络社会转变。在业界，大数据被普遍认为是那些传统数据处理软件不足以处理的大或复杂的数据集；尽管在学界仍然没有给出关于大数据的定义，但人们所达成的共识是：大数据所处理的数据集要比传统研究的数据大得多（Parks, 2014）。在新闻传播学领域，大数据研究不仅带来了新的研究范式，也为该领域注入了新的活力。社会网络分析、自动数据聚合与挖掘、大型数据集的可视化、情绪分析与观点挖掘、自然语言处理和计算机辅助内容分析等大数据技术，开始被越来越多的学者使用去探索传播现象和社会问题（Parks, 2014）。

在健康传播领域，多数的大数据研究都聚焦于网络健康信息的传播与扩散，如利用社会网络分析去探讨社交媒体中的用户关系及其社交网络（e.g., Han & Wang, 2015；Wang, Chen, Shi, & Peng, 2019）、探索健康信息的扩散途径或虚假信息的转发网络（e.g., Chen, Wang, & Peng, 2019；Wang, Chen, Shi, & Peng, 2019）、在线社区的网络参与（e.g., Cvijikj & Michahelles, 2013；Liu, Chen, & Tai, 2017）。大数据技术可以帮助研究者挖掘过去忽略的一些数据，并可用于解决过去传统研究方法所无能为力的研究问题，开拓研究视野。此外，伴随大数据技术的发展，其分析工具的进步可以帮助研究者将不同时间、不同地点所收集的多个数据集聚合起来，使得对复杂且大范围的数据的分析与探索成为可能（Parks，2014）。大数据技术的使用，不仅带来了新的方法或方法论上的创新，并且对于健康传播而言，它同时也意味着一种研究范式的变革。在健康传播研究中积极使用大数据与计算技术，可以辅助研究者去探讨社交媒体的信息传播路径，并可针对用户个人属性和信息内容特征对健康信息的扩散进行解释或预测，为促进健康信息在社交网络中的传播与扩散提供实证依据，便于提高网络社区用户的个人健康水平。

四、小结

健康传播作为传播学的重要分支，其通过传播疾病相关的信息来促进人类预防疾病、提高个人健康水平。因为学术性与实践性并存的特质，健康传播已经逐渐成为国际传播学研究的主流领域之一。健康传播研究可以用于解决急迫的社会问题，为公众的健康与福利做出巨大的贡献。但无论是在国际上还是国内，都仍存在一些争议（如缺乏理论或研究方法、实践者与学者之间缺乏沟通等）。

随着媒介的变迁，健康传播研究也尝试在新媒体语境中进行拓展，现有的研究已经对媒体中的健康信息、网络风险行为、健康信息设计与健康宣导、网络健康信息传播进行了深入的探讨。这些研究通过理论与实践的融合，不但能给学者带来新的研究理念和视角，而且能给政府、公共卫生管理者提供有益的参考，为健康促进的设计与组织提供学理依据，从而完善社会卫生保障体系，提高疾病预防控制能力，最终全面改善公众的健康水平。

参考文献[*]

蔡志玲. (2012). 中美健康传播研究评析. 东南传播，28 – 31.
闫婧. (2015). 健康传播研究的理论关照、模型构建与创新要素. 国际新闻界，37，6 – 20.

---

[*] 本书的参考文献和文中注采用 APA 格式。

韩纲，朱丹，蔡承睿，王文.（2007）. 社交媒体健康信息的语义分析：以推特上癌症相关推文为例. 国际新闻界，4，46－64.

韩纲.（2004）. 传播学者的缺席：中国大陆健康传播研究十二年———一种历史视角. 新闻与传播研究，1，66－72.

Biddle, L., Donovan, J., Hawton, K., Kapur, N., & Gunnell, D. (2008). Suicide and the internet. *Bmj*, 336, 800－802.

Byeon, Y. S., & Lee, H. S. (2007). The effects of internet addiction on mental health among adolescents. *Journal of Korean Academy of Community Health Nursing*, 18, 460－468.

Bandura, A., & Walters, R. H. (1977). *Social learning theory*. Englewood Cliffs, NJ: Prentice－hall.

Centers for Disease Control and Prevention. (2014). *What is Health Communications?* Retrieved from: http://www.cdc.gov/healthcommunication/healthbasics/whatishc.html.

Chen, L., Shi, J., Guo, Y., Wang, P., & Li, Y. (2019). Agenda－setting on traditional vs social media: An analysis of haze－related content grounded in the extended parallel process model. *Internet Research*.

Chen, L., Yang, X., Fu, L., Liu, X., & Yuan, C. (2019). Using the Extended Parallel Process Model to Examine the Nature and Impact of Breast Cancer Prevention Information on Mobile－Based Social Media: Content Analysis. *JMIR mHealth and uHealth*, 7, e13987.

Chen, L., & Yang, X. (2019). Using EPPM to evaluate the effectiveness of fear appeal messages across different media outlets to increase the intention of breast self－examination among Chinese women. *Health Communication*, 34, 1369－1376.

Chen, L., & Shi, J. (2015). Social support exchanges in a social media community for people living with HIV/AIDS in China. *AIDS Care*, 27, 693－696.

Chen, L., Wang, X., & Peng, T. (2018). Nature and diffusion of gynecologiccancer－related misinformation on social media. *Journal of Medical Internet Research*, 25, 748－755.

Christensen, H., Griffiths, K. M., & Jorm, A. F. (2004). Delivering interventions for depression by using the internet: Randomised controlled trial. *Bmj*, 328, 265.

Croteau, D., & Hoynes, W. (1997). Social inequality and media representation. *Media/Society: Industries, Images and Audiences*, 185－216.

Cvijikj, I. P., & Michahelles, F. (2013). Online engagement factors on Facebook brand pages. *Social Network Analysis and Mining*, 3, 843－861.

Dowell, E. B., Burgess, A. W., & Cavanaugh, D. J. (2009). Clustering of Internet risk behaviors in a middle school student population. *Journal of School Health*, 79, 547－553.

Gerbner, G., & Gross, L. (1976). Living with television: The violence profile. *Journal of*

Communication, 26, 172 – 199.

Gong, J. , Chen, X. , Zeng, J. , Li, F. , Zhou, D. , & Wang, Z. (2009). Adolescent addictive Internet use and drug abuse in Wuhan, China. *Addiction Research & Theory*, 17, 291 – 305.

Han, G. , & Wang, W. (2015). Mapping user relationships for health information diffusion on microblogging in China: A social network analysis of Sina Weibo. *Asian Journal of Communication*, 25, 65 – 83.

Himelboim, I. , & Han, J. Y. (2014). Cancer talk on twitter: community structure and information sources in breast and prostate cancer social networks. *Journal of Health Communication*, 19, 210 – 225.

Ho, S. S. , Chen, L. , & Ng, A. P. (2017). Comparing cyberbullying perpetration on social media between primary and secondary school students. *Computers & Education*, 109, 74 – 84.

Shi, J. , Poorisat, T. , & Salmon, C. T. (2016). The use of social networking sites (SNS) in health communication campaigns: Review and recommendations. *Health Communication*, 33, 49 – 56.

Kreps, G. L. (1989). Setting the agenda for health communication research and development: Scholarship that can make a difference. *Health Communication*, 1, 11 – 15.

Kreps, G. L. , & Bonaguro, E. W. (2009). Health communication as applied inquiry. In L. Frey & K. Cissna (Eds.), *Handbook of applied communication*. Mahwah, NJ: Erlbaum Kreps, G. L. , & Maibach, E. W. (2008). Transdisciplinary science: The nexus between communication and public health. *Journal of Communication*, 58, 732 – 748.

Leung, L. (2006). Stressful life events, motives for Internet use, and social support among digital kids. *Cyberpsychology & Behavior*, 10, 204 – 214.

Liu, X. , Lu, J. , & Wang, H. (2017). When health information meets social media: Exploring virality on Sina Weibo. *Health Communication*, 32, 1252 – 1260.

Liu, C. C. , Chen, Y. C. , & Tai, S. J. D. (2017). A social network analysis on elementary student engagement in the networked creation community. *Computers & Education*, 115, 114 – 125.

McCombs, M. , & Donald, L. S. (1972). The agenda setting function of the mass media. *Public Opinion Quarterly*, 36, 176 – 185.

Murthy, D. , Gross, A. , & Oliveira, D. (2011). Understanding cancer – based networks in Twitter using social network analysis. *In Proceedings of the 2011 IEEE Fifth International Conference on Semantic Computing* (pp. 559 – 566). IEEE.

Noar, S. M. , & Zimmerman, R. S. (2005). Health behavior theory and cumulative knowledge regarding health behaviors: Are we moving in the right direction? *. Health Education Research*, 20, 275 – 290.

Parks, M. R. (2014). Big data in communication research: Its contents and discontents. *Journal of Communication*, 64, 355 – 360.

Parrott, R. L., & Kreuter, M. W. (2011). Multidisciplinary, interdisciplinary, and transdisciplinary approaches to health communication: Where do we draw the lines? In T. L. Thompson, R. Parrott, & J. F. Nussbaum (Eds.), *The Routledge handbook of health communication* (2nd ed., pp. 3 – 17). New York, NY: Routledge.

Rice, E., Winetrobe, H., Holloway, I. W., Montoya, J., Plant, A., & Kordic, T. (2015).

Cell phone internet access, online sexual solicitation, partner seeking, and sexual risk behavior among adolescents. *Archives of Sexual Behavior*, 44, 755 – 763.

Rogers, E. M. (1994). The field of health communication today. *American Behavioral Scientist*, 38, 208 – 214.

Rosser, B. S., Oakes, J. M., Horvath, K. J., Konstan, J. A., Danilenko, G. P., & Peterson, J. L. (2009). HIV sexual risk behavior by men who use the Internet to seek sex with men: Results of the Men's INTernet Sex Study – II (MINTS – II). *AIDS and Behavior*, 13, 488 – 498.

Rogers, E. M. (1996). The field of health communication today: An up – to – date report. *Journal of Health Communication*, 1, 15 – 23.

Scheufele, D. A. (2000). Agenda – setting, priming, and framing revisited: Another look at cognitive effects of political communication. *Mass Communication & Society*, 3, 297 – 316.

Scanfeld, D., Scanfeld, V., & Larson, E. L. (2010). Dissemination of health information through social networks: Twitter and antibiotics. *American Journal of Infection Control*, 38, 182 – 188.

Shi, J., Poorisat, T., & Salmon, C. T. (2018). The use of social networking sites (SNSs) in health communication campaigns: Review and recommendations. *Health Communication*, 33, 49 – 56.

Shi, J., & Chen, L. (2014). Social support on Weibo for people living with HIV/AIDS in China: A quantitative content analysis. *Chinese Journal of Communication*, 7, 285 – 298.

Snyder, L. B. (2003). Development communication campaigns. In B. Mody (Eds.), *International and development communication: A 21st century perspective* (pp. 167 – 188) London: Sage Publications.

Sugawara, Y., Narimatsu, H., Hozawa, A., Shao, L., Otani, K., & Fukao, A. (2012).

Cancer patients on Twitter: A novel patient community on social media. *BMC Research Notes*, 5, 699.

Turner – McGrievy, G. M., & Tate, D. F. (2011). Tweets, apps, and pods: Results of the 6 – month mobile pounds off digitally (mobile POD) randomized weight – loss intervention among adults. *Journal of Medical Internet Research*, 13, e120.

Wang, X., Chen, L., Shi, J., & Peng, T. Q. (2019). What makes cancer information viral on social media? *Computers in Human Behavior*, 93, 149 – 156.

Wang, Y., Wu, A. M., & Lau, J. T. (2016). The health belief model and number of peers with internet addiction as inter – related factors of Internet addiction among secondary school students in Hong Kong. *BMC Public Health*, 16, 272.

Young, S. D., & Jaganath, D. (2013). Online social networking for HIV education and prevention: A mixed methods analysis. *Sexually Transmitted Diseases*, 40, 162 – 167.

第二节　健康传播的起源与发展

一、健康传播的起源

毋庸置疑，生命健康和沟通传播能力都是人们生活中不可或缺的两大重要组成部分。健康传播的核心要义仍然是健康促进与疾病预防。区别于医疗科学直接对人体疾病进行救治，健康传播更多是作为一种"软性的疾病预防及诊疗手段"，其在生命健康的维持和促进过程中也同样发挥着不容小觑的效用。

（一）从古希腊文明到现代健康传播

关于健康传播的起源最早可追溯至古希腊时期。帕尔维斯（Parvace）谈到，古代先哲如苏格拉底（Socrates）、亚里士多德（Aristotle）都曾利用其研究的语言学来帮助公民更好地传递健康信息。在现代社会，健康传播最早起源于公共卫生领域的实践活动（王迪，2006）。早在健康传播成为一个独立的研究领域之前，处于垂直概念下的健康相关活动在人类社会中就已层出不穷。健康传播作为一种公共性活动，多是基于国际组织、国家及政府对于公民健康方面的具体倡议及号召。例如在 20 世纪 70 年代，由世界卫生组织和联合国儿童基金会（The United Nations Children's Fund, UNICEF）共同举办的会议上就曾许下在 2000 年前实现全人类健康 "Health for All"（HFA）的愿景。20 世纪 80 年代美国的 "预防艾滋运动" 使得健康传播真正开始走入人们的视野。有研究显示，在美国，每年有近一半的死亡人口是由于个人行为及社会因素所导致的，如不健康的饮食习惯、吸烟、酗酒、缺乏锻炼等等（Neuhauser & Kreps，2003）。与此同时，也因为此类危及人们生命健康的行为习惯广泛存在于社会之中，作为连接个体与社会的传播活动——健康传播实践，便成为促进公众疾病预防和提高自身健康水平的重要手段。

健康传播实践活动一开始是由传统的公共卫生组织，如世界卫生组织（World Health Organization）、美国疾病预防控制中心（Center for Disease Control & Prevention）及各地的医疗单位来组织和开展的。在美国学者们看来，健康传播的主要分支有两个方面：一是以 "健康照护传递（health care delivery）" 为主，如解决人际传播中的医患关系，使得健康照护语境中的提供者和消费者之间的关系向有利于疾病治疗和健康恢复的方向发展；二是以 "健康促进（health promotion）" 为主要议题，并通过大众传播渠道以说服性策略对信息接收者的认知、态度及行为进行引导（王迪，2006）。

（二）实践与研究的相互促进

作为一个实践先行的务实研究门类，健康传播及其健康促进活动已被人们反复实践。比如在美国加利福尼亚州的一项健康宣导活动中，活动设计者以 "提高人们摄入蔬菜水果" 为预期目标，可最后结果却不尽如人意，活动后人们对健康饮食的意识虽然提高了，但只有少数人采取了相应健康行为。而从全球层面上讲，美国等发达国家早已对人类健康促进采取沟通和宣传活动，运用综合的研究及实践模式在公共卫生事业方面取得丰富的成果。从媒介效果来看，大量的健康传播数据显示大众传播在艾滋病预防、青少年吸毒，疫苗注射等健康问题中得到有效运用（Silk et al.，2011）。然而，在其他欠发达地区，如非洲、东南亚等却由于国家经济实力、医疗水平等原因，个人的健康状况亟待通过各种方法和手段予以改善。因此，为了实现人类卫生与健康事业中的可持续和长足发展，健康传播研究应运而生。

二、健康传播研究的历史与发展

回溯过往，对健康传播研究已历经了近 60 个春秋。基于社会科学大类的版图，以及跨学科的视角，健康传播研究实现了公共卫生、社会学、心理学、传播学等多学科的融合。作为一个独立的研究领域，健康传播这一概念在上世纪 70 年代中期才正式进入人们的视野。但是，基于公共卫生语境下的研究活动早已活跃了数十年的时间。并且，在过去的研究历程中，不光是来自美国等发达地区的学者和专家，包括来自世界其他地区、国家如东欧、澳大利亚、亚洲的学者也纷纷加入健康传播研究的行列。

（一）健康传播研究的历史起点

在 20 世纪 60 年代后期，来自社会科学领域研究传播科学的学者们开始探讨健康照护体制的问题，这使得许多传播学领域的学者紧随其后。而被称之为开山石事件的是在美国斯坦福大学由心脏病学专家法夸尔（Farquhar）和传播学家麦科比（Maccoby）共同实施的著名的"斯坦福心脏病预防计划"（Stanford Heart Disease Prevention Program，SHDPP），此健康计划结合临床医学、行为学、流行病学、健康教育和健康传播等学科及领域合力，共同探讨了威胁人类健康的疾病，如糖尿病、心血管疾病以及脂肪代谢等，对于相关疾病的发病率和致死率的降低做出了重要贡献。随后，柯尔施（Korsch）和内格雷特（Negrete）于 1972 年在《科学美国人》（Scientific American）发表文章《医患关系沟通》，从人际沟通方面表明了健康传播对于医学方面的影响和作用，为其领域的开创奠定了基础。目前传播学界公认的健康传播研究的开端是 1972 年国际传播学会（International Communication Association，ICA）成立的"治疗传播兴趣小组"（Therapeutic Communication Interest Group），三年后于第 28 届国际传播学会上又正式更名为"健康传播分会"（Health Communication Division）。从此以往，众多学者在不同疾病语境中关于传播现象、规律及其措施的研究如火如荼地开展而来。

（二）健康传播学术组织的建立

作为众多学者交流及各个研究领域共同促进的盛会和平台，各类传播学组织也一直担当着促进健康传播研究的重要角色。如上述提到的，组建于 20 世纪 70 年代的"国际传播学会"（ICA）的健康传播分会一直与其他分会和研究小组并驾齐驱，学者们每年都为健康传播领域的研究添砖加瓦。并且，ICA 的健康传播分会一直秉承着以下学术性目标，包括：（1）从传播视角推动关于健康行为、态度及价值的系统的研讨；（2）传播及交流人类健康问题的传播学研究资讯；（3）帮助实现健康系统中与人类传播相关知识的应用；（4）搭建跨组织健康政策问题制定的桥梁。除了 ICA 健康分会以外，1985 年，健康传播在口语传播学会（Speech Communication Association，

SCA）——之后更名为"美国传播学会"（National Communication Association, NCA）也成立了健康传播分会。许多之前在 ICA 健康传播分会从事研究的学术成员也纷纷加入 NCA 健康传播分会的队伍。从 1992 年开始，ICA 及 NCA 的健康传播分会每年还共同为健康传播领域的研究生及其指导者颁发毕业论文奖项。同样作为传播学界重要学会之一的"新闻与大众传播教育协会"（Association for Education in Journalism and Mass Communication, AEJMC）也设立了科学、健康、环境与危机分会（Communicating Science, Health, Environment, Risk, ComSHER）。作为新兴的研究方向，从 2010 年组建至今已有 10 年的历史。其学会目标包括：第一，为专注于传播科学性的学者们提供平台以帮助实现符合伦理及责任的学术实践；第二，鼓励拥抱除狭义的"科学"以外的环境、健康及科技等方面的科学；第三，支持在此领域中运用多种多样的研究方法及手段使其研究焕发生机和活力。上述的几大传播学会，每年都定期在北美或世界其他地区举办学术年会，其整体流程为：学者就健康相关话题的研究进行创作和投稿，交由相关领域的专家进行匿名评审，而后邀请研究具有学科前瞻性、创新性及推动性的学者在年度会议进行展示及共同开展学术探讨，并由分会组织评选出"最佳论文奖（top paper）"或"年度论文奖（article of the year）"，进而形成科学且可持续的学术生态。从健康的专业化领域来讲，1985 年美国创建了"健康传播委员会"（Commission for Health Communication），其中不光包括之前活跃在 ICA 等传播学会的专家学者，还包括来自医学领域的众多专家。并且，同年举办的"医学传播会议"（Medical Communication Conference），也是健康传播专业领域的第一次学术会议。1986 年，ICA 与英国牛津大学合办的"基础医疗保健中的健康教育"会议以及在加拿大举办的"医患传播"大会也成为健康传播的代表性专业会议。除此之外，健康传播肯塔基会议（Kentucky Conference on Health Communication, KCHC）以及华盛顿地区健康传播大会（DC - area Health Communication Conference, DCHC）在国际社会中同样享有较高的声誉。随着健康传播研究在传播领域中不断地被启蒙与奠基，多学科交叉及超理论的视角使其在学者们的推动下成为横跨社会和行为科学、健康实践、人文及批判文化的跨学科领域。

（三）健康传播研究的刊物与著作

1989 年，第一本专注于健康传播的刊物《健康传播》（Health Communication）正式出版，其标志着属于健康传播学人的集中营正式成立。刊物主要收录和出版健康传播领域的学术文章，旨在推动此研究领域理论及实践的共同发展。发行模式按照每年 5 期，至 2020 年初已发表超过 2000 篇学术文章。随后，另一本健康传播领域的学术期刊《健康传播学刊》（Journal of Health Communication）也于 1996 年发刊，其收录各国学者对于健康传播的相关研究，研究话题从健康传播理论发展到实践应用，从健康信息系统构建到医患关系推进均有涉猎。其发行频率更快，按照月刊模式，每年发行 12 期。截至当前共刊载了超过 2500 篇优质论文。值得注意的是，此两本期刊作为健康传播领域的旗舰刊物都被收录于社会科学引文索引（Social Science Citation Index，SSCI）中。这些学术刊物平台上的相关研究反映了学者对于疾病的"生物—心理—社会"预防手段的关注，确立了生物学、心理学、社会学和传播学在此研究领域的地位。与此同时，《应用传播研究学刊》（Journal of Applied Communication Research）作为一本传播学大类的期刊，积极收录健康传播实践导向的研究成果，使得这一研究领域的应用性不断加强，学理研究与应用实践日益融合。在专著方面，由著名健康传播学者汤普森（Thompson）及同事共同编撰的《健康传播手册》（The Routledge Handbook of Health Communication）于 2003 年首次出版。作为一本健康传播学科普教育和研究的专著，其对广大健康传播的学习者和研究者都提供了重要的参考和借鉴，特别是其中谈到对此研究分支的三种跨学科综合研究视角（即多学科、交叉学科和跨学科），无疑推动了健康传播向纵深化拓展。而由马丁（Martin）等人编写的《健康传播——个人、文化与政治的综合视角》一书，更为健康传播研究增添了更具人文精神的色彩，一个更加细分的研究视角得以开拓。在书中，作者也对健康传播研究的文化意义做了细分，其包括：（1）意识形态的意义；（2）社会政治的潜在意义；（3）机构或专业的意义；（4）种族文化或家族的意义；（5）人际意义等。这些出版物不仅推动健康传播向更广泛及更深层发展，还为传播学甚至是非传播学领域的学者提供了了解其研究图谱和发展脉络的重要途径。

（四）健康传播教育与人才培养

在健康传播的教育方面，提供健康传播教育的机构主要分为高校及健康卫生类联合机构。早期，传播学作为一个学科门类一直以来都开设于高校的社会科学或者人文学部之下。后来，逐渐将公共关系、广告学、媒介效果学等兼收并蓄，融合组成学研单位——新闻传播院所。以前的健康传播教育，大多为公共卫生、健康促进、健康教育等领域的主要任务。近年来，健康传播教育与传播学结合更为紧密，并吸纳了新兴的社会营销、医学决策、电子医药等学科的优点，使学科得到不断发展，并开始作为重要课程在一些新闻传播院所开设。上世纪 80 年代，美国各高校纷纷开始设立健康传播专业，直至目前，肯塔基大学、南加州大学、宾夕法尼亚大学、马里兰大学等都已开设健康传播的硕士及博士项目。发展至今，全球已有许多顶尖的研究型大学开设了健康传播的研究生和本科生的课程，还有一些学术会议和联邦机构推动着健康传播教育的发展（Harrington，2015）。

此外，一些高校还建立了健康传播中心或组织来专门从事健康传播研究，包括：宾夕法尼亚大学健康行为及传播研究中心、肯塔基大学预防研究中心、南加州大学健康促进和疾病预防研究院、斯坦福大学疾病预防研究中心等等。在中国，健康传播的概念也不断被学界和业界所认知，特别是在 2003 年"非典"后与公共卫生专业一同快速发展起来。2017 年 9 月，北京大学新闻与传播学院率先开设了健康传播专业硕士项目。虽然我国高校健康传播研究的起步晚于美国，但近年来我们著名高校新闻传播院系如清华大学新闻与传播学院、中山大学传播与设计学院、深圳大学传播学院等都开设了健康传播相关的课程和研究方向。健康传播研究在我国也已渐渐成为一门显学。

除了高等院校以外，专业的健康疾病组织，如世界卫生组织（World Health Organization，WHO），疾病预防控制中心（Centers for Disease Control and Prevention，CDC），美国国家健康研究所（National Institutes of Health，NIH）等也积极开展健康传播的研究和教育。1991 年，美国疾病预防和控制中心设立了专项基金和健康传播办公室（Office of Health Communication），众多健康卫生机构不仅关注于健康促进的实务工作，同时也联合各医疗单位积极拓展健康传播的教育工作。并且，随着机构对于健康传播的基金支持、人员引进政策，许多专家学者都加入到美国疾控中心、美国国家癌症研究所（National Cancer Institute）、美国国家药物滥用研究所（National Institute for Drug Abuse）等部门，担任重要的政策制定和管理工作。因此，在学研紧密结合的格局下，健康传播作为一门极具活力的理论引导加解决实务的科学正日益深刻影响着当今人类的生活。

如前所述，当前健康传播研究总体上是向着多学科、交叉学科和跨学科的方向不断发展的。其研究的特点决定了研究发展方向必然是更加开放包容的，此研究领域也必然在融合和细分中不断成长。在科学的范式下，研究者在此研究领域的不断深耕正是在当前信息社会之下，践行发展人类健康和命运的理想信念。经过几十年的岁月洗礼，健康传播研究在历久弥新中正在焕发新的活力。

三、国际健康传播的现状与格局

健康传播学作为传播学的一个重要分支，在过去的几十年里迅速发展，积累了丰富的学术成果。作为健康传播的发源地，美国在开展以解决健康问题为目的的宣传活动方面有着丰富的经验（Paisley，2001）。相比一开始就有新闻传播学领域学者参与研究的美国，中国健康传播发展之初，存在传播学者"缺席"的问题（韩纲，2004）。因此，在审视我国的健康传播学研究时，有必要在了解和把握国际健康传播的现状和格局的基础上，总结和学习国外的研究经验，发现国内研究的优势与不足，更好地推动中国健康传播的发展。下面将分别对国际上健康传播的主要研究议题、理论和研究方法的运用、面临的挑战这几个方面进行讨论，以期对目前国际健康传播的现状和格局进行一个整体的把握。

（一）主要研究议题

健康传播的发展历史决定了其跨学科、多学科融合发展的特点，由于不同学科背景学者的参与，使得健康传播领域的研究议题丰富多样。仅仅从传播学角度去探索健康传播就可以从许多不同的传播语境出发，例如，从人内传播视角出发去研究健康传播的学者往往关注人们对于某些特定健康概念或者信息的态度、信念和行为，而从人际传播视角出发的研究者可能会更加关注人与人之间的关系对健康的影响，比如与家庭成员、朋友等的交流。

从 20 世纪 70 年代到如今 21 世纪，国际上健康传播关注的重心随着时间在不断变化。20 世纪 70 年代，医疗和健康信息处于健康传播研究的主导地位，到 80 年代时，健康促进、疾病预防和健康宣导成为健康传播研究的主要方向，这一直持续到 90 年代，进入 21 世纪，大多数的研究开始聚焦于健康信息的内容与传播效果上。

Hannawa、García‐Jiménez、Candrian、Rossmann 和 Schulz（2015）对现有的健康传播研究进行深入分析发现，大多数的研究主要关注健康促进（health promotion）、疾病预防（prevention）、健康宣导（campaigns）和健康照护（health care）这几个方向。聚焦到具体的健康议题上，艾滋病是学者最关注的话题，其次是癌症，因为这些疾病难以治愈、罹患人数多，对人类的生命健康造成了巨大的威胁。此外，总体的健康状况、吸烟和酗酒也是关注度比较高的议题（见表 1-1）（Kim, Park, Yoo, & Shen, 2010）。总的来说，健康传播关注的具体健康问题的变化趋势是多元化的。以 2011年为分水岭，在此之前，学界关注的健康问题仅有 7—8 种，主要包括癌症、吸烟、艾滋病等，但随着公众对新的健康问题的关注，健康传播研究的议题也逐渐呈现多元化的特点，内容的分类也更加细致，心理疾病、肥胖等健康问题的研究逐渐增多（邢晓雯等，2018）。学界对这些健康问题研究的变化趋势一定程度上反映了威胁人类健康的主要问题的变迁。郭琦等（2019）从 web of science 中精选部分 2013—2018 年健康传播文献研究总结了目前国际健康传播研究总体脉络和五大走向：第一，研究主要关注健康素养与疾病感知治疗能力、健康信息可获得性的关系和健康行为的改变。健康素养话题已经成为学者最受关注的健康传播话题，对健康素养的研究多使用问卷调查法对不同的人群进行对比，例如青少年群体和老年群体的健康素养对比。第二，研究群体传播和人际传播对健康认知、行为的影响。这是因为"健康促进（health promotion）"和"健康照护（health care）"一直以来都是健康传播研究的两大目的，前者关注媒介与大众传播对受众健康行为的促进作用，后者关注医患沟通和人际传播。第三，研究健康信息的设计，探索何种信息内容是受众容易接受的，这类研究主要运用的理论有恐惧诉求和拓展平行反应模型，对健康宣导实践具有重要指导意义。第四，人文视角的健康沟通、对理论的探讨和研究范式的突破。艺术等电影引起了研究者们的关注，特别是在跨文化传播中，多用定性研究去探索艺术在健康交流中的优势。第五，对健康信息寻求行为（health information seeking behaviors）的研究，主要考察社会环境如社会支持感知、媒介使用如信息信任度、自身健康素养等因素对网络信息寻求行为的影响。

表 1-1 不同时期的研究主题

研究主题	时间段									
	时间段 1		时间段 2		时间段 3		时间段 4		总计	
	1989—1994 年		1995—2000 年		2001—2006 年		2007—2010 年			
	数量	百分比	数量	百分比	数量	百分比	数量	百分比	数量	百分比
医疗沟通	21	20.80%	27	23.70%	39	22.90%	13	15.90%	100	21.40%
艾滋病/安全性行为	11	10.90%	15	13.20%	9	5.30%	5	6.10%	40	8.60%

续表

研究主题	时间段1 1989—1994年		时间段2 1995—2000年		时间段3 2001—2006年		时间段4 2007—2010年		总计	
	数量	百分比	数量	百分比	数量	百分比	数量	百分比	数量	百分比
癌症（不包括乳腺癌）	7	6.90%	5	4.40%	19	11.20%	3	3.70%	34	7.30%
总体健康	7	6.90%	5	4.40%	14	8.20%	5	6.10%	31	6.60%
吸烟	5	5.00%	6	5.30%	15	8.80%	8	9.80%	34	7.30%
酗酒	0	0.00%	5	4.40%	14	8.20%	4	4.90%	23	4.90%
乳腺癌	2	2.00%	5	4.40%	9	5.30%	5	6.10%	21	4.50%
毒品/大麻	7	6.90%	2	1.80%	6	3.50%	1	1.20%	16	3.40%
健康信息	2	2.00%	3	2.60%	6	3.50%	2	2.40%	13	2.80%
药物治疗	5	5.00%	2	1.80%	4	2.40%	4	4.90%	15	3.20%
营养/饮食	3	3.00%	1	0.90%	5	2.90%	0	0.00%	9	2.10%
死亡	0	0.00%	2	1.80%	5	2.90%	2	2.40%	9	1.90%
心脏病	4	4.00%	0	0.00%	3	1.80%	7	8.50%	14	3.00%
牙齿保健	5	5.00%	2	1.80%	0	0.00%	1	1.20%	8	1.70%
环境/结构	0	0.00%	7	6.10%	0	0.00%	0	0.00%	7	1.50%
社会支持	2	2.00%	3	2.60%	1	0.60%	5	6.10%	11	2.40%
临终/老龄化	0	0.00%	5	4.40%	1	0.60%	4	0.00%	10	2.10%
儿科	4	4.00%	2	1.80%	0	0.00%	3	0.00%	9	1.90%
器官捐赠	4	4.00%	1	0.90%	3	1.80%	4	4.90%	12	2.60%
肥胖/节食	1	1.00%	1	0.90%	2	1.20%	2	2.40%	6	1.30%
其他	14	13.90%	16	14.00%	15	8.80%	4	4.90%	49	10.50%
总计	101	100.00%	114	100.00%	170	100.00%	82	100.00%	467	100.00%

　　健康传播日益丰富的研究方向和议题与不同学科背景的学者活跃在健康传播领域不无关系。其中医学和传播学的学者做出了主要的贡献，除此之外，心理学、社会学、市场营销、商科、广告学、生物学、信息工程学以及语言学等学科的学者也或多或少地推动着健康传播的发展。

（二）理论和研究方法的运用

　　由于健康传播研究最初是建立在传播学、社会学、心理学、符号学、公共卫生学等交叉学科的基础之上的，研究采用多学科、交叉学科及跨学科的研究范式（Thompson，2003），因此健康传播研究理论的构成具有显而易见的多元性。针对健康传播相关理论的第一本出版物是 1984 年由学者克雷普斯（Kreps）及桑顿（Thornton）撰写的《健康传播：理论与实践》（Health Communication：Theory and Practice），这本专著主要介绍了健康传播的基本概念和理论，为专业医疗人员进行健康沟通提供了重要的理论指导。事实上，健康传播领域的理论大都起源于社会科学的其他领域，并在跨学科的研究和发展中不断衍生出自身的理论体系。健康传播理论的发源主要来自以下几个学科领域：行为及社会科学、大众传媒、营销学以及其他医学模型、社会学及人类学。在行为及社会科学领域中，引入的包括创新扩散理论（diffusion of innovation theory）、健康信念模型（health belief model）、社会认知理论（social cognitive theory）、理性行为理论（theory of reasoned action）、行为改变阶段模型（stage of behavior change model）以及说服理论（persuasion theory）等；来自大众传播方面的理论有涵化理论（cultivation theory）和议程设置理论（agenda - setting theory）等；来自营销学的理论有社交营销（social marketing）及整合营销理论（integrated marketing communication）。

在健康传播发展初期，绝大部分的研究是缺乏理论基础的，直至 2007—2010 年期间，仍有超过半数的研究没有理论参照，除去这部分缺乏理论的研究，健康传播中最常被研究者运用的理论是计划行为理论（theory of planned behavior）和叙事理论（narrative theory），紧跟其后的是社会规范理论（social norm theory），除此之外还有框架理论（framing theory）、拓展平行反应模型（extended parallel processing model）和社会认知理论（social cognitive theory）（见表 1 - 2）（Kim，Park，Yoo，& Shen，2010）。总体而言，虽然缺少理论框架的研究越来越少，但还是有必要提醒研究者重视和加强理论运用，推进健康传播领域的理论发展。加强理论发展不是简单重复地去测试理论所描述的定理，而是要从批判的角度出发去分析现有理论存在缺陷和不足，不断推进理论的发展，以期能够更好地指导和引领未来的研究。

从方法论的视角上看，健康传播领域是以实证主义的范式进行的经验性研究占绝大多数，解释性和批判性的研究占少数。问卷调查法和实验法是大多数经验研究常用的研究方法。在健康传播领域，问卷调查法经常被使用去考察人们对某一特定疾病的认知和某一健康行为的普及程度，或进一步探讨媒介使用和信息关注对人们健康认知、态度和行为的影响。实验法则多用于对健康信息或健康宣导策略的效果评估对健康促进和健康教育实践能起到很好的指导作用。当然，随着大数据与计算技术的快速发展与普及，数据挖掘、社会网络分析、主题建模等大数据研究方法开始被运用于健康传播领域，去探索公众在社交媒体中对特定疾病的讨论或健康信息的扩散路径等（Emery et al.，2014；Wang，Chen，Shi，& Peng，2019）。此外，近年来随着越来越多的学者参与到健康传播研究中，使用质化方法的研究也越来越多，其中深度访谈和焦点小组是最常被运用的研究方法，这些研究主要以描述性或探索性研究为主，例如考察人们如何获得社会支持信息以及这些信息如何发挥作用（Chen & Yang，2015），又比如探索艾滋病患者在不同阶段和医生之间的沟通内容和方式（Hurley et al.，2018）。相信随着健康传播的不断发展，不同的研究方法将不断融合、优势互补，从而促进科学规范地解释当前传播现象和健康问题。

表1-2　《健康传播》上不同时期理论运用变化

	时间段									
	时间段1		时间段2		时间段3		时间段4		总计	
	1989—1994年		1995—2000年		2001—2006年		2007—2010年			
理论使用	数量	百分比	数量	百分比	数量	百分比	数量	百分比	数量	百分比
无理论	81	73.00%	86	71.10%	100	51.80%	70	32.30%	337	52.50%
扎根理论	0	0.00%	0	0.00%	4	2.10%	4	1.80%	8	1.20%
健康信念模型	1	0.90%	1	0.80%	3	1.60%	2	0.90%	7	1.10%
恐惧诉求	0	0.00%	1	0.80%	1	0.50%	1	0.50%	3	0.50%
叙事	2	1.80%	2	1.70%	6	3.10%	2	0.90%	12	1.90%
问题整合理论	0	0.00%	1	0.80%	3	1.60%	3	1.40%	7	1.10%
自我效能	3	2.70%	2	1.70%	1	0.50%	3	1.40%	9	1.40%
健康说服	2	1.80%	0	0.00%	1	0.50%	0	0.00%	3	0.50%
计划行为	2	1.80%	1	0.80%	1	0.50%	8	3.70%	12	1.90%
理性行为	0	0.00%	0	0.00%	4	2.10%	3	1.40%	7	1.10%
知沟	0	0.00%	1	0.80%	0	0.00%	2	0.90%	3	0.50%
社会认同	0	0.00%	0	0.00%	3	1.60%	3	1.40%	6	0.90%
社会学习	1	0.90%	1	0.80%	1	0.50%	1	0.50%	4	0.60%
议程设置	0	0.00%	0	0.00%	0	0.00%	3	1.40%	3	0.50%

	时间段									
	时间段1		时间段2		时间段3		时间段4		总计	
	1989—1994年		1995—2000年		2001—2006年		2007—2010年			
理论使用	数量	百分比	数量	百分比	数量	百分比	数量	百分比	数量	百分比
拓展平行反应模型	0	0.00%	1	0.80%	3	1.60%	6	2.80%	10	1.60%
启动理论	0	0.00%	0	0.00%	1	0.50%	2	0.90%	3	0.50%
信息设计	0	0.00%	0	0.00%	1	0.50%	0	0.00%	1	0.20%
信息搜寻	0	0.00%	0	0.00%	3	1.60%	4	1.80%	7	1.10%
框架理论	1	0.90%	0	0.00%	0	0.00%	9	4.10%	10	1.60%
顺应性获得	4	3.60%	0	0.00%	0	0.00%	0	0.00%	4	0.60%
社会规范	0	0.00%	0	0.00%	6	3.10%	5	2.30%	11	1.70%
社会认知	1	0.90%	2	1.70%	2	1.00%	5	2.30%	10	1.60%
培养理论	1	0.90%	1	0.80%	2	1.00%	0	0.00%	4	0.60%
详尽可能性模型	1	0.90%	1	0.80%	0	0.00%	7	3.20%	9	1.40%
关系模型	1	0.90%	0	0.00%	2	1.00%	0	0.00%	3	0.50%
社会资本	0	0.00%	0	0.00%	3	1.60%	1	0.50%	4	0.60%
保护动机	0	0.00%	0	0.00%	1	0.50%	3	1.40%	4	0.60%
不确定性管理理论	0	0.00%	0	0.00%	0	0.00%	4	1.80%	4	0.60%
结构理论	0	0.00%	0	0.00%	0	0.00%	3	1.40%	3	0.50%
心理抗拒理论	0	0.00%	0	0.00%	0	0.00%	3	1.40%	3	0.50%
风险认知态度框架	0	0.00%	0	0.00%	0	0.00%	3	1.40%	3	0.50%
其他	1	0.90%	9	7.40%	11	5.70%	3	1.40%	24	3.70%
无法分类	0	0.00%	4	3.30%	18	9.30%	12	5.50%	34	5.30%
总计	100	100.00%	114	100.00%	181	100.00%	169	100.00%	572	100.00%

* 比较少用的理论没有列入表格中。

（三）现阶段健康传播研究面临的挑战

健康传播在发展的过程中收获了丰富成果，但同时也伴随着一些复杂的问题和批评，这些批评主要包括：（1）质疑健康传播研究的理论基础和贡献；（2）在将健康传播研究应用到健康照护实践中时产生的无意识的负面伤害；（3）不同研究视角的对立和研究中一些潜在的偏见（Kreps，2001，2011，2012）。具体包括以下几个方面：

第一，理论缺席。Witte 等人（1996）指出健康传播研究常被批判的一点在于理论的缺席。Kreps、Frey 和 O'Hair（1991）提出，进行有意义的应用传播研究的一个主要标准是使用相关理论阐明研究问题和假设，以及解释研究结果。而绝大多数的健康传播研究都是在真实的环境下进行的，有利于实地检验理论的有效性和适用性，因此研究者们应该利用好这个优势去检验和发展相关理论。

第二，无意识的负面伤害。人们关注到健康传播研究可能会对健康照护、公共健康产生无意识的负面影响，这些影响在于研究的过程中可能妨碍健康照护的实施，侵犯健康照护消费者的隐私等，对此学者们建议在沟通研究的设计和实施中应该更加关注健康、心理、行为等结果变量，以保证研究结果的准确性。由于健康传播研究对健康照护和健康促进有积极的作用，所以研究者应该要仔细地甄别他们研究工作的潜在积极和消极影响，尽最大努力去减少消极的影响。

第三，学科内部的对立。"健康促进"和"健康照护"作为健康传播研究两个主要且分庭抗礼的分支，一直以来都存在着激烈的竞争，包括研究机构的资源、项目和研究经费的竞争，不过随着时间的推移，这两个分支会逐渐融合，有学者已经开始开展两方面交织的研究。

第四，潜在的偏见。"医患沟通"是健康传播领域中一直比较关注的话题，而研究者对于健康照护提供者和消费者的研究比例存在失衡，较多的是从健康照护者的角度和利益出发。除此之外，对社会不同人群的关注也存在一些潜在的偏见，相比社会边缘群体，健康传播研究者对社会强势群体的关注比较多。例如，对于受教育程度高、男性、社会主导文化群体的关注比贫穷、女性、受教育程度低、其他受到污名化的文化群体的关注要高。随着学科领域的日趋成熟，这些存在于健康传播研究中的偏见务必要引起重视并将其解决。

即使在发展过程中面临着种种的质疑和挑战，健康传播研究也不会停止前进的步伐。在未来，健康传播研究将会继续向全球范围拓展（Kreps，2011）。尽管健康传播研究最初的发展是以美国为中心的，但是全球范围内对于健康传播的研究、教育和应用的需求在不断增长，这些需求将极大地促进各个国家之间的合作交流，推进健康传播在全球各地的发展。此外，健康传播的另一个重点方向是积极地将健康传播研究应用于实践（Kreps，2012）。健康传播研究可以为健康促进和健康照护的实践提供强有力的行动依据，例如，健康传播研究可以通过严谨的实验测试确定传播健康信息的有效策略，以提高社会上各个群体的健康素养。相信在不久的将来，在全球范围内，会有越来越多的来自不同文化和社会背景的学者投身到健康传播研究中，并推动该领域的不断发展，从而促进全人类的生命健康。

参考文献

蔡志玲．（2012）．中美健康传播研究评析．东南传播，12，23–26．

郭琦，楼旭东．（2019）．试论国外健康传播研究的现状与启示．新闻传播，9，21–22．

韩纲．（2004）．传播学者的缺席：中国大陆健康传播研究十二年——一种历史视角．新闻与传播研究，1，64–70＋96．

帕特丽夏·盖斯特·马丁，艾琳·伯林·雷，芭芭拉·F. 沙夫．（2006）．健康传播：个人、文化与政治的综合视角．北京大学出版社．

吴一波，邢云惠，刘喆，李霞，李莹莹，张玥，贾淑娴、杨玉洁、高文桢（2017）．我国20年健康科普研究的文献分析．科普研究，12，39–45＋106–107．

邢晓雯，江泽宇，毛淼，张涵，魏壁，何齐昌，吴一波，（2018年8月）．近十年国外健康传播科普研究对我国的启示——对2007—2016年SSCI期刊《Health Communication》文献分析．2018年中国药学会药事管理专业委员会年会暨学术研讨会，中国山东济南．

徐颖科，张志超．（2010）．中国个人卫生支出与经济增长协整关系研究．中央财经大学学报，3，61–65．

王迪．（2006）．健康传播研究回顾与前瞻．国外社会科学，5，49–52．

Chen, L. & Yang, X. (2015). Nature and effectiveness of online social support for intercultural adaptation of mainland Chinese international students. *International Journal of Communication*, 9, 2161–2181.

Emery, S. L., Szczypka, G., Abril, E. P., Kim, Y., & Vera, L. (2014). Are you scared yet? Evaluating fear appeal messages in tweets about the tips campaign. *Journal of Communication*, 64, 278–295.

Hannawa, A. F., García–Jiménez, L., Candrian, C., Rossmann, C. & Schulz, P. J. (2015). Identifying the Field of Health Communication, *Journal of Health Communication*, 20, 521–530.

Harrington, N. G. (2015). *Health communication: Theory, method, and application.* New

York: Taylor & Francis.

Hurley, E. A., Harvey, S. A., Winch, P. J., Keita, M., Roter, D. L., Doumbia, S., ... & Kennedy, C. E. (2018). The Role of Patient – Provider Communication in Engagement and Re – engagement in HIV Treatment in Bamako, Mali: A Qualitative Study. *Journal of Health Communication*, 23, 129 – 143.

International Communication Association. Bylaws of health communication division. Retrieved from: https://www.icahdq.org/group/health Kim, J – N., Park, S – C., Yoo, S – W., & Shen, H. (2010). Mapping Health Communication Scholarship: Breadth, Depth, and Agenda of Published Research in Health Communication. *Health Communication*, 25, 487 – 503.

Kreps G. L. (2001) The Evolution and Advancement of Health Communication Inquiry. *Annals of the International Communication Association*, 24, 231 – 253.

Kreps, G. L. (2011). Health communication and public health in the 21st century: Global challenges and opportunities. In *Proceedings of the Shanghai Conference on Health Communication*. Shanghai, China: University of Shanghai.

Kreps G. L. (2012). The Maturation of Health Communication Inquiry: Directions for Future Development and Growth. *Journal of Health Communication*, 17, 495 – 497.

Kreps, G. L., Frey, L. R., & O'Hair, D. (1991). Applied communication research: Scholarship that can make a difference. *Journal of Applied Communication Research*, 19, 71 – 87.

National Communication Association. History of Health Communication Division. Retrieved from: http://ncahealthcom.org/history/Paisley, W. J. (2001). Public communication campaigns: The American experience. In R. E. Rice & C. K. Atkin (Eds), *Public communication campaigns* (pp. 3 – 21). Thousand Oaks, CA: SAGE Publications.

Roberts, K. J., Volberding, P. (1999). Adherence communication: A qualitative analysis of physician – patient dialogue. *AIDS*, 13, 1771 – 1778.

Schiavo, R. (2007). *Health communication: From theory to practice*. San Francisco: Jossey – Bass Thompson, T. L., Parrott. R., & Nussbaum, J. F. (2011). *The Routledge handbook of health communication*. New York: Taylor & Francis Publishing Group.

Wright, K. B., Sparks, L., & O'Hair, H. D. (2013). *Health communication in the 21st century*. Malden, MA: Wiley – Blackwell.

Witte, K., Meyer, G., Bidol, H., Casey, M., Kopfman, J., Maduschke, K. et al. (1996). Bringing order to chaos: Communication and health. *Communication Studies*, 47, 229 – 242.

Neuhauser, L., & Kreps, G. L. (2003). Rethinking communication in the e – health era. *Journal of Health Psychology*, 8, 7 – 23.

Silk, K. J., Atkin, C. K., & Salmon, C. T. (2011). Developing effective media campaigns for health promotion. In T. L. Thompson，R. Parrott. & J. F Nussbaum（Eds），*The Routledge handbook of health communication*（pp. 203 - 220）. New York：Taylor & Francis Publishing Group.

Wang, X.，Chen, L.，Shi, J.，& Peng, T. Q.（2019）. What makes cancer information viral on social media? *Computers in Human Behavior*，93，149 - 156.

第三节　中国的健康传播研究

随着健康传播作为一个独立的研究领域在西方社会兴起并获得了一系列发展后，世界范围内，越来越多的学者开始关注这一研究领域。人们逐渐意识到，健康传播对于改善个人健康状况、提升地区生活水平、解决公共卫生问题等起着至关重要的作用。但由于健康信息的传播效果会受到文化背景、生活方式、疾病种类、媒介使用习惯的影响，各地健康传播研究的开展也具有其独特的发展轨迹。中国国土辽阔，有着巨大的人口基数，然而各地区的卫生保健水平与健康教育资源存在着一定程度上的差异。同时，经济的高速增长使人口流动与人际交往愈加频繁，这加快了疾病的迅速扩散，使人们容易暴露在高健康风险的环境之中。提高公众的健康知识水平、增强公众防范各类疾病的能力成为一种迫切的社会需求。在这样的社会背景下，健康传播在中国逐渐成为一个研究热点。接下来，在本节的内容中，我们将追溯中国健康传播研究发展的历史，介绍中国健康传播研究历年来所关注的议题，总结中国当前健康传播研究的特点与不足，并展示当前我国健康传播的现状与格局。

一、现代健康传播在中国的引入

我国的公共卫生界、新闻界很早就开始有意识地利用大众传播媒介介绍卫生与健康知识。早在 1951 年 4 月，中央人民政府卫生部就设立了卫生部宣传处以领导全国的健康教育和健康宣传工作。50 年代初期编印了我国第一部《中国卫生画册》，拍摄并发行了我国第一部卫生科教电影片，宣传卫生健康知识（米光明等，1996）。值得注意的是，虽然我国的健康传播实践开始得比较早，但长期以来，关于健康信息的传递基本上只局限于"卫生宣传"和"健康教育"的范畴（韩纲，2004），对于健康传播的理论的探讨，仍然处于空白。

1987年，在全国首届健康教育理论学习研讨会上，学界第一次对传播学理论进行了系统的介绍，并提出了传播学在健康教育中的运用问题，对宣传、教育与传播的关系等问题进行了系列的探讨。1989—1993年，在联合国儿童基金会与中国政府的第四周期卫生合作项目中，增加了健康教育项目，突出了健康信息的传播以及传播技巧的培训等问题。在执行该项目的过程中，健康传播这一概念被提出并得到了认可（米光明等，1996）。

在组织机构方面，自20世纪80年代起，设立于我国各地的卫生宣传机构大部分都改称为健康教育馆、所、处、科（室）等。1986年，我国成立了中国健康教育研究所，并在其接管的《中国健康教育》杂志中开辟了一系列与健康传播研究相关的专栏，助推了健康传播研究在最初的起步与发展（韩纲，2004）；1991年，中国健康教育研究所成立了"传播研究室"，对传播学在健康教育领域的应用开展了研究与探讨（张自力，2009）。2006年起，由卫生部宣传办公室联合清华大学国际传播研究中心定期举办的中国健康传播大会也有力地推动了我国健康传播研究的发展。

在学术研究方面，1985年，中国卫生宣传教育协会创办了当时唯一的国家级健康教育刊物《中国健康教育》，为早期健康传播理论的探讨提供了平台（米光明等，1996）。1993年，朱锡莹所撰写的《健康传播学初探》一文发表于《医学与哲学》上，这是国内第一篇介绍健康传播的学术期刊论文（孙少晶等，2018）。90年代中期以后，有关健康传播研究的论文在数量上有了明显的增长（韩纲，2004；陈虹，梁俊民，2013），理论层面上对健康传播进行探讨的学术研究开始逐步发展起来。但由于健康传播概念在中国大陆的引入最初是源起于健康教育领域而非传播学界（韩纲，2004），早期对健康传播进行学术探讨的研究者主要来自医学或公共卫生等领域，关于健康传播的论文也因此主要刊登于《中国健康教育》等的医学卫生类期刊上。2000年9月，《论健康传播兼及对中国健康传播的展望》（张自力，2000）一文在新闻传播学类期刊《新闻大学》上发表，标志着以"传播学问题意识"为导向的研究得以发端（张自力，2009）；2002年以后，新闻传播学类的期刊开始大量刊登有关健康传播的论文，传播学者的身影在健康传播研究的领域内才逐渐明显起来（陈虹，梁俊民，2013）。

在专业化人才的培养方面，1993 年，爱国卫生运动委员会办公室组织编写了一套健康教育的专业教材，其中包括我国第一本健康传播方面的专业书籍《健康传播学》。20 世纪 90 年代初，以北京医科大学为代表的几个医学院校开设健康传播学相关课程，成为国内较早开设此类课程的院校。此后，南京医科大学康达学院和沈阳医科大学临床医学院分别进行了健康传播学专业的招生，开设公共卫生、健康教育、健康传播等课程，着力培养健康传播专业的人才（张自力，2009）。

但发展至今日，我国大陆的健康传播研究仍然处于学科建制的探索阶段（见表 1 - 3）。

表 1 - 3　现代健康传播研究的发展演进❶

	20 世纪 70 年代	20 世纪 80 年代	20 世纪 90 年代	21 世纪初
美国	学科萌芽	构建学科框架	发展完善	走向成熟
中国台湾	学习、引进	理论应用	快速发展	学科建制
中国大陆		学习、引进	理论应用与发展	学科建制探索

直至 21 世纪，普通高校的新闻传播学院才开始逐步开设健康传播学的相关课程。2012 年，中国传媒大学在国内传媒高校中首次开设了健康传播学的课程，围绕医患关系与媒介沟通展开了教育和培训。2013 年，复旦大学成立健康传播研究所，对社会健康的热点问题开展创新性的研究与教育活动。

2015 年，秦美婷等发表于《新闻大学》的一篇论文中指出：在对我国两岸及港澳高校"健康传播类"课程设置的状况进行调研分析后发现，在大陆所调查的 41 所高校中，有 18 所高校设置了"健康传播类"的课程，其中仅有 3 所高校开设了"健康传播"这一专业课，分别为清华大学、中国科学技术大学以及中山大学。而开设这些课程的院系组成中，由医学院（部）与公共卫生学院（系）类组开设的课程数量呈压倒性地多于新闻与传播学院（系）类组（见表 1 - 4）。可见我国在健康传播专业人才培养方面仍然存在着投入不足且学科分布不均的情况。

2017 年，北京大学首次在新闻传播专业硕士项目中开设了健康传播方向，填补了国内新闻传播体系中健康传播专业建设的空白。这对于我国健

---

❶ 表格内容来自张自力于 2009 年出版的《健康传播学——身与心的交融》书中第 20 页对健康传播学在美国、中国台湾以及中国大陆三地的发展概况的总结。

康传播的人才建设来说有着重大的意义，但搭建更为系统、更为完善的健康传播学科架构，显然还需要做出进一步的努力。

表1-4　两岸及港澳高校"传播类课程"开设情况统计❶

地区	健康传播类课程	健康传播课程	院系组成			合计
			医学院（部）与公共卫生学院（系）类组	新闻与传播学院（系）类组	其他类组	
大陆	15	3	16	2	0	18
香港	2	2	2	1	1	4
澳门	3	0	2	0	1	3
台湾	5	7	7	4	1	12

二、中国健康传播研究的历史与发展

在美国健康传播研究中，最初便有传播学领域的学者参与其中且有着规范的研究体系，反观国内，我国的新闻传播学者在公共卫生领域的研究者之后才加入到健康传播的研究队伍里，这使得在很长的一段时间内，新闻传播学者在健康传播领域的较少发声。也正是因为如此，我国的健康传播研究在几十年的发展过程中逐渐展现出一些与国外不同的特点。廖俊清等（2012）将我国健康传播研究的发展过程分成了三个阶段，分别是1989年以前的萌芽期、1989—2002年的起步期以及2003年以后的发展期。在参考这一划分标准的基础上，本节从研究主体、研究议题、研究理论的应用以及主要的研究方法这四个方面，分别对我国健康传播研究的历史与发展进行详实的梳理。

（一）研究主体

韩纲（2004）在对1991—2002年中国大陆主要发表健康传播相关研究论文的专业期刊究进行回顾与分析后发现，在12年间发布的223篇论文里，有31.5%的作者从事健康教育研究或实践，25.7%的作者来自卫生防疫站、疾病控制中心等的卫生防疫部门，而仅有5.4%的作者是大众传媒实践工作的从业者，来自新闻传播院系的作者只有两位。由此可见，这一时期中国

大陆系统地关注健康传播领域的传播学研究者是极为缺乏的，在健康传播研究领域基本上处于一种"缺席"的状态。

2003 年，"非典"作为一种传染性极强的严重急性呼吸综合征在全球范围爆发，对人类的生命安全造成了巨大的威胁，并带来了严重的社会恐慌。疫情期间公众对于疫情相关信息的获取主要依赖于媒体的报道，这促使新闻传播学者开始关注公共突发事件中健康信息的传播，一批新闻传播学者开始加入了健康传播研究领域（陈虹，梁俊民，2013）。在疫情爆发期，传媒类健康传播研究的论文所占的比例首次超过了医学类论文（喻国明等，2011）。

2012 年，学者在中国知网上以"健康传播"为关键词，对检索到的 145 篇论文进行回顾分析后发现，进入 21 世纪后，健康传播的相关论文数量呈现出一个阶梯式的增长。这种增长到 2008 年达到顶峰，一年内的论文数量达到了 40 篇。在所有论文中，有超过 1/3 发表于新闻传播类期刊上，表明中国的新闻传播学者在健康传播领域开始产生较大的影响力（蔡志玲，2012）。

综上所述，虽然一开始我国的新闻传播学者在健康传播研究中落后于医疗、卫生系统的研究者，但是进入 21 世纪后发生的一系列突发性的公共事件促使越来越多的新闻传播学者将研究目光转向健康领域，这也在此后禽流感、甲型 H1N1 爆发后论文数量的增长中得到了印证（陈虹，梁俊民，2013）。此外，随着传播技术与传播媒介的不断发展，我国新闻传播学者在健康传播研究领域的身影也愈加地活跃，并逐渐成为我国健康传播研究队伍中不可或缺的重要组成部分。

（二）研究议题

张自力（2005）曾对我国健康传播研究的多维性与多层次进行过剖析，并概括出了健康传播研究的九个重要的方向，它们分别是：

（1）大众健康传播媒介与效果研究；

（2）组织健康传播研究；

（3）以"医患关系"为核心的人际健康传播研究；

（4）健康教育与健康促进研究；

（5）健康传播的外部环境研究；

（6）健康传播与文化研究；

（7）艾滋病、安乐死、同性恋、器官移植等特殊议题的研究；

（8）健康传播史的研究；

（9）突发公共卫生事件（健康危机的传播研究）。

此后，研究者又对这九个研究方向做出了进一步的整合，并新增了"健康传播中新技术的应用研究"这一议题分类（陈虹，梁俊民，2013）。上述的九个议题与新增的议题较为清晰地反映出我国健康传播自萌芽、起步、发展以来的研究方向。

1991 年至 2002 年，我国健康传播学术文章的议题主要围绕着"宣传品或媒介的传播效果/效果研究"（占比 16.1%）、"媒介（报刊、广电）编辑/报道业务"（占比 15.7%）、"艾滋病/性病/性健康知、信、行"（占比 14.8%）、"健康教育（中）的传播"（占比 13.9%）以及"大众媒介/传播渠道、方式"（占比 10.8%）等展开（韩纲，2004）。

此后至 2011 年，媒介与效果研究仍然是我国健康传播研究领域的一个主要的方向（占比 31%），"健康教育与健康促进"议题逐渐获得了更多的关注，成为第二大研究方向（占比 23%）。而对以艾滋病为主的性病议题的关注则拓展到以艾滋病、安乐死、器官移植为代表的特殊议题，成为健康传播研究的重要方面之一（占比 11%）。2003 年"非典"爆发后，突发公共卫生事件的危机传播研究也成为学者的关注热点（占比 10%）。此外，学者对于国内外健康史的研究兴趣也有明显的提升，该类研究方向占比达 9%（陈虹，梁俊民，2013）。

到 2019 年，我国健康传播研究的主要方向仍然是媒介研究与受众研究（陈启涵，2019）。但值得注意的是，自 2009 年起，"媒介素养"成为我国健康传播研究中的重点关键词。2013 年"微博"也成为研究热点之一，并在此后被"新媒体"所替代（余榕，2018）。值得注意的是，关键词的转变与我国信息技术与媒介技术的发展密不可分。2009 年，社交媒体平台新浪微博诞生并迅速影响人们的社会交往，2011 年，即时通讯软件微信诞生，在短时间内收获了众多的用户。自此，微博与微信成为我国具有代表性的社交媒体平台，并大力地推动着我国健康传播研究的发展。

（三）研究理论的应用

健康传播学自诞生的一刻起便拥有了多学科的属性，诸如社会学、心理学、管理学等不同领域内的一些较为经典的理论都可以被健康传播研究沿用。在常见的应用于健康传播研究的理论中，我们可以看到社会学习、两级传播、创新扩散、框架理论、知沟理论、理性行为理论、社会认知理论等的身影。但与西方社会相比，我国的健康传播研究对相关理论的应用起步比较晚。

由于传播学者在我国健康传播研究领域的长期缺席状态，导致我国的健康传播研究发展在很长的一段时间内都缺乏系统的理论框架（张自力，2001；郭玥，2007）。

我国健康传播研究对于理论的应用早期可见于各高校的硕博士论文中。在 2006 年发表的一篇硕士论文中，运用了"把关人"的概念分析了电视媒介在医药广告信息传播过程中的作用（王朝宏，2006）。同年，秦美婷在其博士论文中应用了议程设置理论对《民生报》于 1985—2005 年间肺结核、艾滋病、非典型肺炎以及禽流感议题的建构进行了内容分析。与此同时，王迪也在其博士论文中运用了"知沟"理论对儿童健康信息的获取及其可能产生的影响进行了探索性的研究。这些研究都可以视为我国健康传播研究中对理论应用的初步探索。

2007—2010 年，我国健康传播研究在理论运用方面的发展较为缓慢，仅有少数论文有明确的理论框架。这些理论主要包括恐惧诉求理论（张君君，2008）、使用与满足理论（韩妹，2008）以及计划行为理论（程坤，2009）等。此外，也有研究者指出，截至 2011 年发表的健康传播相关论文中，运用了理论的研究占比不到 20%。在运用了理论的论文中，知沟理论、说服理论等与人们的观念、行为有关的理论出现得较多（陈虹，梁俊民，2013）。

直到现在，我国健康传播研究对于既有理论的应用仍然比较贫乏。到 2018 年，虽然研究中开始涉及风险社会理论、健康信念模型等，但整体上看我国健康传播研究理论总体还是局限于对几个传统理论的借鉴与应用上，缺乏对理论的创新和拓展（孙少晶，陈怡蓓，2018）。

（四）研究方法

对于学术研究来说，规范的研究方法至关重要。只有遵循严谨且科学的研究方法，研究结果才能得到广泛的认可与接受。

1992—2002 年，我国健康传播研究的相关论文大部分都还停留于描述性研究——综述某种现象后，根据作者的主观经验总结规律、提出建议。在使用了明确研究方法的论文中，内容分析以及问卷调查的使用频率最高（蔡志玲，2012）。

2003—2010 年，健康传播研究的研究方法主要还是以思辨为主，其次是量化研究，包括问卷调查、内容分析以及实验法等。使用质化研究方法，如个案分析、文献探讨、焦点小组、深度访谈等的论文数量居第三位；而自 2011 年起，使用量化研究方法的论文数量开始增多，与思辨的方法旗鼓相当，而使用质化研究方法的论文数量则进一步走低，具体可见表 1 – 5、表 1 – 6（金恒江等，2017）。

表 1 – 5　研究方法的年份走势统计（1）

	2003	2004	2005	2006	2007	2008	2009	2010	总计
量化	6	1	3	0	1	1	1	4	17
质化	2	2	2	0	1	0	1	0	8
思辨	8	0	4	1	1	2	4	1	21

表 1 – 6　研究方法的年份走势统计（2）

	2011	2012	2013	2014	2015	2016	总计
量化	5	9	13	9	4	5	45
质化	1	0	1	1	2	2	7
思辨	4	7	12	10	5	5	43

至 2018 年，我国健康传播研究的相关论文中，新闻传播学科所发表的论文中仍有超过一半的研究都没有使用科学的研究方法，而公共卫生学科则有 41.5% 的论文没有使用明确的研究方法。在科学研究方法指导下的论文里，内容分析法、问卷调查法依然是最常用的研究方法（孙少晶，陈怡蓓，2018）。由此可以看出我国的健康传播研究仍未将科学规范的研究方法当作重要的"规则"，研究论文也因此缺乏学界与业界整体的认可度。

表 1 – 7　我国健康传播研究发展概况

	1999—2002 年	2003—2010 年	2011 年至今
研究主体	主要来自公共卫生领域，新闻传播领域学者处于"缺席状态"	突发性公共事件促使越来越多的新闻传播学者进入健康传播研究领域	新闻传播学者成为我国健康传播研究队伍中不可或缺的组成部分
研究议题	宣传品或媒介的传播效果/效果研究 媒介（报刊、广电）编辑/报道业务 艾滋病/性病/性健康知、信、行 健康教育（中）的传播 大众媒介/传播渠道、方式	媒介与效果研究 健康教育与健康促进 艾滋病、安乐死、器官移植等特殊议题研究 突发公共卫生事件的危机传播研究 国内外健康史研究	媒介研究与受众研究 媒介素养、微博等新媒体成为研究的新热点

续表

	1999—2002 年	2003—2010 年	2011 年至今
研究理论	缺乏	2006 年左右初见于各高校的硕博士论文中。出现的理论包括"把关人"、议程设置、"知沟"、恐惧诉求、使用与满足、计划行为理论等	理论应用仍比较贫乏，虽开始涉及风险社会理论、健康信念模型等，但整体上仍只局限于几个传统理论的借鉴与应用
研究方法	大部分论文停留于综述现象—总结规律—提出建议的方法上，少量论文涉及内容分析及问卷调查	思辨为主，量化研究为其次，质化的研究方法使用最少	量化研究成为主流之一，思辨方法仍然较多，质化研究方法的使用进一步减少

在对上述四个方面进行梳理后（见表1-7），不难发现，无论是从研究主体、研究议题、研究理论的应用还是研究方法的使用上，我国健康传播研究整体还是处于起步的阶段，各方面的发展仍尚未成熟，规范化、系统化的研究体系仍有待建立。

三、中国健康传播研究的现状与格局

时至今日，中国的健康传播研究随着高校健康传播类课程的开展以及媒介技术的不断进步而迈入了一个新的台阶，各高校开始成为健康传播研究的新的发展点，多方面推动着我国健康传播的发展。

许多学者都曾对21世纪初期的中国健康传播研究状况做出过回顾性的分析。如金恒江等（2017）就曾对2000—2016年中国大陆新闻传播学界对健康传播研究的图景做出过分析，并指出自2011年起，健康传播学术文章发表的数量明显增多。在发文作者的工作单位及所处地区的统计上，中国人民大学、复旦大学以及中国传媒大学的发文量排名前三，北京、上海、武汉等地是进行健康传播研究的传播学者的集中地。在对论文作者的姓名进行统计后，研究者还进一步指出，除了张自力发表了5篇论文，胡百精、薛可、涂光晋、刘瑛、陈虹各发了2篇论文以外，其余作者均只发文1篇。整体上看，进入21世纪以后我国健康传播的研究成果仍较为分散与平均，没有十分突出的研究者。

刘伟等（2019）对2000—2018年在中国知网上与健康传播相关的硕士、

博士论文以及期刊论文进行研究分析后指出，健康传播在我国高校的研究呈上升趋势，论文数量增长与突发性公共事件（如 SARS、三聚氰胺案、甲型 H1N1 等）有着密切的联系。此外，研究者还指出，无论是在研究人员分布还是在地理区域分布上，高校的健康传播研究都处于一个不均衡的发展态势中。具体来说，学术论文作者主要来自中国传媒大学、中国人民大学、复旦大学、华中科技大学等处于北京、上海等地的高校，而硕士、博士论文作者也主要来自于复旦大学、广西大学、南京师范大学等传统新闻传播强校。

此外，国内的健康传播研究也开始逐渐与国际主流接轨。自 2008 年起，共有 69 篇论文发表于健康传播研究的国际权威期刊《健康传播》（Health Communication）、《健康传播杂志》（Journal of Health Communication），且每年论文数量呈整体向上的趋势（见图 1-1）。在高校分布上，论文作者主要来自复旦大学（10 篇）、清华大学（6 篇）、中山大学（6 篇）、北京师范大学（6 篇）、中国人民大学（5 篇）、南京大学（5 篇）等，研究方向主要集中于健康照护科学与服务（health care science services）、行为科学（behavioral science）、心理学（psychology）、信息科学与图书馆学（information science library science）等领域，研究的热点关键词包括互联网、社交媒体、疫苗注射、癌症、医患关系、吸烟、艾滋病等。而在理论应用方面，如社会支持理论、计划行为理论、框架理论、恐惧诉求、健康信念模型、拓展平行反应模型等也被很好地应用于研究分析当中。整体上来看，这些研究都有着科学且严谨的理论依据和科学的研究方法。

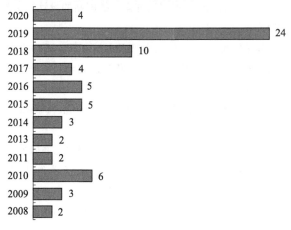

图 1-1　各年度论文数量分布

　　从上述内容可以看出，我国目前健康传播研究在高校分布以及地区分布上仍然存在着失衡，没有展现出百花齐放的态势。但可以肯定的是，在各高校的学研联动之下，我国的健康传播研究逐步发展并开始与国际接轨，蓬勃发展的未来可期。

　　此外，由于信息技术的不断进步，社交媒体、跨学科等也逐渐成为我国健康传播研究的新焦点，吸引着一大批传播学者的关注。虽然我国目前的健康传播研究整体上仍处于起步阶段，各方面的发展尚未成熟，但随着越来越多的研究者关注到健康传播的重要性并进入这一研究领域，相信我国的健康传播研究即将会迎来一个快速发展的全新阶段。闫婧和李喜根（2015）曾指出，健康传播研究需要有创新意识，须在实证研究的基础上积极对理论与方法进行创新，揭示事物间的新关联，产生新知识，挑战并超越现有的研究成果。这种科学性、主动性与创新性对于当下中国健康传播研究来说是也至关重要的。

参考文献

蔡志玲.（2012）.中美健康传播研究评析.东南传播，12，28－31.

陈虹，梁俊民.（2013）.风险社会背景下中国大陆健康传播研究的历史、现状与发展趋势.传播与社会学刊，26，141－168.

陈启涵.（2020）.健康传播研究的两种路径：对新闻传播类、医学卫生类期刊论文的比较分析.科技传播，1，193－197.

程坤.（2009）.基于计划行为理论的糖尿病健康传播网站的设计与实现.（Doctoral dissertation，中南大学）.

郭玥.（2007）.我国健康传播现状分析.中国健康教育，23，152－153.

韩纲.（2004）.传播学者的缺席：中国大陆健康传播研究十二年——一种历史视角.新闻与传播研究，1，66－72，98.

韩妹.（2009）.中老年人对网络健康信息的使用与满足研究.（Master dissertation，中国传媒大学）.

金恒江，聂静虹，张国良.（2017）.新闻传播学领域的健康传播研究：谁做什么？引用谁和被谁引用？——以九本新闻传播类期刊收录的论文为例（2000—2016）.西南民族大学学报（人文社科版），9.

廖俊清，黄崇亚，杨晓强.（2012）.20年以来我国大陆健康传播的文献计量学研究.现代预防医学，39，3884－3886.

刘伟，崔璐璐.（2019）.健康传播研究在高校扩散的现状及特点分析.传媒论坛，

2，14 – 16.

米光明，王官仁．（1996）．健康传播学原理与实践．长沙：湖南科学技术出版社.

秦美婷．（2006）．台湾健康传播之研究：以《民生报》1985—2005 年肺结核、艾滋病、非典型肺炎、禽流感议题建构之内容分析为例．（Doctoral dissertation，中国科学技术大学）.

秦美婷，苏千田．（2015）．两岸及港澳高校“健康传播类”课程设置现况之调研与分析．新闻大学，3，146 – 154.

孙少晶，& 陈怡蓓．（2018）．学科轨迹和议题谱系：中国健康传播研究三十年．新闻大学，149，89 – 102，155.

王迪．（2006）．儿童健康信息认知的“知沟”研究——以电视广告为例（Doctoral dissertation，复旦大学）.

王朝宏．（2006）．电视医药广告健康传播功能探析（Doctoral dissertation，河北大学）.

闫婧．（2015）．健康传播研究的理论关照、模型构建与创新要素．国际新闻界，37，6 – 20.

喻国明，路建楠．（2011）．中国健康传播的研究现状、问题及走向．当代传播，1，12 – 21.

余榕．（2018）．我国健康传播研究进路与前沿态势的可视化分析．宁夏社会科学，1，250 – 256.

张自力．（2005）．健康传播研究什么——论健康传播研究的 9 个方向．新闻与传播研究，3，43 – 49 + 95.

张自力．（2009）．健康传播学：身与心的交融．北京：北京大学出版社.

张君君．（2008）．我国突发公共卫生事件媒体报道分析（Master dissertation，广西大学）.

第二章

媒体中的健康信息

　　当今社会，媒体平台日趋多元，大量的健康信息也随之不断地涌现于各类媒体之中。在传统媒体中，医疗、公共卫生相关的报道和各类健康养生类节目层出不穷；在社交媒体上，用户原创的健康内容和医疗卫生部门发布的权威健康信息相互交织。一系列的媒介效果理论已经指出，大众媒介在个人社会化的过程中扮演着重要的角色，媒体中的信息内容可能会影响人们的认知、态度和行为。不同的媒体、不同的内容生产者所发布的健康信息都有其独特之处，无论是在叙事手法、信息框架，抑或是情感表达、社会意义等方面上，这些信息的取向都不尽相同。而对其中的社会意义的探讨则是当前国内外健康传播研究领域内最重要的议题之一。这方面的研究主要考察各类媒体平台是否存在以及存在哪些能够改善人们的健康状况、减轻病患痛苦的支持信息。为了深入了解健康传播中这一研究方向，本章首先对社会支持理论进行了系统的综述，不但从结构和功能上对社会支持信息进行了全面的分析，还探讨了媒体环境和文化语境的变迁对理论发展所带来的挑战和机遇，为该理论在新媒体语境中的运用和延展提供充分的依据。其次，在研究方法方面，本章全面地介绍并梳理了内容分析法，从定量和定性两种不同的范式出发对内容分析法的特点、优势和步骤分别进行了阐释和说明。此外，为了指导读者更好地将理论和方法应用于实证研究以考察各类媒体中的健康信息，本章还提供了具体的实证研究案例，探讨了跨文化适应语境中所展现出的线上社会支持信息的类别以及这些社会支持信息的功能和作用。

第一节　社会支持理论

一、引言

　　人生在世，所有的个体行为与生命活动都深深地嵌入社会之中，无时无刻不被社会网络所包围。与此同时，也离不开社会支持的影响。社会支持与人们的健康和幸福感息息相关。作为一个跨越医学、行为学、生理学、心理学、社会学与传播学的理论，社会支持在学术界有着悠久的研究历史。五十年来社会支持方面的研究经久不衰，其中大量的研究记录了社会支持在健康方面的神奇效果：社会支持可以减少压力事件带来的痛苦、改善人们应对压力的方式（Jones，2004）；也可以促进心理调节、提高自我效能（Cramer, Henderson, & Scott, 1996；Kawachi & Berkman, 2001；Krause, Liang, & Yatomi, 1989）；还可以提高人们对疾病的抵抗力和恢复能力（Ikeda & Kawachi, 2010），从而降低死亡率（Berkman et al., 2004）。

　　对社会支持的研究兴起于 20 世纪 70 年代。社会流行病学家 Cassel（1976）从大量针对动物和人类的研究中发现，社会支持对人们来说是一个关键的社会心理保护因素，它可以降低个人对因压力所导致的健康损害的易感性。此外，他还发现社会支持在各种疾病的病因中发挥着非特异性的作用，影响着各种健康结果的发生与流行。与此同时，医学专家 Cobb（1976）基于临床、实验以及流行病学的证据，指出人与人之间的支持性互动可以保护处于危机和压力中的人们，使其免受如出生体重不足、关节炎、肺结核、抑郁症、酗酒等各种病理性状态的影响。此外，社会支持还可以帮助患者减少所需的药物量，加速康复进程，并在促进患者遵循规定的医疗方案方面发挥着积极的影响作用。

20 世纪 80 年代，关于社会支持的实证研究势头渐增。社会支持与健康之间因果关系的证据以及纵向流行病学的研究结果进一步表明，社会支持对身心健康有重要的影响（House，Landis，& Umberson，1988）。也就是说，社会网络结构与信息传播过程可以影响健康结果，这在概念上是开创性的，同时也为考察社会行为与生物医学问题之间的关系提供了非常重要的参考依据（Moss，1973）。

社会支持及其社会网络与健康传播研究有着密切的联系。五十年来的研究表明，社会支持不是一个单一的概念，它旨在传达安慰，帮助患者接纳当前情况；提供有因果效应的视角转变；增强个人的训练或技能；协调分享资源与援助；并能揭示思想和情感（Albrecht & Adelman，1987）。接下来的内容将详细介绍社会支持理论的内涵与作用，通过对社会支持相关文献的全面综述，阐述社会支持理论在健康传播领域的发展与应用。

二、社会支持的定义、类型、来源与作用

（一）社会支持的定义

Cobb（1976）认为，社会支持是一种信息，这种信息使个人相信自己属于互相分担义务的沟通网络中的一员，且被关心、被爱、被尊敬、被重视着。这一定义强调了个人对社会支持的感知，指出了社会支持在"信息"和"情感"上的角色，但忽略了其在"工具"上的作用（Hupcey，1998）。Cutrona 等（1990）认为，社会支持指的是涉及情感性关注、工具性帮助、信息或评估的其中一项或多项的人际交往活动。另一方面，由于社会支持有感知、提供与获得等多种层次，对社会支持的感知本质上是一种认为且相信网络成员可以提供支持的信念；而实际社会支持则是动员与表达。出于这种多层次的考量，Shumaker 和 Brownell（1984）将社会支持看作是在至少两个个体之间产生，旨在增加获得者幸福感的资源交换；Cohen、Underwood 和 Gottlieb（2000）将社会支持定义为人们感知到可以获得的或由非专业人员在正式的支持团体与非正式的帮助关系中实际提供的社会资源。Thoits（2010）提供了一个更全面的定义，她认为社会支持是来自重要他人

如家人、朋友、同事等的情感性、信息性或实质性的帮助；实际上，社会支持可以真实地来自他人，也可以体现为个人在感知上的一种可获得。

（二）社会支持的种类

社会支持的分类方式一直以来备受众多学者的关注。Caplan（1974）认为社会支持有三种类型：情感性支持（emotional support）——为个人提供关心、安慰和安全感使其相信自己被尊重和被爱；认知性支持（cognitive support）——帮助个人理解并适应他们所生活的世界的信息、知识或提供的建议；材料性支持（materials support）——提供物品或服务以帮助个体解决实际需求问题。

House（1981）将社会支持概括为四种不同的类型：情感性支持（emotional support）、信息性支持（informational support）、工具性支持（instrumental support）和评估性支持（appraisal support）。情感性支持指的是为对象提供精神上的温暖和安慰，使其相信自己有价值且被接纳，包括共情、爱、信任和关心等；信息性支持指的是为个人提供有助于解决问题或应对压力情况的信息，比如提供建议与解决方案；工具性支持指的是为有需要的人提供有形的物品或实质性的服务，包括提供劳动力上的支援或金钱、食物、药物及接送服务等；评估性支持是指提供与支持对象的自我评估相关的信息，包括提供建设性的反馈以及对面临紧张情形的个人的信念或行为进行适当的肯定。这一分类框架被广泛地应用于有关社会支持的研究中，此后许多关于社会支持的分类都在此基础上进行发展（e. g. , Jacobson, 1986; Kalichman, Sikkema, & Somlai, 1996; Thoits, 1985）。相似地，Wortman 和 Conway（1985）将社会支持分为四种类型：情感性援助（emotional aid）、信息（information）、陪伴（companionship）和工具性帮助（instrumental help）。

此后，Cutrona 和 Suhr（1992）将社会支持发展为五种类型：情感性支持（emotional support）——共情和鼓励的表达，网络性支持（network support）——扩大支持获得者的联系或加强现有的联系，尊重性支持（esteem support）——表达对支持获得者的观点的赞同，有形性支持（tangible support）——提供实物或经济援助以及信息性支持（informational support）——提供事实、指导或建议。后来，这种分类方法常常被应用于对在线社会支持种类的探讨当中（Beck, Paskewitz, Anderson, Bourdeaux, Currie-Mueller, 2017; Rains, Peterson, & Wright, 2015）。

在几种类型中，信息性支持和情感性支持被认为是最常见且需求最多的社会支持类型（Horowitz et al.，2001）。信息性支持涉及实用信息的交流，比如新型药物的资讯、专业机构的相关地址、医学和心理治疗知识、法律问题以及情况相似者的第一手经验等。因此，这种支持的主要功能是拓展一个人的知识（Reeves，2000）。这种类型的支持很重要，因为它能让人们更好地认识和掌控自身所处的境况，减少对自我的不确定性，从而更好地做出决定（Albrecht & Adelman，1987）。作为以解决问题为导向的社会支持类型，信息性支持的效用更多地取决于问题的性质（如是否可控）、支持寻求者自身的需求、提供支持者的专业知识水平以及其所提供的信息的质量（MacGeorge，Lichtman，& Pressey，2002）。而情感性支持是理解对方遭遇的表现（Albrecht & Goldsmith，2003）。这种更具感性的支持通常以安慰和鼓励的形式呈现，对促进人们自尊的建立有非常突出的效果（Burleson，1994；Reeves，2000）。对情感的阐述促进了个人对自身处境和所选的应对方式的重新评估，被认可的感受能够帮助个体减轻痛苦（Burleson & Goldsmith，1997；Jones & Wirtz，2006）。在情感性支持中，同理心起着至关重要的作用，"了解对方的感受、感受对方的感受，并以适当的方式回应这些感受是支持一个人的非常重要的形式之一"（Levenson & Ruef，1992，p. 234）。在人们觉得自身无法改变且必须适应其所处的环境时，情感性支持则具有重要的作用（Albrecht & Adelman，1987）。提供情感性支持也意味着给人们讲述自己故事的机会，谈论痛苦或创伤的经历，或透露个人情况的行为可能会对个人的健康产生积极影响（Pennebaker，1997）。此外，倾听也是一种虽然相对被动但有效的社会支持形式。尤其是当个体处于压力和痛苦之下的时候，和处于相似情境的人在一起会让其感到未被孤立或欣慰（Davison，Pennebaker，& Dickerson，2000）。

（三）社会支持的来源

社会支持的来源可以是非正式或正式的：非正式的社会支持来源包括家人、亲属、朋友、同事和邻居等；正式的社会支持来源则包括专业人士和机构，如医生、社会团体、学校人员、教会成员、专业助手和日托中心等（Chappell & Funk，2011；Dunst，Trivette，& Deal，1988；Strozier，2012）。通过这些社会关系与支持系统，个人可以接受各种类型的社会支持以控制和应对生活中的压力（Caplan，1974）。也有学者将社会支持的来源分为三种：来自家庭的支持，来自朋友的支持以及来自重要他人的支持（Zimet, Dahlem, Zimet, & Farley, 1988；Zimet, Powell, Farley, Werkman, & Berkoff, 1990)。不同的社会网络成员可能提供不同数量和类型的社会支持 (McLeroy, Gottlieb, & Heaney, 2001)，且社会支持的效用可能取决于其支持的来源 (Agneessens, Waege, & Lievens, 2006)。例如，长期的援助通常来自于家庭成员；朋友和邻居则更有可能只提供短期的帮助 (McLeroy et al., 2001)。在医疗保健的语境下，患者通常需要家人和朋友的情感性支持以及医护人员的信息性支持 (Blanchard, Albrecht, Ruckdeschel, Grant, & Hemmick, 1995)。

亲属通常是个人活跃网络中联系紧密的成员，在协调行动、提供支持等方面具有重要作用，比如亲属可以为患者提供轮流的照护 (Wellman, 1992)。而家庭作为亲属网络系统的一部分，汇集了诸如金钱、信息以及相互的情感支持等资源 (Dressier, 1985；Stack, 1974；Wellman, 1992)，这些支持性资源的有效性甚至可以在几代人之间延续 (Bengtson, 2001；McAdoo, 1978)。一项针对患有痴呆或学习障碍等精神病人群的研究显示，亲属是工具性支持、情感性支持和经济性支持的主要提供者，而朋友和同事则更多是扮演着补充的角色 (Grant & Wenger, 1993)。

除亲属支持以外，在某些情况下，朋友也是社会支持的主要来源。Cutrona (1986) 在针对新手妈妈以及老年人的研究中发现，非亲属支持对于情感性支持来说更为重要 (如提供安慰)；而亲属支持对于信息支持来说更为重要 (如提供指导和可靠的联盟)。与家人、亲戚等带有"义务"色彩的社会关系不同，友谊是相互的、自愿的，因此与来自亲属的社会支持相比，来自朋友的社会支持存在更少的"义务感"以及对支持获得者的评判 (Bassuk, Perloff, Mickelson, & Bisseil, 2002)。

长期、亲密的社会关系具有提供社会支持的独特能力 (Feeney & Collins, 2003；Gottlieb & Wagner, 1991)。然而，依赖这种类型的关系来获得社会支持，尤其是信息性支持，也有不利的一面。Gottlieb 和 Wagner (1991) 指出，处于亲密关系中的人们经常被同样的压力所困扰，所提供的支持的性质和质量会也会受到一定程度的影响。此外，因为提供者通常非常关心获得者的幸福感，当其提供的支持没有被很好地接受或没有引起获得者的积极变化时，提供者则可能会做出消极的反应 (Feeney & Collins, 2003)，而这种情况经常发生于提供信息或建议的时候。因此，亲密关系更适合情感支持，而其他关系可能更适合信息性支持 (Gottlieb, 2000)。

Thoits（1995）认为，有效的社会支持可能来源于与支持获得者特征相似并且经历过类似压力或情况的人。因为这增强了支持提供者的同理心，使其所提供的支持更有可能与获得者的需求和价值观相契合。此外，希望获得支持的人更有可能克服因需要帮助而产生的耻辱感，并在社会网络成员产生共情和理解的时候向其寻求支持。同理心与情感性支持联系密切，也同样适用于信息性支持与工具性支持中。

社会支持是否有效取决于获得者的需求与获得的帮助之间是否适当匹配（Cohen & McKay，1984；Thoits，1995），即所提供的支持是否能帮助获得者去应对压力或苦难，以及所需的社会支持是否来自于合适的人。例如，如果一个人需要情感性支持，却得到了建议，那么这种支持可能是不恰当的，可能会增加获得者的心理压力（Horowitz et al.，2001；Thoits，1986）。不同的社会网络成员适合提供的社会支持类型也有所不同。在亲密关系中，情感性支持可能最有帮助；普通朋友试图提供情感性支持可能会令人反感；而来自专家的信息和建议对于支持获得者来说可能特别有价值，但来自专业知识欠缺的亲人的信息和建议却有可能是不合适的（Benson，Gross，Messer，Kellum，& Passmore，1991；Dakof & Taylor，1990）。

Helgeson 和 Cohen（1996）研究社会支持对癌症适应的影响指出，癌症患者最渴望情感性支持，且情感性支持似乎对癌症适应产生最大的积极影响。然而同辈支持团体所提供的情感支持在很大程度上并不理想，但健康教育团体与同辈支持团体提供的信息支持却在促进患者的癌症适应方面起到了着积极的作用。一个可能的解释是，癌症患者的情感需求最好由与其亲密的人提供，而不是由相对陌生的人来满足；而同辈团体的健康教育则可以更好地满足其特定的信息需求。

（四）社会支持的作用

关于社会支持对健康的作用，相关的研究已经浩如烟海。1985 年，Cohen 和 Wills（1985）发表了一篇关于社会支持和健康结果的重要论文，提出在探讨社会支持对健康的作用时应该综合考虑社会支持的两个层面，即结构性支持措施和功能性支持措施。结构性支持措施评估的是各种社会关系的存在或互相之间的联系，比如亲密朋友的数量或与家人的联系程度等。功能性支持措施评估的是社会网络成员的实际功能，比如考察亲密关系中关心的表达或有用的建议。Cohen 和 Wills（1985）发现，结构性支持措施更有可能产生普遍的健康促进效果，因为它们提供了整体的稳定感和自我价值感。然而，人们有时会遇到挑战自身稳定感和自尊的事件（比如压力）。在这种情况下，支持网络所实际提供的帮助可能会减轻压力对个人健康和幸福感的威胁，即功能性支持措施更有可能使"缓冲"暴露于压力下的潜在消极作用。后续的研究也同样证实了这个结论。总的来说，社会支持主要通过上述两个层面来影响人们的健康。而接下来的内容将从传播学的角度，围绕三个方面阐述社会支持对健康的作用：提供健康信息、促进健康行为、减少压力对健康的影响。

1. 提供健康信息

社会支持对健康促进最直接的功能是提供包括医疗、营养、锻炼、社会服务以及许多其他事项的健康信息（MacGeorge, Feng, & Burleson, 2011）。当个人采取相关行动时，这些信息可以通过影响健康相关行为来帮助其维持或改善健康状况（Kreps, 2003；Uchino, 2009）。不同类型的社会关系网络在寻求信息上有不同的优势。密集、同质的网络可以帮助成员建立对信息的信任，而弱关系网络则可以提供新的健康信息以及帮助个人获得难以触及的资源（Derose & Varda, 2009）。

社会支持中所提供的信息也可以通过帮助个人处理在健康问题上的不确定性，以减少其痛苦和负担（Brashers, Neidig, & Goldsmith, 2004）。例如，在患病的时候，医护人员的社会支持可以减少个人对治疗或预后的不确定性与焦虑，增强患者对医护人员从业能力的感知与认可（Proctor, Morse, & Khonsari, 1996）。此外，支持提供者也可以帮助个人在发现和评估疾病信息时规避不必要的信息（Brashers, Goldsmith, & Hsieh, 2002）。同时，社会支持也有助于整合复杂的信息，如是否会产生副作用或是否值得冒险接受某些治疗等（Ford, Babrow, & Stohl, 1996），这可以协助患者做出更明智的决定，并帮助他们在面对复杂的医疗保健系统时进行更好的协调和自我管理。比如，社会支持可以帮助艾滋病患者更有效地利用医疗服务（Uphold & Mkanta, 2005），也可以帮助减少严重精神疾病患者住院的可能性（Albert, Becker, Mccrone, & Thornicroft, 1998）。

社会支持还参与了人们的医疗保健决策。来自非正式网络的社会支持对患者的治疗决策有重要影响（O'Rourke & Germino, 1998；Rees & Bath, 2000；Zhang & Siminoff, 2003）。比如，来自癌症患者的支持提供者的协助可以贯穿包括处理信息、选择治疗、开始治疗、实施治疗、与医护人员进行互动、管理治疗以及评估治疗等的一系列过程（Goldsmith & Moriarty,

2008）。而在产前护理等预防性护理中，社会支持帮助准妈妈了解自身情况以及提供怀孕本身的信息、知识、经验、感觉和感知，如信息性支持能够帮助她们识别怀孕的生理表现、理解寻求护理服务的原因、克服对检查程序的负面感知以及了解在何时何地可以获得产前护理服务等（Byrd, Mullen, Selwyn, & Lorimor, 1996; Omar & Schiffman, 1995）。

2. 促进健康行为

停止某种不健康行为（如戒烟）或采取某种健康行为（如定期锻炼）都是一件相对困难的事情。社会支持与社会网络密不可分，它们在促进人们的健康水平上发挥着重要的作用。社会支持可以鼓励或说服人们采取某种保护或恢复健康的行动（Helgeson, Novak, Lepore, & Eton, 2004; Pauley & Hesse, 2009; Roski, Schmid, & Lando, 1996）。参与社会网络有助于减少风险行为，鼓励健康行为（Umberson, 1987）。比如家庭生活能够帮助个人制定一项有序的睡眠和饮食计划；朋友可以让锻炼成为彼此陪伴的愉快时刻等。同时，社会网络可以促进健康规范，并为遵循规范提供相关的资源。而社会支持可预测主观规范、感知控制和行为意图，还可对实现与健康相关的目标产生积极影响（VonDras & Madey, 2004）。研究表明，社会支持比男性自己的态度更能预测结肠直肠癌筛查行为（Honda & Kagawa‐Singer, 2006）。另外，对于一个土耳其母亲来说，当其已融入一个重视母乳喂养并能提供信息性和工具性支持的社会网络中时，她们更愿意进行母乳喂养（Göksen, 2002）。相似的，融入相关的社会支持社区可以提高女性对乳腺癌的认识，增加她们进行乳房"X"光检查的可能性（Klassen & Washington, 2008）。而如果拥有可以与之讨论艾滋病和性相关话题的密友时，男男性行为者将更有可能进行艾滋病检测（Sumartojo et al., 2008）。

3. 减少压力对健康的影响

人们常常会因为一些破坏自我价值感、自我效能和社会接受感的事件而产生心理困扰，而社会支持中的尊重性支持有助于保持或恢复支持获得者的自尊和自我价值感（Cramer, 1994, 2003; Holmstrom & Burleson, 2011）。虽然它的直接目的不在于改善支持获得者的身体健康状况，但其对于个人自尊的增强与促进可以帮助改善个人的心理状况（Colarossi & Eccles, 2003）。当个人对自己的感觉变得更积极时，他们往往也会更关心自身的个人幸福感，从而引导更积极的健康实践，获得更好的健康状态（Johnson, Meyer, Winett, & Small, 2000; Yarcheski, Mahon, & Yarcheski, 2003）。

因此，当个人获得社会支持时，他们可以更有效地应对压力，从而避免压力对健康造成的负面影响（Lakey & Cohen，2000）。比如有研究表明，在面对日常工作压力（Viswesvaran，Sanchez，& Fisher，1999）、初为人父母（Terry，Rawle，& Callan，1995）、照顾患有关节炎的伴侣（Revenson & Majerovitz，1991）的时候，社会支持能够减轻这些压力所带来的负面影响。

三、在线社会支持

随着互联网的兴起，人与人之间有了新的交流途径，人们寻求和获得社会支持的方式也随之变得更为多元。个人电脑和移动设备的广泛使用刺激了各类网站和在线社区的发展，为寻求社会支持的人们提供了更多的选择和帮助（Wright，2000；Wright & Bell，2003）。在早期对网络传播的研究中，Kiesler、Siegel 和 McGuire（1984）注意到了将计算机网络发展成社会支持网络的可能性。如今，已经有越来越多的人通过网络寻求社会支持（Rains，Brunner，Akers，Pavlich，& Goktas，2017），在线社会支持社区的数量激增到几十万个（Fox，2012）。在线论坛/社区（Donovan，LeFebvre，Tardif，Brown，& Love，2014；Marco Leimeister，Schweizer，Leimeister，& Krcmar，2008）、博客（Rains & Keating，2011；Sanford，2010）、微型博客（Shi & Chen，2014）、社交网站（Oh，Lauckner，Boehmer，Fewins–Bliss，& Li，2013；Shi，Chen，Su，& Chen，2018），甚至电子邮件（Turner et al.，2013）、网络游戏（Kaczmarek & Drażkowski，2014；Longman，O'Connor，& Obst，2009）都有可能成为动员社会支持资源的在线平台。有调查显示，在美国，约有1267万成年互联网用户是与健康相关的在线社会支持社区的成员（U. S. National Cancer Institute，2013）。在线社会支持社区是指"人们聚集在一起获取和提供信息或支持、学习或寻找陪伴的虚拟社会空间"（Preece，2001，p. 348）。在这些在线社区中，成员可以通过发布信息，也可以通过回复他人的信息来参与讨论。一般来说，成员间关于某一话题的讨论会持续一段时间，而大多数在线社区都具备可供用户搜索其感兴趣的特定主题的功能。另外，即使在不参与讨论的"潜水"状态下，人们也可以浏览他人的讨论中与自身情况相关的信息，帮助他们理解所面临的情况，获取相应的知识。在应对压力重重的生活事件时，参与在线社会支持社区变得越来越流行与重要（Saunders & Chester，2008；Vergeer & Pelzer，2009）。

随着互联网的发展，社会支持对健康的作用延续到了线上环境，在线社会支持的效用已经在不同语境下得到了实证支持。社会支持产生积极作用的一种方式是直接改善一个人应对健康问题时所拥有资源的情况。而另一种方式则是提高个人对支持可获得性的感知，改变其对压力源的评估。如果一个人意识到他可以在网络空间得到他人的支持，这可能会减轻其自身的压力（Rains & Wright，2016）。参与在线社会支持社区可以帮助支持寻求者收集信息、分享经验、增加自我效能和乐观情绪、减轻孤立感、减轻线下支持资源的负担、减少与健康问题相关的不确定性等（Chen & Choi，2011；Holbrey & Coulson，2013；Malik & Coulson，2008；Mo & Coulson，2013）。Barrera 与同事（2002）的研究表明，参与在线社会支持社区显著增加了糖尿病患者的社会支持感知；Oh 和 Lee（2012）发现，糖尿病患者在线社会支持社区的成员对支持可获得性的感知与他们对健康相关赋能的感知以及积极与医生沟通的意愿呈正相关。Andersson 等（2005）的研究结果指出，参与在线社会支持社区会对抑郁症患者病情的改善产生积极影响；Houston、Cooper 和 Ford（2002）也发现，参与在线社会支持社区的抑郁症患者在一年内的发病率有所下降。Frost 和 Massagli（2008）对比了使用线下社会支持和在线社会支持的人，发现在线社会支持社区的成员在积极应对压力以及自我照顾方面上具有更好的表现。其他研究也指出，参与在线社会支持社区是一种自我效能的建立过程，在这过程中个人在一定程度上重建了对严重慢性健康问题的控制能力感知（Rottmann，Dalton，Christensen，Frederiksen，& Johansen，2010）。

（一）寻求在线社会支持的原因

在线交流的方式与传统面对面的互动大相径庭，那么是什么驱使了人们寻求在线社会支持？许多研究对其中的原因进行了探讨。Tanis（2008）指出，匿名互动（促进社会认同与自我表露）、基于文本的对话（写作具有认知益处、异步互动、强调贡献）、选择性自我呈现、扩展社会网络（感知相似性、对归属感的需求、社会比较的来源）、弱关系网络（多样化信息的网络、多种强度关系的网络）这五大因素是人们选择寻求在线社会支持的主要原因。另外一些学者认为，线下支持会遭遇获取受限、感知污名的问题，而在线支持的易获得性（便利性）、互动控制以及感知相似性/可信度等是人们参与在线社会支持社区的动机（Rains & Wright，2016；Wright，2016；Wright，Johnson，Averbeck，& Bernard，2011）。结合前人的思考与结论，本书在对寻求在线社会支持的原因的探讨上，聚焦于以下五个方面进行介绍与分析：线下支持获取受限、拓展弱关系网络、匿名的在线支持、在线社区的感知相似性以及基于文本的在线支持。

1. 受限的线下支持获取

很多时候，通过在线社会支持社区求助的往往是因为患有罕见病，存在难以向普通人启齿的健康问题，或者家人、朋友对其健康状况了解有限（Campbell‑Grossman, Hudson, Keating‑Lefler, & Heusinkvelt, 2009；Tong, Heinemann‑Lafave, Jeon, Kolodziej‑Smith, & Warshay, 2013）。他们从线下的社会网络及医护人员那里得到的信息性支持并不能满足所需，因此，求助于在线社会支持社区可能是获取相关健康信息更好的选择（Wicks et al.，2010）。有时，个人会因为健康问题而受到污名，从而导致他们在线下社会网络中难以找到愿意并且能够提供有效支持的人（Rosman, 2004；Vanable, Carey, Blair, & Littlewood, 2006）。比如受精神健康问题困扰的人常常因为害怕他人发现自己的状况而无法获得线下的社会支持，因而只能寄希望于在线社会支持（De Andrea, 2015）。有研究发现，与成员为社会主流身份的在线社区相比，在社会边缘身份的成员所处的在线社区内，成员的参与度更高（McKenna & Bargh, 1998）。此外，老年人或残疾人等行动能力有限的群体可能很难与线下社会网络中的人们建立和保持联系（Colvin, Chenoweth, Bold, & Harding, 2004；Obst & Stafurik, 2010），因此他们可能会自愿放弃和线下社会网络成员的互动，转而寻求更便利的在线社会支持以减少孤独感。

在线下人际关系中寻求支持对很多面临疾病的人来说可能是一个困难的过程，因为他们不仅需要应对压力，还需应对因压力造成的关系紧张，这就要求他们必须很好地管理压力和协调人际关系，在处理自己需求的同时，也要处理微妙的人际交往问题（Albrecht & Goldsmith, 2003）。研究表明，许多人觉得很难从家人或朋友那里获得适当的支持，不仅是因为家人或朋友可能缺乏相关的经验和知识（Brashers, Neidig, & Goldsmith, 2004），还因为当支持寻求者试图获得支持时也可能会因为各种原因而感到不适，比如在讨论敏感话题时担心被歧视或被批判等（Barbee, Derlega, Sherburne, & Grimshaw, 1998；Pakenham, 1998）。此外，在线下社会网络中，社会支持通常由与个人关系亲密的重要他人提供，如父母、伴侣、亲戚、朋友等。然而这些带有强制性的关系或多或少会给支持寻求者增添压力，因为这些关系中可能蕴含着期望、要求甚至是逼迫（Thoits，1995）。另外，家人或朋友通常与其他人相比有着更强的角色义务，因此他们可能会把提供支持视为一种责任，而不是出于自愿，这可能会给支持寻求者带来心理负担（Albrecht & Adelman，1987）。在网上向一个相对陌生的人讲述自己的故事则很少有这种压力，因为在线的社会关系往往更加松散，选择也都遵循自愿原则，不存在互惠期许（Thoits，1995），让支持寻求者比较安心。这样的关系允许人们在寻求信息和支持的过程中不必处理那些关于"处在初级亲密关系中的人会如何反应"的不确定性（Adelman，Parks，& Albrecht，1987），从而促进关于高风险话题的低风险讨论（Adelman et al.，1987）。

2. 拓展弱关系网络

比起线下社会支持，在线社会支持具有易获得性、便利性和灵活性等特点，这是人们参与在线社会支持社区主要的动机。由于在线交流是异步互动，访问在线社会支持社区不受时间和地理的限制，甚至无需亲自与其他人互动亦可获得信息（Green - Hamann，Campbell Eichhorn，& Sherblom，2011），因此成员可以在他们方便的时间发布和阅读信息，这对于那些因工作、时区等各种原因在参与社区活动上有时间冲突的人来说尤为方便（Madara，1997）。由于这样的便利性，在在线社会支持社区中，成员间的背景差异很大。比起线下的社会网络，在线社会网络异质性更强（Wright & Rains，2014；Wright，Rains，& Banas，2010），也因此可以帮助人们联系在线下无法接触到的人群。

相比起线下社会网络中主要由家人或朋友等组成的牢固并持久的强关系，在线社会支持社区中的关系通常以弱关系为主（Turner，Grube，& Meyers，2001）。弱关系可以带来不同的知识和经验，从而能够提供比线下社会网络更多样化的信息（Wellman，1997）。通过这些弱关系，人们可以收集在线下无法获得的信息，得到更多独特和新颖的观点。分散于各地、但有共同兴趣的人借助网络聚集在一起的力量可能会使在线支持网络比线下网络的受众覆盖面更广。而这样的网络为成员提供了更多获得社会资本的机会（Chung，2013；Ellison，Steinfield，& Lampe，2007），这可以帮助那些面临健康问题的个人获得新的支持网络，使其得以与被相似问题所困扰的人联系，并获得社会支持。另外，在线社会支持社区为更多有需要的人提供了许多不同的、细分的支持类型，这可以填补线下社会网络支持中的空缺。而倾向于以某种方式处理问题的人，比如那些希望获取最新信息的人，或者那些希望向他人发泄挫折感的人，也可以在在线社会支持社区中找到能够为他们提供相应支持方式的对象（Wright & Rains, 2013）。

3. 匿名的在线支持

匿名性是在线社会支持最重要的特征之一（Swickert, Hittner, Harris, & Herring, 2002）。在大多数在线社会支持社区中，人们可以自由使用昵称，而不必透露真实姓名或性别、年龄、外貌、文化背景等个人信息。这种匿名性会导致强烈的身份认同感、凝聚力和更高程度的自我表露（Lea, Spears, & de Groot, 2001；Postmes, Spears, Sakhel, & De Groot, 2001）。在在线社会支持社区中，寻求支持的人可能会因此感到不那么难为情并更愿意分享自己的经历。因为"在培养一个舒适和无威胁的对话环境方面，网络传播比面对面的交流更有效"（Caplan & Turner, 2007），这一定程度上减少了人们与他人交流时的焦虑，并使他们能够在风险较小的环境中对一些敏感信息自发进行自我表露。

当缺乏潜在差异的社会线索（如性别、年龄、外貌、文化背景等）时，人们会增强对群体内相似性和共同社会身份的认知（Sassenberg & Postmes, 2002），这种认知可能会带来更多的相互信任（Tanis & Postmes, 2005）。另外，匿名的环境也为人们提供了对那些会令人感到羞耻、尴尬，或者在面对面交流中难以启齿的敏感问题进行讨论的机会（Braithwaite, Waldron, & Finn, 1999），同时讨论也变得更加开放与自由。这使得在线社会支持社区成员之间具有较高程度的自我表露（Andalibi, Haimson, de Choudhury, 2016；Huang, 2016；Joinson, 2001），在匿名的保护之下，用户可以表达他们真实的感受和思考方式（McKenna & Bargh, 2000）。

4. 在线社区的感知相似性

与具有相似经历的人产生联系是人们参与在线社会支持社区的一个重要动机。与线下建立的社会网络不同，在线社区是人们出于对某个话题的兴趣而自愿选择参与的。因此，人们倾向于认为，在线社区中的成员互相之间的相似性比线下社会网络中的成员更强（Wright, 2000）。尽管弱关系网络一般是异质的，但在线的弱关系在某种程度上会表现出情境上的相似性（Walther & Boyd, 2002），比如处于相似的处境、面临相似的精神或身体状况，或者经历过相似的创伤等。拥有相同的压力或相似的经历可能会增加在线社会支持社区成员之间的共情和归属感。在压力状况下，支持提供者和支持寻求者之间的感知相似性可以增加在线社会支持社区中信息的感知可信度和说服力（Wang，Walther，Pingree，& Hawkins，2008）。Wright（2000）发现，在在线社会支持社区中，成员间的感知相似性与支持寻求者对社区提供的支持的满意度呈正相关。这种感知相似性使人们更容易相互吸引、信任和理解。另外，有研究显示，在线社会支持社区中的互动具有负面情绪化话语水平低、共情沟通水平高的特点（Finn，1999；Preece & Ghozati，2001）。

而对于那些因为自己的与众不同而在线下环境中缺乏归属感的人来说，找到与其相似的人尤为重要。正如上文所言，在 Frable（1993）提出的两种形式的边缘身份中，对于隐藏边缘身份的人（如患人格障碍等精神疾病、性少数群体等）来说，他们在线下很难识别哪些人与自己有着相似情况或经历（McKenna & Bargh，1998），这往往会使他们感觉自己在线下社会中是离群的或者是被排斥的。尤其当该身份涉及污名化时，在不知道自己是否可以得到社会的认可和理解的情况下，冒着被社会排斥的风险，在线下以公开被污名化的身份寻求支持是相当困难的。而通过参与在线社会支持社区，这一群体可以找到更多与之处于相似处境的人，减少孤独感和身份边缘感，使其更有信心去开诚布公地与家人、朋友等更重要的人讨论身份的问题（McKenna & Bargh，1998）。

5. 基于文本的在线支持

在线交流通常是异步互动，交流的形式主要基于文本。这给人们提供了仔细撰写和表达他们心声的机会，而不必担心被别人打断或需要立即做出反应，这有利于人们在将信息发送给他人之前进行周全的思考。而且，这些信息会自动储存于在线社区内，使得人们在无法定期访问社区时也能够通过搜索已存在的帖子等方式定位及浏览讨论的情况和内容，这对于信息性社会支持来说显得尤为重要。此外，文本的形式要求参与讨论的成员必须采取书写的方式，而书写有关个人或情感问题的文章对身心健康有着积极的作用（Pennebaker，1997）。有研究表明，书写个人的感受和经历可以引起认知上的变化，这对于疾病的治疗或问题的解决而言有着积极的影响：当个人向他人透露自身的感受或创伤经历时，个人为了使其描述能被他人所理解，必须对自己所经历的事情做出连贯和深刻的解释，这将促使他们加深对自身所处情境的认知与了解（Miller & Gergen，1998；Pennebaker，Mayne，& Francis，1997）。

再者，基于文本的交流也意味着面对面交流中经常出现的社会线索在网络传播中的减少或者消失（Rains & Young，2009）。Walther 和 Parks（2002）认为，社会线索的减少是在线社会支持从根本上区别于线下社会支持的结构性特征之一。这为选择性自我展示创造了机会，有助于减轻人们对自我展示的担忧，并使他们更加关注信息的建构（Wright & Bell，2003）。同时，人们也因此获得了仔细塑造自身形象的机会，可以以更友好、更博学的方式呈现自己（Walther，1996）。

而对于那些因为自己的生理特征而感觉自己在线下生活中可能会受到偏见或歧视的人来说，基于文本的交流可能是一种解放（Erwin，Turk，Heimberg，Fresco，& Hantula，2004）。Frable（1993）区分了两种形式的边缘身份：明显的和隐藏的。其中，具有明显边缘身份的人（如患有肥胖症、皮肤病，或身体残疾者）往往认为，他人会首先注意到他们异常。因此当这些边缘身份者在场时，他们感受到其他人表现得十分别扭、尴尬，这最终会导致他们产生孤立感和社会排斥感（Braithwaite，Waldron，& Finn，1999）。而在没有视觉提示的在线互动中，他们可以从这种负担中解脱出来，人们关注他们的目光也会落在他们的书面表达而不是他们的外表上（Weinberg，Schmale，Uken，& Wessel，1995）。另外，对于那些声音或听力受损的人，或者那些因存在认知等方面的障碍而需要花更多的时间来表达自己的人而言，他们在线下的社会互动可能会受到一定的限制，但基于文本的在线互动给他们提供了平等参与讨论的机会，使他们能够与其他成员以相同的方式得到社会支持（Nelson，1995）。

（二）在线社会支持的类型

自 20 世纪 90 年代以来，许多研究使用 Cutrona 和 Suhr（1992）的分类方法来调查网络语境中与健康相关的社会支持信息的流行程度（Beck，Paskewitz，Anderson，Bourdeaux，& Currie-Mueller，2017；Rains，Peterson，& Wright，2015）。如前文所言，Cutrona 和 Suhr（1992）将社会支持分为五种类型：情感性支持、网络性支持、尊重性支持、有形性支持以及信息性支持。其中，有形性支持是指向有需要的一方提供物品或服务，例如贷款，也可以是直接或间接地帮助他们完成任务。但是，这种类型的支持在在线社会支持社区的环境中可能较为少见；而信息性支持是指以反馈、陈述事实或建议的形式提供信息，常见方式包括建议、推荐、情况评估和指导等。这两种类型的支持属于促进个人行动的支持。而其他三种类型的支持被认为是培育式的支持：情感性支持指的是关怀和共情的行为，包括保密、同情、倾听、理解、鼓励、祈祷和强调关系的重要性；网络性支持强调个人与其他有相似困难的人的团结，包括接触、在场和建立友谊；而尊重性支持是指试图肯定他人的想法、感觉和行为的价值性，通常通过赞美、认可和帮助某人从被责备的状态中解脱出来等形式来实现。

　　一般情况下，情感性支持与信息性支持都是在线社会支持中最普遍的类型（Eichhorn，2008；Fukkink，2011；Mo & Coulson，2008；Pfeil，2009）。虽然一些学者指出，情感性支持是最常见的在线社会支持类型（Buis，2008；Love et al.，2012；Malik & Coulson，2011），但另外一些学者则给出了相反的结论，认为信息性支持才是最常见的在线社会支持类型（Coursaris & Liu，2009；Keating，2013）。无论如何，情感性支持和信息性支持的流行表明了获取指导和安慰是人们利用在线社会支持的两个主要的目的，而这两种类型的支持与以情绪和问题为中心的压力应对方式有关（Carver，Scheier，& Weintraub，1989）。信息性支持如提供咨询等可以帮助个人尝试采取实际行动来应对压力，而情感性支持如共情和认同等则可以帮助个人管理与压力源有关的负面影响。Turner 等（2013）发现，糖尿病患者在医护人员的电子邮件中收到情感性支持信息的频率与其血糖控制的改善程度呈正相关。对于使用社交网站的学生来说，他们从社交网站上感知到的情感性支持与健康相关的自我效能呈正相关（Oh，Lauckner，Boehmer，Fewins – Bliss，& Li，2013）。而在艾滋病患者（Mo & Coulson，2012）和肥胖症患者（Hwang et al.，2011）的在线社会支持社区中，使用该社区的时间越长，其成员对情感性支持和信息性支持的感知也越强烈。

　　不同类型的压力决定了在线社会支持社区中流行的社会支持类型（Green – Hamann & Sherblom，2014）。Kim 等（2012）发现乳腺癌患者的在线社会支持社区的主要功能是提供情感性支持；而 Shi 等（2018）发现，在线社会支持社区中乳腺癌患者的照护者交换得最多的则是信息性支持；而在艾滋病患者的在线社会支持社区中，成员交换得最多的也是信息性支持（Shi & Chen，2014）。但是对于患艾滋病的男性行为者来说，情感性支持则是最常见的（Chen，Guo，& Shi，2018）。此外，Coulson（2005）发现，肠易激综合征患者的在线社会支持社区的主要功能是提供信息性支持。另外，在某些语境下，比如在关注亨廷顿症、抑郁症以及阿尔茨海默病患者的在线支持社区中，尊重性支持和网络性支持被认为更加普遍（Coulson，Buchanan，& Aubeeluck，2007；Evans，Donelle，& Hume – Loveland，2012；

Loane & D'Alessandro, 2013）。在线社会支持提供了比线下更大的弱关系网络，是个人拓展社会网络和接收丰富信息以增强自信和价值的潜在机会（Wright & Miller, 2010）。尊重性支持可以提高支持获得者的自我效能和对疾病的控制感（Rains & Young, 2009），因此对于较为棘手、需要更多资源倾注的疾病，比如罕见疾病、遗传疾病、精神疾病等，网络性支持或尊重性支持的需求可能更加迫切。总的来说，上述的诸多研究表明，个人在生活中可能需要不同类型的在线社会支持，而这在很大程度上与不同疾病类型的影响密不可分。

此外，从上述研究中也可以看出，有形性支持出现的频率明显低于其他四种类型的支持信息，这也说明了在线社会支持的局限性。与线下的弱关系不同，类似到专业机构寻求医疗服务或请人协助完成任务等寻求实际支持的方式在线上并不常见，可见这是在线社会支持较难实现的社会支持类型（Rains, Peterson, & Wright, 2015）。

（三）在线社会支持的局限性

虽然在线社会支持存在着许多可取之处，但它也无可避免地存在着一些缺陷。首先，在在线社会支持社区中，成员停留的时间相对较短，他们一般在最初对健康问题产生担忧或新确诊疾病时加入这些支持社区。然而一旦他们觉得这些问题和担忧已经被解决，他们就会停止与社区其他成员的联系（Wright, 2000）。这种短期的参与和不稳定性可能会带来一些问题，比如难以找到特定的参与者、缺乏长期驻扎的成员等（Wright, 2002）。

其次，浏览社会支持社区里其他成员遇到的困难或负面经历可能会为个人带来压力，令人感到焦虑、不安，进而引发沮丧或绝望的消极情绪，并降低其对医护人员疾病管理和照护的信心。同时，积极参与在线社会支持社区有时会导致成员对某种健康问题的过分关注。另外，由于异步互动与"先来后到"的参与顺序，在线社会支持社区内有时会形成紧密的小团体，新成员很难加入对话中，进而容易产生被排斥的感觉（Colvin, Chenoweth, Bold, & Harding, 2004; Holbrey & Coulson, 2013; Malik & Coulson, 2008）。值得注意的是，在线社会支持社区的成员大多不是医护人员等专业人士，且因为交流存在异步，有一些信息可能无法及时得到反馈，甚至像石沉大海一般毫无回应，使得求助者得不到真正的帮助（Holbrey & Coulson, 2013; Yli‐Uotila, Rantanen, & Suominen, 2014）。

再次，在充满不确定感和焦虑的时候，人们往往会把自己与他人进行比

较，而在线社会支持社区作为一种社会比较场所（Davison，Pennebaker，&
Dickerson，2000），允许个人对照社区中其他成员面临的问题来审视自己的
健康问题。然而，过度的社会比较会使求助者难以面对社区中其他成员的
成功经验，进而容易产生嫉妒、焦虑和抑郁的感受（Malik & Coulson，
2008）。由于在线社会支持社区的匿名性，成员之间对话的真实性和诚意容
易令人产生怀疑（Colvin，Chenoweth，Bold，& Harding，2004），人们也可
能会被骚扰和攻击。而他人提供的信息或建议也有可能是不准确甚至是有
害的（Finn & Banach，2000）。

　　最后，虽然在在线社会支持社区中有更多的机会可以接触到有相似健
康问题的个人，但由于缺乏非文本的社会线索，社区成员之间很难进行如
拥抱、握手或递面巾纸等触觉上的交流（Colvin，Chenoweth，Bold，&
Harding，2004；Wright，2002），使得成员之间情感上的联系不足。

参考文献

Adelman, M. B., Parks, M. R., & Albrecht, T. L. (1987). Beyond close relationships：
　　Support in weak ties. In T. L. Albrecht & M. B. Adelman (Eds.), *Communicating social
　　support* (pp. 126 – 147). Newbury Park, CA：SAGE.

Agneessens, F., Waege, H., & Lievens, J. (2006). Diversity in social support by role rela-
　　tions：A typology. *Social Networks*, 28, 427 – 441.

Albert, M., Becker, T., Mccrone, P., & Thornicroft, G. (1998). Social networks and
　　mental health service utilisation—a literature review. *International Journal of Social Psychia-
　　try*, 44, 248 – 266.

Albrecht, T. L., & Adelman, M. A. (1987). *Communicating Social Support*. Newbury Park,
　　CA：SAGE.

Albrecht, T. L., & Goldsmith, D. J. (2003). Social support, social networks, and health. In
　　T. L. Thompson, A. Dorsey, K. Miller, & R. Parrott (Eds.), *Handbook of health com-
　　munication* (pp. 263 – 284). Mahwah, NJ：Lawrence Erlbaum Associates, Inc.

Albrecht, T. L., & Adelman, M. B. (1987). Communicating social support：A theoretical
　　perspective. In T. L. Albrecht & M. B. Adelman (Eds.), *Communicating social support*
　　(pp. 18 – 39). Newbury Park, CA：SAGE.

Andalibi N., Haimson O. L., De Choudhury M., & Forte, A. (2016, May). Understanding
　　social media disclosures of sexual abuse through the lenses of support seeking and anonymi-
　　ty. In*Proceedings of the 2016 CHI conference on human factors in computing systems* (pp.

3906 – 3918). New York: NY. ACM.

Andersson, G., Bergström, J., Holländare, F., Carlbring, P. E. R., Kaldo, V., & Ekselius, L. (2005). Internet – based self – help for depression: Randomised controlled trial. *The British Journal of Psychiatry*, 187, 456 – 461.

Barbee, A. P., Derlega, V. J., Sherburne, S. P., & Grimshaw, A. (1998). Helpful and unhelpful forms of social support for HIV – positive individuals. In V. J. Derlega & A. P. Barbee (Eds.), *HIV and social interaction* (pp. 83 – 105). Thousand Oaks, CA: SAGE.

Barrera, M., Glasgow, R. E., Mckay, H. G., Boles, S. M., & Feil, E. G. (2002). Do Internet – based support interventions change perceptions of social support? An experimental trial of approaches for supporting diabetes self – management. *American Journal of Community Psychology*, 30, 637 – 654.

Bassuk, E. L., Perloff, J. N., Mickelson, K. D., & Bisseil, H. D. (2002). Role of kin and nonkin support in the mental health of low – income women. *American Journal of Orthopsychiatry*, 72, 39 – 49.

Beck, S. J., Paskewitz, E. A., Anderson, W. A., Bourdeaux, R., & Currie – Mueller, J. (2017). The task and relational dimensions of online social support. *Health Communication*, 32, 347 – 355.

Bengtson, V. L. (2001). Beyond the nuclear family: The increasing importance of multigenerational bonds. *Journal of Marriage and Family*, 63, 1 – 16.

Benson, B. A., Gross, A. M., Messer, S. C., Kellum, G., & Passmore, L. A. (1991). Social support networks among families of children with craniofacial anomalies. *Health Psychology*, 10, 252 – 258.

Berkman, L. F., Melchior, M., Chastang, J. F., Niedhammer, I., Leclerc, A., & Goldberg, M. (2004). Social integration and mortality: A prospective study of French employees of Electricity of France – Gas of France. *American Journal of Epidemiology*, 159, 167 – 174.

Blanchard, C. G., Albrecht, T. L., Ruckdeschel, J. C., Grant, C. H., & Hemmick, R. M. (1995). The role of social support in adaptation to cancer and to survival. *Journal of Psychosocial Oncology*, 13, 75 – 95.

Braithwaite, D. O., Waldron, V. R., & Finn, J. (1999). Communication of social support in computer – mediated groups for people with disabilities. *Health Communication*, 11, 123 – 151.

Brashers, D. E., Goldsmith, D. J., & Hsieh, E. (2002). Information seeking and avoiding in health contexts. *Human Communication Research*, 28, 258 – 271.

Brashers, D. , Neidig, J. , & Goldsmith, D. (2004). Social support and the management of uncertainty for people living with HIV or AIDS. *Health Communication*, 16, 305 – 331.

Buis, L. R. (2008). Emotional and informational support messages in an online hospice support community. *CIN: Computers, Informatics, Nursing*, 26, 358 – 367.

Burleson, B. R. (1994). Comforting messages: Significance, approaches, and effects. In B. R. Burleson, T. L. Albrecht, & I. G. Sarason (Eds.), *Communication of social support: Messages, interactions, relationships, and community* (pp. 3 – 28). Thousand Oaks, CA: SAGE.

Burleson, B. R. , & Goldsmith, D. J. (1997). How comforting messages work: Some mechanisms through which messages may alleviate emotional distress. In P. A. Anderson & L. K. Guerrero (Eds.), *Handbook of communication and emotion: Research, theory, applications, and contexts* (pp. 245 – 280). Orlando, FL: Academic Press.

Byrd, T. L. , Mullen, P. D. , Selwyn, B. J. , & Lorimor, R. (1996). Initiation of prenatal care by low – income Hispanic women in Houston. *Public Health Reports*, 111, 536.

Campbell – Grossman, C. K. , Hudson, D. B. , Keating – Lefler, R. , & Heusinkvelt, S. (2009). New mothers network: The provision of social support to single, low – income, African American mothers via e – mail messages. *Journal of Family Nursing*, 15, 220 – 236.

Caplan, S. E. , & Turner, J. S. , (2007). Bringing theory to research on computer – mediated supportive and comforting communication. *Computers in Human Behavior*, 23, 985 – 998.

Caplan, G. (1974). *Support systems and community mental health: Lectures on concept development*. Pasadena, CA, US: Behavioral Publications.

Carver, C. S. , Scheier, M. F. , & Weintraub, J. K. (1989). Assessing coping strategies: A theoretically based approach. *Journal of Personality and Social Psychology*, 56, 267 – 283.

Cassel, J. (1976). The contribution of the social environment to host resistance: The fourth wade hampton frost lecture. *American Journal of Epidemiology*, 104, 107 – 123.

Chappell, N. L. , & Funk, L. M. (2011). Social support, caregiving, and aging. *Canadian Journal on Aging*, 30, 355 – 370.

Chen, L. , Guo, Y. , & Shi, J. (2018). Socialsupport seeking on social media among Chinese gay men living with HIV/AIDS: The role of perceived threat. *Telemedicine and e – Health*, 25, 655 – 659.

Chen, W. , & Choi, A. S. K. (2011). Internet and social support among Chinese migrants in Singapore. *New Media & Society*, 13, 1067 – 1084.

Chung, J. E. (2013). Social interaction in online support groups: Preference for online social interaction over off line social interaction. *Computers in Human Behavior*, 29, 1408 – 1414.

Cobb, S. (1976). Social support as a moderator of life stress. *Psychosomatic Medicine*. 38,

300 – 314.

Cohen, S. , & McKay, G. (1984). Social support, stress, and the buffering hypothesis: A theoretical analysis. In A. Baum, S. E. Taylor, & J. Singer (Eds.), *Handbook of psychology and health* (pp. 253 – 268). Hillsdale, NJ: Erlbaum.

Cohen, S. , & Wills, T. A. (1985). Stress, social support, and the buffering hypothesis. *Psychological Bulletin*, 98, 310 – 357.

Cohen, S. , Underwood, L. G. , & Gottlieb, B. H. (2000). *Social support measurement and intervention: A guide for health and social scientists.* New York: Oxford University Press.

Colarossi, L. G. , & Eccles, J. S. (2003). Differential effects of support providers on adolescents' mental health. *Social Work Research*, 27, 19 – 30.

Colvin, J. , Chenoweth, L. , Bold, M. , & Harding, C. (2004). Caregivers of older adults: Advantages and disadvantages of Internet – based social support. *Family Relations*, 53, 49 – 57.

Coulson, N. S. (2005). Receiving social support online: An analysis of a computer – mediated support group for individuals living with irritable bowel syndrome. *Cyberpsychology & Behavior*, 8, 580 – 584.

Coulson, N. S. , Buchanan, H. , & Aubeeluck, A. (2007). Social support in cyberspace: A content analysis of communication within a Huntington's disease online support group. *Patient Education & Counseling*, 68, 173 – 178.

Coursaris, C. K. , & Liu, M. (2009). An analysis of social support exchanges in online HIV/ AIDS self – help groups. *Computers in Human Behavior*, 25, 911 – 918.

Cramer, D. (1994). Self – esteem and Rogers' core conditions in close friends: A latent variable path analysis of panel data. *Counseling Psychology Quarterly*, 7, 327 – 337.

Cramer, D. (2003). Facilitativeness, conflict, demand for approval, self – esteem, and satisfaction with romantic relationships. *Journal of Psychology*, 137, 85 – 98.

Cramer, D. , Henderson, S. , & Scott, R. (1996). Mental health and adequacy of social support: A four – wave panel study. *British Journal of Social Psychology*, 35, 285 – 295.

Cutrona, C. E. (1986). Objective determinants of perceived social support. *Journal of Personality and Social Psychology*, 50, 349 – 355.

Cutrona, C. E. , & Suhr, J. A. (1992). Controllability of stressful events and satisfaction with spouse support behaviors. *Communication Research*, 19, 154 – 174.

Cutrona, C. E. , Suhr, J. A. , & MacFarlane, R. (1990). Interpersonal transactions and the psychological sense of support. In S. Duck (Ed.), *Personal relationships and social support* (pp. 30 – 45). London: SAGE.

Dakof, G. A. , & Taylor, S. E. (1990). Victims' perceptions of social support: What is helpful from whom? . *Journal of Personality and Social Psychology*, 58, 80 – 89.

Davison, K. P. , Pennebaker, J. W. , & Dickerson, S. S. (2000). Who talks? The social psychology of illness support groups. *American Psychologist*, 55, 205.

De Andrea, D. C. (2015). Testing the proclaimed affordances of online support groups in a nationally representative sample of adults seeking mental health assistance. *Journal of Health Communication*, 20, 147 – 156.

Derose, K. , & Varda, D. M. (2009). Social capital and health care access: A systematic review. *Medical Care Research and Review*, 66, 272 – 306.

Donovan, E. E. , LeFebvre, L. , Tardif, S. , Brown, L. E. , & Love, B. (2014). Patterns of social support communicated in response to expressions of uncertainty in an online community of young adults with cancer. *Journal of Applied Communication Research*, 42, 432 – 455.

Dressier, W. W. (1985). Extended family relationships, social support and mental health in a southern black community. *Journal of Health and Social Behavior*, 26, 39 – 48.

Dunst, C. J. , Trivette, C. M. , & Deal, A. G. (1988). *Enabling and empowering families: Principles and guidelines for practice.* Cambridge, MA: Brookline Books.

Eichhorn, K. C. (2008). Soliciting and providing support over the Internet: An investigation of online eating disorder groups. *Journal of Computer – Mediated Communication*, 14, 67 – 78.

Ellison, N. B. , Steinfield, C. , & Lampe, C. (2007). The benefits of Facebook friends: Social capital and college students' use of online social network sites. *Journal of Computer – Mediated Communication*, 12, 1143 – 1168.

Erwin, B. A. , Turk, C. L. , Heimberg, R. G. , Fresco, D. M. , & Hantula, D. A. (2004). The Internet: Home to a severe population of individuals with social anxiety disorder? . *Journal of Anxiety Disorders*, 18, 629 – 646.

Evans, M. , Donelle, L. , & Hume – Loveland, L. (2012). Social support and online postpartum depression discussion groups: A content analysis. *Patient Education and Counseling*, 87, 405 – 410.

Feeney, B. C. , & Collins, N. L. (2003). Motivations for caregiving in adult intimate relationships: Influences on caregiving behavior and relationship functioning. *Personality and Social Psychology Bulletin*, 29, 950 – 968.

Finn, J. (1999). An exploration of helping processes in an online self – help group focusing on issues of disability. *Health & Social Work*, 24, 220 – 231.

Finn, J. , & Banach, M. (2000). Victimization online: The downside of seeking human services for women on the Internet. *Cyberpsychology & Behavior*, 3, 785 – 796.

Ford, L. A. , Babrow, A. S. , & Stohl, C. (1996). Social support messages and the management of uncertainty in the experience of breast cancer: An application of problematic integration theory. *Communications Monographs*, 63, 189 – 207.

Fox, S. (2012). Pew Internet & American Life Project: 2012 Health Survey Data. Retrieved from: http://www.pewinternet.org/2013/02/11/2012 – health – survey – data/ Frable, D. E. (1993). Being and feeling unique: Statistical deviance and psychological marginality. *Journal of Personality*, 61, 85 – 110.

Frost, J. H., & Massagli, M. H. (2008). Social uses of personal health information within PatientsLikeMe, an online patient community: What can happen when patients have access to one another's data. *Journal of Medical Internet Research*, 10, e15.

Fukkink, R. (2011). Peer counseling in an online chat service: A content analysis of social support. *Cyberpsychology, Behavior, and Social Networking*, 14, 247 – 251.

Göksen, F. (2002). Normative vs. attitudinal considerations in breastfeeding behavior: Multifaceted social influences in a developing country context. *Social Science & Medicine*, 54, 1743 – 1753.

Goldsmith, D. J., & Moriarty, C. M. (2008, May). Partner involvement in cancer treatment decision – making. In*Meeting of the International Communication Association*, Montreal, Canada.

Gottlieb, B. H., & Wagner, F. (1991). Stress and support processes in close relationships. In J. Eckenrode (Ed.), *The social context of coping* (pp. 165 – 188). Springer, Boston, MA.

Gottlieb, B. H. (2000). Selecting and planning support interventions. In S. Cohen, L. G. Underwood, & B. H. Gottlieb (Eds.), *Social support measurement and intervention: A guide for health and social scientists* (pp. 195 – 220). New York: Oxford University Press.

Grant, G., & Wenger, G. (1993). Dynamics of support networks: Differences and similarities between vulnerable groups. *Irish Journal of Psychology*, 14, 79 – 98.

Green – Hamann, S., & Sherblom, J. C. (2014). The influences of optimal matching and social capital on communicating support. *Journal of Health Communication*, 19, 1130 – 1144.

Green – Hamann, S., Campbell Eichhorn, K., & Sherblom, J. C. (2011). An exploration of why people participate in Second Life social support groups. *Journal of Computer – Mediated Communication*, 16, 465 – 491.

Helgeson, V. S., Novak, S. A., Lepore, S. J., & Eton, D. T. (2004). Spouse social control efforts: Relations to health behavior and well – being among men with prostate cancer. *Journal of Social and Personal Relationships*, 21, 53 – 68.

Helgeson, V. S., & Cohen, S. (1996). Social support and adjustment to cancer: Reconciling descriptive, correlational, and intervention research. *Health Psychology*, 15, 135 – 148.

Holbrey, S., & Coulson, N. S. (2013). A qualitative investigation of the impact of peer to peer online support for women living with polycystic ovary syndrome. *BMC Women's Health*, 13, 51.

Holmstrom, A. J., & Burleson, B. R. (2011). An initial test of a cognitive emotional theory of esteem support messages. *Communication Research*, 38, 326 – 355.

Honda, K., & Kagawa – Singer, M. (2006). Cognitive mediators linking social support networks to colorectal cancer screening adherence. *Journal of Behavioral Medicine*, 29, 449.

Horowitz, L. M., Krasnoperova, E. N., Tatar, D. G., Hansen, M. B., Person, E. A., Galvin, K. L., & Nelson, K. L. (2001). The way to console may depend on the goal: Experimental studies of social support. *Journal of Experimental Social Psychology*, 37, 49 – 61.

House, J. S. (1981). *Work stress and social support*. Reading, MA: Addison – Wesley.

House, J. S., Landis, K. R., & Umberson, D. (1988). Social relationships and health. *Science*, 241, 540 – 545.

Houston, T. K., Cooper, L. A., & Ford, D. E. (2002). Internet support groups for depression: A 1 – year prospective cohort study. *American Journal of Psychiatry*, 159, 2062 – 2068.

Huang, H. Y. (2016). Examining the beneficial effects of individual's self – disclosure on the social network site. *Computers in Human Behavior*, 57, 122 – 132.

Hupcey, J. E. (1998). Social support: Assessing conceptual coherence. *Qualitative Health Research*, 8, 304 – 318.

Hwang, K. O., Ottenbacher, A. J., Lucke, J. F., Etchegaray, J. M., Graham, A. L., & Thomas, E. J. (2011). Measuring social support for weight loss in an Internet weight loss community. *Journal of Health Communication*, 16, 198 – 211.

Ikeda, A., & Kawachi, I. (2010). Social networks and health. In A. Steptoe (Ed.), *Handbook of behavioral medicine: Methods and applications* (pp. 237 – 262). New York: Springer.

Jacobson, D. E. (1986). Types and timing of social support. *Journal of Health and Social Behavior*, 27, 250 – 264.

Johnson, S. L., Meyer, B., Winett, C., & Small, J. (2000). Social support and self – esteem predict changes in bipolar depression but not mania. *Journal of Affective Disorders*, 58, 79 – 86.

Joinson, A. N. (2001). Self – disclosure in computer – mediated communication: The role of self – awareness and visual anonymity. *European Journal of Social Psychology*, 31, 177 – 192.

Jones, S. M. (2004). Putting the person into person – centered and immediate emotional support: Emotional change and perceived helper competence as outcomes of comforting in helping situations. *Communication Research*, 31, 338 – 360.

Jones, S. M., & Wirtz, J. G. (2006). How does the comforting process work? An empirical test of an appraisal – based model of comforting. *Human Communication Research*, 32, 217 – 243.

Kaczmarek, L. D., & Drażkowski, D. (2014). MMORPG escapism predicts decreased well – being: Examination of gaming time, game realism beliefs, and online social support for offline problems. *Cyberpsychology, Behavior, and Social Networking*, 17, 298 – 302.

Kalichman, S. C., Sikkema, K., & Somlai, A. (1996). People living with HIV infections who attend and do not attend support groups: A pilot study of needs, characteristics, and experiences. *AIDS Care*, 8, 589 – 599.

Kawachi, L., & Berkman, L. F. (2001). Social ties and mental health. *Journal of Urban Health*, 78, 458 – 467.

Keating, D. M. (2013). Spirituality and support: A descriptive analysis of online social support for depression. *Journal of Religion and Health*, 52, 1014 – 1028.

Kiesler, S., Siegel, J., & McGuire, T. W. (1984). Social psychological aspects of computer – mediated communication. *American Psychologist*, 39, 1123 – 1134.

Kim, E., Han, J. Y., Moon, T. J., Shaw, B., Shah, D. V., McTavish, F. M., & Gustafson, D. H. (2012). The process and effect of supportive message expression and reception in online breast cancer support groups. *Psycho Oncology*, 21, 531 – 540.

Klassen, A. C., & Washington, C. (2008). How does social integration influence breast cancer control among urban African – American women? Results from a cross – sectional survey. *BMC Women's Health*, 8, 4.

Krause, N., Liang, J., & Yatomi, N. (1989). Satisfaction with social support and depressive symptoms: A panel analysis. *Psychology and Aging*, 4, 88.

Kreps, G. L. (2003). The impact of communication on cancer risk, incidence, morbidity, mortality, and quality of life. *Health Communication*, 15, 161 – 170.

Lakey, B., & Cohen, S. (2000). Social support theory and measurement. In S. Cohen, L. G. Underwood, & B. H. Gottlieb (Eds.), *Social support measurement and intervention: A guide for health and social scientists* (pp. 29 – 52). Oxford, England: Oxford University Press.

Lea, M., Spears, R., & de Groot, D. (2001). Knowing me, knowing you: Anonymity effects on social identity processes within groups. *Personality and Social Psychology Bulletin*, 27, 526 – 537.

Levenson, R. W. , & Ruef, A. M. (1992). Empathy: A physiological substrate. *Journal of Personality and Social Psychology*, 63, 234.

Loane, S. S. , & D'Alessandro, S. (2013). Communication that changes lives: Social support within an online health community for ALS. *Communication Quarterly*, 61, 236 – 251.

Longman, H. , O'Connor, E. , & Obst, P. (2009). The effect of social support derived from World of Warcraft on negative psychological symptoms. *Cyberpsychology & Behavior*, 12, 563 – 566.

Love, B. , Crook, B. , Thompson, C. M. , Zaitchik, S. , Knapp, J. , LeFebvre, L. , Rechis, R. (2012). Exploring psychosocial support online: A content analysis of messages in an adolescent and young adult cancer community. *Cyberpsychology, Behavior & Social Networking*, 15, 555 – 559.

MacGeorge, E. L. , Feng, B. , & Burleson, B. R. (2011). Supportive communication. In M. L. Knapp & J. A. Daly (Eds.), *The handbook of interpersonal communication* (pp. 317 – 354). Thousand Oaks, CA: SAGE.

MacGeorge, E. L. , Lichtman, R. M. , & Pressey, L. C. (2002). The evaluation of advice in supportive interactions: Facework and contextual factors. *Human Communication Research*, 28, 451 – 463.

Madara, E. J. (1997). The mutual – aid self – help online revolution. *Social Policy*, 27, 20 – 27.

Malik, S. H. , & Coulson, N. S. (2008). Computer – mediated infertility support groups: An exploratory study of online experiences. *Patient Education and Counseling*, 73, 105 – 113.

Malik, S. H. , & Coulson, N. S. (2011). The therapeutic potential of the Internet: Exploring selfhelp processes in an Internet forum for young people with inflammatory bowel disease. *Gastroenterology Nursing*, 34, 439 – 448.

Marco Leimeister, J. , Schweizer, K. , Leimeister, S. , & Krcmar, H. (2008). Do virtual communities matter for the social support of patients? Antecedents and effects of virtual relationships in online communities. *Information Technology & People*, 21, 350 – 374.

McAdoo, H. P. (1978). Factors related to stability in upwardly mobile black families. *Journal of Marriage and the Family*, 40, 761 – 776.

McKenna, K. Y. , & Bargh, J. A. (1998). Coming out in the age of the Internet: Identity "demarginalization" through virtual group participation. *Journal of Personality and Social Psychology*, 75, 681.

McKenna, K. Y. , & Bargh, J. A. (2000). Plan 9 from cyberspace: The implications of the Internet for personality and social psychology. *Personality and Social Psychology Review*, 4, 57 – 75.

McLeroy, K. R., Gottlieb, N. H., & Heaney, C. A. (2001). Social Health. In M. P. O'Donnell & J. S. Harris (Eds.), *Health promotion in the workplace* (pp. 459 – 493). Albany, New York: Delmar.

Miller, J. K., & Gergen, K. J. (1998). Life on the line: The therapeutic potentials of computer mediated conversation. *Journal of Marital and Family Therapy*, 24, 189 – 202.

Mo, P. K. H., & Coulson, N. S. (2008). Exploring the communication of social support within virtual communities: A content analysis of messages posted to an online HIV/AIDS support group. *Cyberpsychology & Behavior*, 11, 371 – 374.

Mo, P. K., & Coulson, N. S. (2012). Developing a model for online support group use, empowering processes and psychosocial outcomes for individuals living with HIV/AIDS. *Psychology & Health*, 27, 445 – 459.

Mo, P. K., & Coulson, N. S. (2013). Online support group use and psychological health for individuals living with HIV/AIDS. *Patient Education and Counseling*, 93, 426 – 432.

Moss, G. E. (1973). *Illness, immunity, and social interaction*. New York: Wiley Interscience.

Nelson, J. A. (1995). The internet, the virtual community and those with disabilities. *Disability Quarterly*, 15, 15 – 20.

Obst, P., & Stafurik, J. (2010). Online we are all able bodied: Online psychological sense of community and social support found through membership of disability – specific websites promotes well – being for people living with a physical disability. *Journal of Community & Applied Social Psychology*, 20, 525 – 531.

Oh, H. J., & Lee, B. (2012). The effect of computer – mediated social support in online communities on patient empowerment and doctor – patient interaction. *Health Communication*, 27, 30 – 41.

Oh, H. J., Lauckner, C., Boehmer, J., Fewins – Bliss, R., & Li, K. (2013). Facebooking for health: An examination into the solicitation and effects of health – related social support on social networking sites. *Computers in Human Behavior*, 29, 2072 – 2080.

Omar, M. A., & Schiffman, R. F. (1995). Pregnant women's perceptions of prenatal care. *Maternal – Child Nursing Journal*, 23, 132 – 142.

O'Rourke, M. E., & Germino, B. B. (1998). Prostate cancer treatment decisions: A focus group exploration. *Oncology Nursing Forum*, 25, 97 – 104.

Pakenham, K. I. (1998). Specification of social support behaviors and network dimensions along the HIV continuum for gay men. *Patient Education and Counseling*, 34, 147 – 157.

Pauley, P. M., & Hesse, C. (2009). The effects of social support, depression, and stress on drinking behaviors in a college student sample. *Communication Studies*, 60, 493 – 508.

Pennebaker, J. W. (1997). Writing about emotional experiences as a therapeutic process. *Psychological Science*, 8, 162 – 166.

Pennebaker, J. W. , Mayne, T. J. , & Francis, M. E. (1997). Linguistic predictors of adaptive bereavement. *Journal of Personality and Social Psychology*, 72, 863.

Pfeil, U. (2009). Online support communities. In P. Zaphiris & C. S. Ang (Eds.), *Social computing and virtual communities* (pp. 122 – 150). New York, NY: CRC Press.

Postmes, T. , Spears, R. , Sakhel, K. , & De Groot, D. (2001). Social influence in computer – mediated communication: The effects of anonymity on group behavior. *Personality and Social Psychology Bulletin*, 27, 1243 – 1254.

Preece, J. (2001). Sociability and usability in online communities: Determining and measuring success. *Behaviour & Information Technology*, 20, 347 – 356.

Preece, J. J. , & Ghozati, K. (2001). Experiencing empathy online. In R. E. Rice & J. E. Katz (Eds.), *The Internet and health communication* (pp. 237 – 260). Thousand Oaks, CA: SAGE.

Proctor, A. , Morse, J. M. , & Khonsari, E. S. (1996). Sounds of comfort in the trauma center: How nurses talk to patients in pain. *Social Science and Medicine*, 42, 1669 – 1680.

Rains, S. A. , & Keating, D. M. (2011). The social dimension of blogging about health: Health blogging, social support, and well – being. *Communication Monographs*, 78, 511 – 534.

Rains, S. A. , & Wright, K. B. (2016). Social support and computer – mediated communication: A state – of – the – art review and agenda for future research. In E. Cohen (Ed.), *Communication Yearbook* (pp. 175 – 212). New York, NY: Routledge.

Rains, S. A. , & Young, V. (2009). A meta – analysis of research on formal computer – mediated support groups: Examining group characteristics and health outcomes. *Human Communication Research*, 35, 309 – 336.

Rains, S. A. , Brunner, S. R. , Akers, C. , Pavlich, C. A. , & Goktas, S. (2017). Computer – mediated communication (CMC) and social support: Testing the effects of using CMC on support outcomes. *Journal of Social and Personal Relationships*, 34, 1186 – 1205.

Rains, S. A. , Peterson, E. B. , & Wright, K. B. (2015). Communicating social support in computer – mediated contexts: A meta – analytic review of content analyses examining support messages shared online among individuals coping with illness. *Communication Monographs*, 82, 403 – 430.

Rees, C. E. , & Bath, P. A. (2000). Exploring the information forum: Partners of women with breast cancer, patients, and healthcare professionals. *Oncology Nursing Forum*, 27, 1267 – 1275.

Reeves, P. M. (2000). Coping in cyberspace: The impact of Internet use on the ability of HIV – positive individuals to deal with their illness. *Journal of Health Communication*, 5, 47 – 59.

Revenson, T. A., & Majerovitz, S. D. (1991). The effects of chronic illness on the spouse: Social resources as stress buffers. *Arthritis & Rheumatism: Official Journal of the American College of Rheumatology*, 4, 63 – 72.

Roski, J., Schmid, L. A., & Lando, H. A. (1996). Long term associations of helpful and harmful spousal behaviors with smoking cessation. *Addictive Behaviors*, 21, 173 – 185.

Rosman, S. (2004). Cancer and stigma: Experience of patients with chemotherapy induced alopecia. *Patient Education and Counseling*, 52, 333 – 339.

Rottmann, N., Dalton, S. O., Christensen, J., Frederiksen, K., & Johansen, C. (2010). Self – efficacy, adjustment style and well – being in breast cancer patients: A longitudinal study. *Quality of Life Research*, 19, 827 – 836.

Sanford, A. A. (2010). "I can air my feelings instead of eating them": Blogging as social support for the morbidly obese. *Communication Studies*, 61, 567 – 584.

Sassenberg, K., & Postmes, T. (2002). Cognitive and strategic processes in small groups: Effects of anonymity of the self and anonymity of the group on social influence. *British Journal of Social Psychology*, 41, 463 – 480.

Saunders, P. L., & Chester, A. (2008). Shyness and the internet: Social problem or panacea?. *Computers in Human Behavior*, 24, 2649 – 2658.

Shi, J., & Chen, L. (2014). Social support on Weibo for people living with HIV/AIDS in China: A quantitative content analysis. *Chinese Journal of Communication*, 7, 285 – 298.

Shi, J., Chen, L., Su, Y., & Chen, M. (2018). Offspring caregivers of Chinese women with breast cancer: Their social support requests and provision on social media. *Telemedicine and e – Health*, 25, 748 – 755.

Shumaker, S. A., & Brownell, A. (1984). Toward a theory of social support: Closing conceptual gaps. *Journal of Social Issues*, 40, 11 – 36.

Stack, C. (1974). *All our kin: Strategies for survival in a black community*. New York: Harper & Row.

Strozier, A. L. (2012). The effectiveness of support groups in increasing social support for kinship caregivers. *Children and Youth Services Review*, 34, 876 – 881.

Sumartojo, E., Lyles, C., Choi, K., Clark, L., Collins, C., Guenther Grey, C., ... & City Study Team. (2008). Prevalence and correlates of HIV testing in a multi – site sample of young men who have sex with men. *AIDS Care*, 20, 1 – 14.

Swickert, R. J., Hittner, J. B., Harris, J. L., & Herring, J. A. (2002). Relationships among Internet use, personality, and social support. *Computers in Human Behavior*, 18, 437 – 451.

Tanis, M. (2008). What makes the Internet a place to seek social support. In E. A. Konijin, S. Utz, M. Tanis, & S. B. Barnes (Eds.), *Mediated interpersonal communication* (pp. 290 – 308). New York: Routledge.

Tanis, M., & Postmes, T. (2005). A social identity approach to trust: Interpersonal perception, group membership and trusting behaviour. *European Journal of Social Psychology*, 35, 413 – 424.

Terry, D. J., Rawle, R., & Callan, V. J. (1995). The effects of social support on adjustment to stress: The mediating role of coping. *Personal Relationships*, 2, 97 – 124.

Thoits, P. A. (1985). Social support and psychological well – being: Theoretical possibilities. In I. G. Sarason & B. R. Sarason (Eds.), *Social support: Theory, research, and applications* (pp. 51 – 72). Dordrecht, The Netherlands: Martinus Nijhoff.

Thoits, P. A. (1995). Stress, coping, and social support processes: Where are we? What next? . *Journal of Health and Social Behavior*, 35, 53 – 79.

Thoits, P. A. (2010). Stress and health: Major findings and policy implications. *Journal of Health and Social Behavior*, 51, S41 – S53.

Thoits, P. A. (1986). Social support as coping assistance. *Journal of Consulting and Clinical Psychology*, 54, 416 – 423.

Tong, S. T., Heinemann – Lafave, D., Jeon, J., Kolodziej – Smith, R., & Warshay, N. (2013). The use of pro – ana blogs for online social support. *Eating Disorders*, 21, 408 – 422.

Turner, J. W., Grube, J. A., & Meyers, J. (2001). Developing an optimal match within online communities: An exploration of CMC support communities and traditional support. *Journal of Communication*, 51, 231 – 251.

Turner, J. W., Robinson, J. D., Tian, Y., Neustadtl, A., Angelus, P., Russell, M., ... & Levine, B. (2013). Can messages make a difference? The association between e – mail messages and health outcomes in diabetes patients. *Human Communication Research*, 39, 252 – 268.

U. S. National Cancer Institute. (2013). Health Information National Trends Survey (HINTS 4 Cycle 3). Retrieved from: https: //hints. cancer. gov/view – questions – topics/question – details. aspx? PK_Cycle = 6&qid = 1351.

Uchino, B. N. (2009). Understanding the links between social support and physical health: A life – span perspective with emphasis on the separability of perceived and received support. *Perspectives on Psychological Science*, 4, 236 – 255.

Umberson, D. (1987). Family status and health behaviors: Social control as a dimension of social integration. *Journal of Health and Social Behavior*, 306 – 319.

Uphold, C. R., & Mkanta, W. N. (2005). Use of health care services among persons living with HIV infection: State of the science and future directions. *AIDS Patient Care & STDs*, 19, 473 – 485.

Vanable, P. A., Carey, M. P., Blair, D. C., & Littlewood, R. A. (2006). Impact of HIV – related stigma on health behaviors and psychological adjustment among HIV – positive men and women. *AIDS and Behavior*, 10, 473 – 482.

Vergeer, M., & Pelzer, B. (2009). Consequences of media and Internet use for off line and online network capital and well – being. A causal model approach. *Journal of Computer – Mediated Communication*, 15, 189 – 210.

Viswesvaran, C., Sanchez, J. I., & Fisher, J. (1999). The role of social support in the process of work stress: A meta – analysis. *Journal of Vocational Behavior*, 54, 314 – 334.

VonDras, D. D., & Madey, S. F. (2004). The attainment of important health goals throughout adulthood: An integration of the theory of planned behavior and aspects of social support. *The International Journal of Aging and Human Development*, 59, 205 – 234.

Walther, J. B., & Parks, M. R. (2002). Cues filtered out, cues filtered in: Computer – mediated communication and relationships. In M. L. Knapp & J. A. Daly (Eds.), *Handbook of interpersonal communication* (pp. 529 – 563). Thousand Oaks, CA: SAGE.

Walther, J. B. (1996). Computer – mediated communication: Impersonal, interpersonal, and hyperpersonal interaction. *Communication Research*, 23, 3 – 43.

Walther, J. B., & Boyd, S. (2002). Attraction to computer – mediated social support. In C. A. Lin & D. Atkin (Eds.), *Communication technology and society: Audience adoption and uses* (pp. 153 – 188). Cresskill, NJ: Hampton Press.

Wang, Z., Walther, J. B., Pingree, S., & Hawkins, R. P. (2008). Health information, credibility, homophily, and influence via the Internet: Web sites versus discussion groups. *Health Communication*, 23, 358 – 368.

Weinberg, N., Schmale, J. D., Uken, J., & Wessel, K. (1995). Computer – mediated support groups. *Social Work with Groups*, 17, 43 – 54.

Wellman, B. (1997). An electronic group is virtually a social network. In S. Kiesler (Ed.), *Culture of the Internet* (pp. 179 – 205). Mahwah, NJ: Lawrence Erlbaum.

Wellman, B. (1992). Which types of ties and networks provide what kinds of social support? *Advances in Group Processes*, 9, 207 – 235.

Wicks, P., Massagli, M., Frost, J., Brownstein, C., Okun, S., Vaughan, T., & Heywood, J. (2010). Sharing health data for better outcomes on PatientsLikeMe. *Journal of*

Medical Internet Research, 12, e19.

Wortman, C. B. , & Conway, T. L. (1985). The role of social support in adaptation and recovery from physical illness. In S. Cohen & L. S. Syme (Eds.), *Social support and health* (pp. 281 – 302). New York, NY: Academic Press.

Wright, K. (2000). Computer – mediated social support, older adults, and coping. *Journal of Communication*, 50, 100 – 118.

Wright, K. (2000). Perceptions of on – line support providers: An examination of perceived homophily, source credibility, communication and social support within on – line support groups. *Communication Quarterly*, 48, 44 – 59.

Wright, K. (2002). Social support within an on – line cancer community: An assessment of e-motional support, perceptions of advantages and disadvantages, and motives for using the community from a communication perspective. *Journal of Applied Communication Research*, 30, 195 – 209.

Wright, K. B. (2000). Computer – mediated social support, older adults, and coping. *Journal of Communication*, 50, 100 – 118.

Wright, K. B. (2016). Communication inhealth – related online social support groups/communities: A review of research on predictors of participation, applications of social support theory, and health outcomes. *Review of Communication Research*, 4, 65 – 87.

Wright, K. B. , & Bell, S. B. (2003). Health – related support groups on the Internet: Linking empirical findings to social support and computer – mediated communication theory. *Journal of Health Psychology*, 8, 39 – 54.

Wright, K. B. , & Miller, C. H. (2010). A measure of weak – tie/strong – tie support network preference. *Communication Monographs*, 77, 500 – 517.

Wright, K. B. , & Rains, S. A. (2013). Weak – tie support network preference, health – related stigma, and health outcomes in computer – mediated support groups. *Journal of Applied Communication Research*, 41, 309 – 324.

Wright, K. B. , & Rains, S. A. (2014). Weak tie support preference and preferred coping styles as predictors of perceived credibility within health – related computer – mediated support groups. *Health Communication*, 29, 281 – 287.

Wright, K. B. , Johnson, A. J. , Averbeck, J. , & Bernard, D. (2011). Computer – mediated social support groups: Promises and pitfalls for individuals coping with health concerns. In T. L. Thompson, R. Parrott, & J. F. Nussbaum (Eds.), *Handbook of health communication* (pp. 349 – 362). Thousand Oaks, CA: SAGE.

Wright, K. B. , Rains, S. , & Banas, J. (2010). Weak – tie support network preference and perceived life stress among participants in health – related, computer – mediated support *groups*. *Journal of Computer – Mediated Communication*, 15, 606 – 624.

Yarcheski, T. J., Mahon, N. E., & Yarcheski, A. (2003). Social support, self – esteem, and positive health practices of early adolescents. *Psychological Reports*, 92, 99 – 103.

Yli – Uotila, T. I. I. N. A., Rantanen, A., & Suominen, T. (2014). Online social support received by patients with cancer. *CIN: Computers, Informatics, Nursing*, 32, 118 – 126.

Zhang, A. Y., & Siminoff, L. A. (2003). Silence and cancer: Why do families and patients fail to communicate? *Health Communication*, 15, 415 – 429.

Zimet, G. D., Dahlem, N. W., Zimet, S. G., & Farley, G. K. (1988). The multidimensional scale of perceived social support. *Journal of Personality Assessment*, 52, 30 – 41.

Zimet, G. D., Powell, S. S., Farley, G. K., Werkman, S., & Berkoff, K. A. (1990). Psychometric characteristics of the multidimensional scale of perceived social support. *Journal of Personality Assessment*, 55, 610 – 617.

第二节　内容分析法

一、概述

对于实证研究来说，除了需要清晰的理论框架以外，科学的研究方法也至关重要。目前，新闻传播学研究对媒体中健康信息的考察主要是借助内容分析法（content analysis）来完成的。内容分析的对象十分广泛，它可以是书籍、杂志、报纸、报告、会议纪要、信件，也可以是广告、访谈或采访记录、电影、电视或者是音乐等。作为一种研究方法，内容分析的发展最早可追溯到 18 世纪的瑞典。早期的内容分析主要被运用在对历史文件原作者的核实与推断上。直至 20 世纪初，宣传分析和传播研究的蓬勃发展，推动了现代意义上传播学内容分析的实证调查的诞生，内容分析法开始被运用于报纸内容的分析研究。随着方法的逐渐成熟以及电脑科技的进步，目前，该研究方法已被广泛地运用在传播学和其他社会学科领域，并且成为重要的研究方法之一。

根据美国学者伯纳德·贝雷尔森（Bernard Berelson）于 1952 年对内容分析所作的定义，内容分析是一种对传播内容进行客观、系统和定量描述的研究方法，其用系统、客观和量化的方式在特定的理论框架下对文本数据进行编码、归类和统计，并根据这些统计结果做出叙述性的解释。但事实上，内容分析也可以运用归纳的研究逻辑，通过质化的方式分析文本中的语言特征，挖掘文本内容和语境含义，从而对大量的文本信息进行归类和总结，并最终将这些分类理论化。总之，内容分析并不是一种单一的研究方法，它有定量和定性两种不同的研究逻辑和研究路径（Hsieh & Shannon，2005）。

无论是定量还是定性，内容分析作为一种非介入性的研究方法，与大多数的社会科学研究方法（如实验法、访谈、焦点小组等）不同。第一，大多数研究方法由于采取的是介入式的考察方式，因此大多都对研究对象的意识和行为有所干扰，而这种干扰会随着调查的深入愈加严重。维卜（Webb）、坎贝尔（Campbell）、舒尔茨（Schwartz）和塞莱斯特（Sechrest）等学者指出，介入式的调查可能会导致研究结果出现偏差，因为研究对象在被观察的过程中可能会产生被观察或测试的知觉意识，这会影响其内心观点的真实表达。研究对象甚至会特意回应研究者的角色期待和社会期待，从而对研究的效度造成负面影响。而内容分析法采取的是非介入性的考察方式，避免了考察行为对数据资料产生的干扰，也不需要研究对象对特定问题进行回应，研究分析完全基于客观的文本内容进行。因此，非介入性也被认为是内容分析法的第一大优势。第二，内容分析法的优势是可分析非结构性的资料。与问卷调查和结构性访谈不同，内容分析法可以处理因不同目的而生成的各种形式的文本，这极大地保留了数据的语境以及概念构想。第三，内容分析法是所有传统社会科学研究方法中唯一一个不受时空限制的方法，研究者可以在其便利的时间和地点对传播内容进行分析和研究。此外，内容分析法的优势还包括它的经济性：它不要求大量的研究人员，也不要求特殊的设备，只要研究者能够获取资料并加以编码就能够进行内容分析。

二、定量内容分析法

定量内容分析法是最常用的传播内容分析手段之一。它使用量化的方式，对定性的文本数据进行分析和处理（Morgan，1993）。定量内容分析法遵循演绎的研究逻辑，适合于在有明确理论框架或分类依据的基础上对传播内容进行归类和分析。例如，基于社会支持理论，社会支持（social support）信息的类型通常可分为情感支持（emotional support）、信息支持

（informational support）以及工具性支持（instrumental support）等。由于现存理论中已明确了社会支持信息的划分类型，因此，研究者只需要基于上述三种分类，把文本信息归纳到这些类型的社会支持中，统计不同类型社会支持的数量和比例，便可对文本做出叙述性的解释和分析。具体而言，定量内容分析法可以分成以下五个步骤。

（1）确定研究问题。即研究者希望通过分析媒体的传播内容来解决什么研究问题。

（2）选择具体的媒介和抽样方式。即选择具体的研究媒介，并在此基础上对研究的分析单位进行定义。比如，如果想对报纸上的传播内容进行分析，研究媒介便可确定为报纸，而分析单位则可以根据需要，确定为篇、自然段、句等来对内容进行分析。在确定分析单位后，还需要根据时间、关键词、来源等因素使用随机、系统及分层抽样等方式对相关内容进行抽取。

（3）制作编码表。定量内容分析法的本质是一种编码，即将原始的传播材料转换成标准化形式的材料。因此在开始编码前，应首先依据理论或前人的研究发现制作系统的编码表，再以此为依据，确定用以划分传播材料的类别数量，最后针对划分好的类别进行概念化和操作化定义。例如，根据社会支持理论，社会支持信息可包含：情感支持、信息支持、物质支持等三类，那么编码表中就应该包含这三个不同的类别，并且对这三类社会支持进行准确的定义。

（4）信度检验。即对编码的一致性、分类的准确性以及方法的稳定性进行检验。它是保证内容分析结果具有可靠性、客观性的重要指标。具体来说，信度检验的过程是由两个或两个以上的编码者根据制定好的编码表进行的。每位编码者都按照相同的分析维度，对同一材料进行独立编码。编码完成后，编码者会对他们各自的编码结果进行信度系数的测试，并对其中出现的不一致的编码进行处理和解释，以避免正式编码时出现歧义。在这一过程中，研究者通常会抽取整体分析材料的 10% 以上作为信度检验的样本，通过 Cohen's kappa 和 Krippendorff's alpha 等常用的验证指数对材料进行验证，当信度值大于 0.8 时，表示编码者之间具有良好的信度。

（5）编码与统计。在确定编码者之间具有良好的信度后，剩余的分析材料则可以划分给各位编码者以完成剩下的编码工作。编码完成后，需要对编码后的数据进行统计，计算不同类别中每个范畴出现的次数，以此判断其出现的频率并进行基于样本对总体进行推断。

在新媒体语境中，想要对不同媒体中的健康内容进行定量内容分析，除以上五个环节外，还应注意分析单位之间的差异。例如，如果是对微博中的健康内容进行研究，分析单位通常被设定为一条微博；而对于报纸，分析单位则可以根据研究目的定义为一篇报道、一个自然段、一句话等。此外，在对健康信息进行编码时，还应考虑编码表中的分类是否具有完整性与互斥性。以上文所提的社会支持为例，一条微博的内容当中可能同时包含两种或多种不同的社会支持信息。在这样的情况下，编码者很难将这条微博归类到三类社会支持中的特定一类里。也就是说，编码的类型在此时并不是互斥的。要想解决这个问题，正确的做法应该是将三类社会支持作为三个不同的变量，每个变量包含"有"和"无"两个范畴，这样不同分类便能够相互排斥，从而可以更好地反映出信息的多种社会支持属性，也可以更准确地反映传播内容。

三、定性内容分析法

定性内容分析法对文本的考察不是只停留在对特定词句的统计上，而是会在更深入的层次上对传播内容进行分析，从而对大量的文本内容进行归纳、分类和总结。具体而言，定性内容分析是一种通过编码和系统归纳来对文本内容进行主观解释的社会科学研究方法。与定量内容分析相比，定性内容分析更适合运用于缺乏理论框架或者没有明确分类依据的健康信息的分析上。定性内容分析通常可以分成三类：传统式内容分析（conventional content analysis）、应用性内容分析（directed content analysis）以及总结性内容分析（summative content analysis）。

（一）**传统式内容分析**（conventional content analysis）

传统式内容分析通常用于以描述现象为目的的研究设计，它一般适用于对文本内容的分类缺乏理论指导和研究文献的情况。在这种情况下，研究人员应避免使用先入为主的分类方式，而应完全基于文本内容进行分类，并对所得出的不同类别进行命名和概念化定义（Kondracki & Wellman，2002）。这种分析方法基于归纳的研究逻辑，要求研究者完全浸入文本数据中，从文本中提取和归纳出新的见解。使用该方法对文本内容进行分类以及编码的具体步骤如下：

（1）就像阅读一本小说一样，反复阅读整体的文本数据以实现沉浸式的感知，并对文本内容有一个整体上的认识和把握（Tesch，1990）。

（2）完成沉浸式的阅读后，对文本内容进行逐字逐句的详读。在详读的过程中，研究者需找出并记录文本中出现的关键词，以捕获文本的核心观点或概念。当文中的关键词无法很好地概括文本含义时，研究者应该根据文本，自行对关键词进行概括。这些来自文本或自我创建的关键词就成为了初始的编码方案。

（3）依据上述步骤所得的初始编码之间的差异与联系，将其进行初步的分组、归类，以形成有意义的类别（meaningful clusters）（Coffey & Atkinson，1996）。一般来说，有意义类别的数量应控制在 10～15 之间，以保证其涵盖的范围足够广，可以对大量的编码内容进行分类（Morse & Field，1995）。

（4）将划分出的各个较细的类别根据彼此之间的关系进一步地归类到较大的类别当中，构建出较大类别之间的层级结构。

（5）对各类别进行概念化和理论化的操作，开始进行编码。

总体而言，传统式内容分析法适用于探究新的事物或现象。一方面，通过该方法构建的所有概念和产生的新知识均基于所分析的内容文本，这避免了由于研究前预设类别或理论从而对分析过程产生干扰的现象；但另一方面，该方法也存在诸多需要调整的地方。首先，传统式内容分析的质量在很大程度上取决于研究者自身的研究能力，如果研究者未能对传播内容形成全面的认识和理解，那么就无法针对内容构建核心的类别，这可能导致研究结果无法准确反映文本数据。其次，传统式内容分析还经常容易和扎根理论搞混。虽然两者同属于归纳的研究逻辑，但扎根理论是基于包括访谈、内容分析、观察等多种研究手段从而对理论进行建构或者对生活经历进行准确描述的方法；而传统式内容分析在理论构建和生活经历的描述方面都存在着一定程度上的局限性。在大多数情况下，传统式内容分析法仅仅是对概念或者模型构建的一种细致入微的理解（Lindkvist，1981）。

（二）应用性内容分析（directed content analysis）

在考察媒体中的健康信息时，我们有时候会发现，虽然对某一特定的现象或事物存在着一些相关的理论和研究文献，但是这些理论和文献还不够完善。面对这种情况，研究者可以使用应用型内容分析法来对传播内容进行考察。应用型内容分析法的主要目的是在概念上验证或扩展现有的理论框架或理论。Potter 和 Levine - Donnerstein（1999）认为这种内容分析法注重理论对方法的引导作用，属于演绎的研究逻辑。它与传统式内容分析相比，有着更结构化的分析逻辑。应用性内容分析法的分类与编码过程具体包括以下几个步骤：

（1）基于现存的理论或研究文献，创建核心概念或变量作为初始编码类别；

（2）基于理论，对初始编码类别进行操作化定义；

（3）对研究材料进行详细的研读，并基于初始编码类别对文本内容进行归类；

（4）对于无法归类到初始编码类别的文本数据进行再次分析，以决定是否将其发展为新的类别或者将其作为初始编码类别的子类别；

（5）对新创建的类别进行进一步的概念化或理论化定义。

总体而言，应用性内容分析法的主要优势在于能够在当前的理论仍未十分完善的情况下对现存的理论进行验证和拓展。另外，应用性内容分析法也对自然主义范式提出了挑战，指出了理论在语境或者文化上固有的局限性。但是即便如此，许多研究者在数据分析的过程中仍然存在严重的意识偏差，因此他们可能会无意识地倾向于去发现证据以支持理论，而不是去证伪理论。此外，该方法也存在过分强调理论作用的风险，这可能会使研究者在分析内容的过程中忽略特定现象背后的语境和文化。对于健康信息或者健康传播研究而言，文化和语境甚至疾病类型和健康状况等都有可能直接影响理论的适用性。因此，研究者在使用应用型内容分析法时，要尽量避免先导性的意识偏差，以开展有效的理论发展和理论创新。

（三）总结性内容分析（summative content analysis）

总结性内容分析法与上述两类定性研究方法相比有较大的区别。它对文本的分析不是把研究材料视为一个整体来进行的，而是通过特定内容的相关关键词来进行考察。这种内容分析法通常起始于对文本材料中的某些特定的单词或内容进行识别和量化，但其量化的目的并不是通过数量统计来推测材料整体的意义，而是了解该单词或内容在上下文中所具有的意义。当然，如果分析只停留于量化统计的阶段的话，那么总结性内容分析法就与定量内容分析法存在着许多重合的地方，即强调对特定的词语或内容的频率统计。因此，单从步骤上来讲，总结性内容分析法与定量内容分析法是一致的。首先要基于理论形成编码表，然后基于该编码表对单词或内容进行归类和统计。但总结性内容分析法在对特定的单词或内容进行量化以后，还会对该单词或内容的潜在含义进行进一步的考察和发掘，这也是总结性内容分析法区别于定量内容分析法最重要的地方。因此在步骤的最后，采用总结性内容分析法的研究者还会进一步地去考察和挖掘特定单词或内容在上下文中的含义。

总结性内容分析法的优势主要在于可以采用非介入和非互动性的方式对某一特定的现象进行分析和探讨。它能够深度发掘特定单词的使用方式及其在前后文中的深层意义，这是在其他内容分析法中容易被忽视的。但是我们也应该注意到，这种内容分析法在着眼于词句或特定的内容在一定范围内的含义的同时，也忽略了这些单词或内容在更广泛语境中的含义。

四、小结

通过上述对各种内容分析法的解释和讨论，我们不难发现，内容分析方法通常都有着类似的分析过程，这一分析过程可以概括为以下七个经典步骤（Kaid，1989）：

（1）制定亟待解决的研究问题；

（2）选择要分析的样本；

（3）定义要应用的类别；

（4）设计编码过程、进行编码训练；

（5）进行实际编码；

（6）确定信度和效度；

（7）分析编码过程的结果。

需要注意的是，不同的研究有着不同的研究目的，因而对分析方法的选取也会有不同的要求。究竟选择定量还是定性的内容分析法，如果选择定性的内容分析法，又是选择其中具体的哪一种，对于这些问题的考虑，应该基于哪种方法更适合特定的研究目的和研究对象，以及针对该研究对象是否已有丰富的理论和文献来进行考量。

对于健康传播的研究者而言，全面理解和把握各类不同的内容分析法至关重要，因为只有在熟练地掌握方法后，才可以保证选择合适的方法对传播内容进行归纳或演绎。此外，熟练掌握文本的编码方法以及编码步骤，也能够帮助研究者更好地遵守严格的分析程序或创建新的编码类别，进而大大增加研究结论的可信度和有效性。最后，对各类内容分析法的深入研究还为新闻传播学的学者提供了通用的语言，加强了该方法的科学基础。本节内容虽然多处以社会支持为例对内容分析法的具体操作过程进行分析，但事实上，内容分析法的运用范围可以包括各类传播内容，也可以包括不同形式的媒体。因此我们也可以说，内容分析法为新媒体时代的健康内容研究提供了一种方法依据，为研究者提供了一种灵活、务实的方法以分析，以便其探讨单一或多元媒体平台中的专业新闻报道或用户生成内容中的健康信息。

参考文献

Breleson, B. （1952）. *Content analysis in communication research.* New York, NY, US: Free Press.

Coffey, A. J. , & Atkinson, P. A. （1996）. *Making sense of qualitative data: Complementary research strategies.* Thousand Oaks, CA: Sage.

Hsieh, H. F. , & Shannon, S. E. （2005）. Three approaches to qualitative content analysis. *Qualitative Health Research*, 15, 1277 – 1288.

Kaid, L. L. （1989）. Content analysis. In P. Emmert & L. L. Barker （Eds. ）, *Measurement of communication behavior* （pp. 197 – 217）. New York: Longman.

Kondracki, N. L. , & Wellman, N. S. （2002）. Content analysis: Review of methods and their applications in nutrition education. *Journal of Nutrition Education and Behavior*, 34, 224 – 230.

Lindkvist, K. （1981）. Approaches to textual analysis. In K. E. Rosengren （Ed. ）, *Advances in content analysis* （pp. 23 – 41）. Beverly Hills, CA: SAGE.

Morgan, D. L. （1993）. Qualitative content analysis: A guide to paths not taken. *Qualitative Health Research*, 3, 112 – 121.

Morse, J. M. , & Field, P. A. （1995）. *Qualitative research methods for health professionals.* Thousand Oaks, CA: SAGE.

Potter, W. J. , & Levine – Donnerstein, D. （1999）. Rethinking validity and reliability in content analysis. *Journal of Applied Communication Research*, 27, 258 – 284.

Tesch, R. （1990）. *Qualitative research: Analysis types and software tools.* Bristol, PA: Falmer Press.

第三节 社交媒体中的社会支持信息类型与效果研究

一、引言

本节将详细介绍笔者与研究团队近年完成的一项实证研究，该研究运用了本章所介绍的内容分析法，对社交媒体中的社会支持信息的类型和效果进行了深入的探讨。有别于关注各类生理或心理疾病患者的传统社会支持研究，本研究聚焦于中国留学生进入新的文化和社会时所遇到的跨文化适应问题，对一个最受欢迎的留学在线论坛为他们所提供的社会支持信息进行研究。具体而言，研究的第一部分使用了应用性内容分析法（directed qualitative content analysis），对论坛中的社会支持信息进行了分析，考察了在线社会支持信息的类别。研究的第二部分则对论坛的用户进行了深度访谈，并使用传统式内容分析法对访谈记录进行深入的考察与探讨，以了解这些在线社会支持信息的效果。下面让我们通过这项研究来进一步认识和理解本章所讨论的理论和方法。

二、研究背景

近年来，许多来自中国大陆的学生前往海外大学或院校进修学习。中国已经成为世界上最大的留学生生源国（Zhang，2001）。中国教育部的数据显示，截至2010年年底，共有超过127万的中国学生在海外留学（Chen，2011），其中除美国、澳大利亚、英国等地外，新加坡也成为中国留学生留学的十大热门目的地之一（Zhang，2001）。新加坡的文化在某种程度上与中国相似（Tsang，2001），但它也受到西方文化的影响，这种文化背景对来自中国大陆的学生的文化适应而言是一种挑战（Zhang，2001）。除了适应新加坡当地的文化，在适应以英文为教学语言的教学体系以及各种学术压力方面，中国留学生都可能会产生一定程度上的困扰。因此，许多在新加坡求学的中国留学生时常会出现思乡、被孤立以及沮丧等情绪，难以适应新的环境。

虽然新加坡各高校的留学生服务中心一般都有为留学生提供包括学术指南、生活资讯和语言支持在内的广泛服务，但这并不能完全地解决留学生的个人问题，特别是在心理困扰方面，留学生很难有寻求解决的途径（Johnson，1993）。除学校以外，留学生社会支持的其他来源主要是朋友、家人和亲戚（Surdam & Collins，1984），然而这些人一般处于国内，很难及时、有效地向远在海外的留学生提供社会支持。

另一方面，在线社会支持社区已经成为提供各种社会支持的重要来源（Bakardjieva，2003）。人们可以匿名寻求帮助，并且在在线支持社区中扩大其自身的社会网络以获取社会支持（Wright，Johnson，Bernard，& Averbeck，2011）。为了帮助留学生在跨文化适应的过程中获得足够的社会支持资源，在 2000 年 4 月，中国的准留学生们组建了一个名为"寄托"（bbs. gter. net）的在线社会支持社区，为中国留学生的学习、生活提供了大量的社会支持，成为中国最受欢迎的留学论坛之一。

基于以上背景，本研究旨在考察社交媒体中社会支持的信息类型及其效用。具体而言，研究包括了两个阶段。第一阶段针对"寄托"的子论坛——"生活在新加坡（LSg）"这一在线社会支持社区进行应用性内容分析，确定与中国留学生跨文化适应相关的社会支持信息的类型。第二阶段对 21 名 LSg 的成员进行深度访谈，考察这些社会支持信息的效用，即社会支持信息在多大程度上能满足新加坡中国留学生的需求。本研究综合利用了线上与线下的数据来对在线支持社区中的社会支持信息类型进行识别分析，这是一种开创性的尝试。此外，本研究也首次探讨了这些社会支持信息在留学生的跨文化适应中所发挥的作用。

三、理论框架的构建

在了解了研究背景和明确了研究目的之后，接下来的内容将对相关的文献进行回顾，并在此基础上搭建相应的理论框架。具体来说，这一部分将对研究的语境即跨文化适应和研究的理论基础即社会支持进行分析和综述。

（一）跨文化适应

跨文化适应是指人们因各种原因（如工作、旅行和求学）而迁移到一个新的地理区域后改变其行为的一种学习过程（Pietilä，2010）。Oberg（1960）提出了跨文化适应的"U"型模型。他指出，一般来说，移民需要经历四个阶段才能在新的居住国生活自如，这四个阶段分别是：蜜月阶段、文化冲击阶段、恢复阶段和适应阶段。移民在前两个阶段经历的情绪波动最为剧烈（Oberg，1960）。蜜月阶段持续的时间大约为一到两个月（Black & Gregersen，1991；Harris & Moran，1979；Torbiorn，1982），处于这一阶段中的移民容易被生活中的新鲜事物所吸引，通常会感到兴奋和愉快（Adler，1975）。这一阶段结束后，他们将进入文化冲击阶段。在这个阶段，各种文化的冲突开始凸显，由于不了解新的文化，人们常常会经历强烈的紧张、沮丧和抑郁等情绪（Black & Gregersen，1991；Torbiorn，1982）。只有度过这两个阶段，人们才会开始适应新的环境并展开正常的生活，而这两个阶段通常持续六个月甚至更久（Oberg，1960）。这一"U"型模型得到了许多关于移民文化适应的研究的支持（Deutsch & Won，1963；Heath，1970）。例如，Heath（1970）在一项探讨美国留学生在西班牙的适应情况的纵向研究中发现，当留学生抵达一个陌生的环境时，他们首先会经历蜜月和文化冲击期，需要经历剧烈的情绪波动后才会开始适应新的环境。

随着留学热的升温和全球化进程的不断推进，许多学者也开始关注留学生的跨文化适应问题。Hayes 和 Lin（1994）以及 Pruitt（1978）从心理学和文化认同的角度考察了美国留学生的跨文化适应情况。他们发现，移居到一个新国家的学生往往面临适应新的社会习俗、定义自身的身份以及建立新的社会关系等许多困难，而这可能会导致严重的心理健康问题。此外，研究者们还调查了其他国家的留学生的跨文化适应情况，包括英国（Gill，2007）、法国（Pitts，2009）、澳大利亚（Russell，Rosenthal，& Thomson，2010）和加拿大（Chataway & Berry，1989）。随着中国大陆留学生人数的激增，学界尤其是中国学者也越来越关注中国留学生的跨文化适应问题（Spencer-Oatey & Xiong，2006；Wang & Shan，2007）。近年来，有越来越多的中国留学生在与中国有相似文化背景的新加坡学习（Tsang，2001），探讨中国留学生对新加坡的文化适应情况的研究也随之逐渐增多（Dimmock & Leong，2010；Tsang，2001）。然而，一些学者认为，尽管两国的文化相似，中国留学生在新加坡也会遇到各种挑战（Dimmock & Leong，2010；Tsang，2001）。首先，中国留学生在新加坡面临的主要问题之一是语言——英语（Zhang，2001）。新加坡的大学课程一般使用英文授课，学生需要用英文听课、表达学术观点以及进行写作。但中国留学生此前一般都在中文环境中生活和学习，英文水平有限，因此当他们进入一个英文环境后可能会有诸多的不适应（Dimmock & Leong，2010）。其次，中国留学生也背负着较大的学业压力（Constantinides，1992）。例如，有一些中国留学生习惯于在教师主导的环境下学习，倾向于直接从教师那里获得知识而不是自主阅读和主动探索，因此这些学生很难适应新加坡学校所采用的以学生为中心的学习方法。综上，新加坡和中国在文化和教育方面的差异可能会导致留学生严重的心理焦虑甚至是抑郁（Tsang，2001），为了更好地适应新加坡的生活，他们急需他人的帮助。

（二）社会支持

社会支持被看作是人际交往中的一种支持性资源，它能够提供情感安慰、工具性帮助、信息和认可（Berkman，1985；Cutrona，Suhr，& MacFarlane，1990）。社会支持有几种分类方式，最初，House（1981）将社会支持分为四种基本类型：情感性支持、评价性支持、信息性支持和工具性支持。之后，学者们提出了社会支持的其他分类，如 Wortman 和 Conway（1985）将社会支持分为四类：情感援助、信息、陪伴和工具性帮助。Kalichman、Sikkema 和 Somlai（1996）将社会支持分为三类：情感性支持、信息性支持和工具性支持，这种分类方式此后也被应用于对在线社会支持信息的探讨中（Braithwaite，Waldron，& Finn，1999；Civan & Pratt，2007）。

此外，研究表明，社会支持对人们的健康和幸福感有积极的作用（Cassell，1976；Cobb，1976）。Berkman（1985）和 Thoits（1982）指出，社会支持可以提供归属感、尊重、信息和扶持行为以缓解个人的心理焦虑和抑郁。Yeh 和 Inose（2003）发现，社会支持减轻了跨文化压力和文化冲击对留学生造成的负面影响。然而，因为新移民的主要的社会关系远在故乡，他们通常很难获得线下的社会支持。

作为替代，近年来在线支持社区的数量激增，为病人或需要寻求帮助的人提供了获取社会支持的平台。与线下社会支持相比，人们寻求和接受的在线社会支持通常来自于弱关系（weak ties），而不是初级群体（primary groups）（Walther & Boyd，2002）。基于弱关系理论，人们倾向于从弱关系中获得更多有用的信息（Granovetter，1973，1982）。此外，King 和 Moreggi（1998）发现，在线支持社区可以被视为提供匿名环境的弱关系网络，这一网络社区减轻了人们的耻辱感。比起线下环境，在线支持社区可以使个体更自由地寻求和提供社会支持。另一方面，根据超人际互动（Walther，1996），在线社区互动往往比面对面的互动更受欢迎。在线支持社区的成员相互之间更有可能提供社会支持以优化他们在某些在线社区的自我想象（self – imaginization）。因此，对于在新的文化环境中缺乏社会关系的留学生来说，在线支持社区提供了一个平台，让他们能够接触那些在文化适应中遇到同样问题的个体以获得社会支持。

尽管许多研究使用了内容分析的方法对在线支持社区中的社会支持信息的情况和类型进行了考察，但这些研究只关注由疾病患者发起的在线支持社区的情况，如 HIV 在线支持社区和癌症在线支持社区等（Coulson，2005；Shi & Chen，2014）。迄今为止，特别是在中国留学生的跨文化适应语境中，鲜有研究去探索旨在促进跨文化适应的在线支持社区中的社会支持信息类型。因此，本研究第一阶段的目标是确定中国留学生跨文化适应的在线支持社区（即 LSg）中的社会支持信息类型。在了解了 LSg 上的社会支持信息类型后，本研究对在线社会支持信息在帮助中国留学生适应新环境方面是否有效以及如何有效进行考察。以往有几项研究探索了传统社会支持的效用，发现社会支持可以满足寻求者的需求，缓解其心理焦虑和压力（Helgeson & Cohen，1996；Rini，Dunkel – Schetter，Wadhwa，& Sandman，1999）。其他研究也表明，社会支持对留学生的跨文化适应非常重要。如 Ye（2006）发现，社会支持感知水平较高的移民在新国家遭遇到的社会困境和心理困扰相对较少；Cao 和 Bathurst（2012）指出，获得更多社会支持的留学生对在新国家的生活感到更加满意。然而，这些研究并没有考察在线社会支持信息的效用，尤其是对于在新加坡的中国留学生跨文化适应在线支持社区来说，这方面的研究十分匮乏。因此，本研究第二阶段的目的是探究在线社会支持信息在多大程度上能够有效帮助中国留学生适应新加坡的学习和生活。基于此，本研究提出两个研究问题：

研究问题一：LSg 上存在什么类型的社会支持信息？

研究问题二：LSg 上的这些社会支持信息在多大程度上满足了中国大陆留学生跨文化适应的需求？

四、第一阶段的研究设计与发现

（一）研究方法

研究的第一阶段着重考察 LSg 上社会支持信息的类型。研究团队完整地抓取了从 2012 年 7 月 6 日（新加坡国立大学和南洋理工大学开学前一个月）至 2013 年 2 月 6 日（开学后六个月）在 LSg 上发布的所有帖子和评论。这一时间框架的安排是基于跨文化适应的四个阶段进行设计的。根据理论，新移民在最初的两个阶段（即蜜月阶段和文化冲击阶段）内的情绪波动最为严重，在长达 3—6 个月的时间里，他们会经历从兴奋到焦虑等情绪（Irwin，2007；Oberg，1960）。因此最初的时间框架设定便是从这两所大学的学年之始算起的 6 个月。然而，研究者注意到许多 LSg 成员在抵达新加坡之前就会开始进行信息搜寻或社会支持的提供。Sawyer（2011）也指出，新移民通常会使用社交媒体来了解新的生活环境，并在到达新环境之前寻求各种形式的帮助。基于以上原因，本研究将时间框架调整为 7 个月。

在获取相关的研究数据后，本研究使用应用性内容分析法对收集到的 1736 条信息进行了分析。虽然在线社会支持的类型已经被广泛研究过，但是以往研究中总结出的类型与当前的研究可能会存在出入，因为以往的研究主要是探讨由病患发起的在线支持社区的情况，而本研究则聚焦于留学生的跨文化适应。因此，在前人的基础上进行进一步的探索是非常必要的（Hsieh & Shannon，2005）。与定量内容分析相比，应用性定性内容分析可以通过对意义、主题和模式的探索以考察在线社会支持信息的类型，特别是在 LSg 上存在，但在以往的理论和研究中被忽略的社会支持类型，并且还可以在此基础上进一步发展出子类别（Zhang & Wildemuth，2009）。

（二）研究结果

在收集到的 1736 条信息中，有 1522 条是关于中国留学生跨文化适应的信息，其中有 93.24% 的信息可按照三个预先确定的类别进行分类，即大多数信息提供了信息性支持（n = 801，52.63%）、情感性支持（n = 403，26.48%）和工具性支持（n = 215，14.13%）。其余的信息（n = 103，6.76%）则被编码在一个新的类别网络性支持之下，具体内容如下。

1. 情感性支持

LSg 成员通过发布信息来表达他们的情绪，并鼓励和安抚其他感到沮丧和孤独的成员。在情感性支持这个类别下，我们创建了三个子类别，包括：表达消极的情绪状态、给予鼓励和希望、表达同情。

1）表达消极的情绪状态

出于对未来的不确定性，以及害怕离开自己的朋友、家人，LSg 的成员在发布的信息中表达了他们的压力和抑郁情绪。成员们希望从他人那里获得安慰和鼓励以减轻负面情绪。一名成员写道：

"下周，我将前往新加坡，但是我今天突然感到不安。我不想离开我的朋友、我的男朋友和我的家人。这是我第一次出国。我不知道将来会发生什么。我不确定我是否能适应新加坡。"

另一名成员写道：

"我已经收拾好行李了。我明天将飞往新加坡。但是最近我总是很难入睡，因为我担心自己的英文能力。我不确定我是否能和外国人顺利交流，也不确定我是否能交到新的朋友。"

其他成员在抵达新加坡几周后表达了他们的孤独感和思乡之情。一名成员写道："我在新加坡待了大概一个月。当我和一些新朋友出去玩的时候，我并不觉得很难过。但是到了晚上我总会想念我的亲友。另外，我对为什么选择出国留学感到怀疑。我不确定这里的生活是否是我真正想要的。"

2）给予鼓励和希望

作为对表达感受和想法的成员的回应，也有成员发布了一些信息来鼓励他们，并给他们希望，表示他们的不适和压力很快就会消失。例如，一些成员说："我能理解你的感受，但你很快会好起来的"，"你很快会适应新的环境"，以及"加油！光明就在不远处"。

3）表达同情

成员们会通过发布信息来表达同情，并确保其他成员的负面情绪能够维持在正常的水平。成员们还提供建议以试图帮助其他人处理他们的负面情绪。一名成员提出："听到你的情况，我很难过。但相信我，不要太担心，你的经历对每个留学生来说都是正常的。你只需要放松，一切会很快好起来的。"

另一名成员则写道："我刚到这里的时候和你的感觉一样。当我们接触不同的文化时，自然会感到不适。但不要怀疑你的决定，出国留学是一次重要的经历，它将帮助你克服将来遇到的困难，实现你的目标。"

2. 信息性支持

大多数 LSg 成员发布信息以寻求和提供日常生活、学术和个人发展方面的信息性支持，而这些都被归入信息性支持的各个子类别中。

1）日常生活信息

LSg 的成员发布了许多寻求日常生活信息的帖子，如购物、娱乐、住宿、通信、交通等。例如："可以介绍一下南洋理工大学附近的购物中心或超市吗?""这个周末我想出去休闲,请推荐娱乐场所。""有人能告诉我在到达新加坡之前我该如何租公寓吗?""请问谁能告诉我如何在研究生院建立 Wi‑Fi 网络?""新加坡哪种手机卡最好?""我想知道在哪里可以找到新加坡公共交通路线和票价的详情。"

针对这些寻求日常生活信息的人,另外一些 LSg 成员给出了回复,提供了信息性支持。一名成员发布了与购物相关的信息性支持帖子:

"目前,学校里有两家超市。如果你想去大型综合购物中心,你可以坐……路公共汽车去……如果你想买一些奢侈品,我想……是最好的选择。无论如何,我觉得新加坡是购物的天堂。"

另一名成员为寻求移动通信相关信息性支持的人提供了个人建议:

"我认为预付费 sim 卡和国际移动电话对那些刚到新加坡的人来说是最经济、最方便的解决方案。因为如果使用这些你只需要支付所有通话的本地费用。然而,由于新加坡的 sim 卡和移动电话服务都是预付费的,没有签订合同,所以我建议你在预付 sim 卡余额用完之后签署一份电信合同。希望我的建议对你有所帮助。"

2)学习信息

一些成员利用 LSg 就解决某些学习问题寻求建议。一名成员写道:

"我是理科的研究生。我想知道什么是工作坊。我们学校为学生提供了许多工作坊,其中一个与学术写作有关。我的英语很差,尤其是学术写作。所以我有兴趣参加这个工作坊。但是预约这个工作坊需要付费,所以我想知道这个工作坊是否值得这个价钱。谢谢!"

另一名成员提出了具体的学术问题,"我目前正在学习一门课程……但是我的数学很差……有人给我推荐一些有用的书吗?"

相应地,成员们也发布了相关的回复信息以提供学术信息支持。以下是一些例子:"我认为工作坊是讲座的一种形式,但它侧重于专业技能。如果你想提高你的英语写作水平,这是一个不错的选择……我上过一个类似的……我认为这对我有帮助。""很难理解所有讲座的内容……你可以从图书馆借相关书籍并购买以前的课堂讲义……这些可以确保你通过这门课程。"

3)个人发展信息

一些成员对个人职业或学术发展感兴趣。他们使用 LSg 收集与就业和移民规则相关的信息。一名成员问道:"我的同学告诉我,在新加坡找工作越来越困难……毕业后我想在这里找份工作，所以我很担心……有人能告诉我关于就业的信息吗?"

另一名成员专注于移民问题："我是一名博士生……毕业之后我需要履行三年的在新服务。我想知道我什么时候有资格申请永久居留权。在履行了三年服务之后，我可以申请新加坡公民身份吗?"

对此，一些成员提供了相应的信息支持。一名成员回答道：

"别担心，我相信如果你努力学习，你会找到一份好工作的。当然英文也很重要。所以我认为如果你能通过一年的学习掌握专业技能，且英文说得很好，我保证你会有美好的未来。"

3. 工具性支持

与其他在线社会支持社区不同，LSg 提供了大量的工具性支持信息。成员发布这些信息是为了请求和提供实际的援助，包括有形的资源和实质性的服务。一名成员在出国前求助："我的航班将于明晚抵达樟宜机场。我有很多行李，所以我很担心……如果有人顺路，请带上我吧。谢谢!"

另一名成员在抵达新加坡后发了一条信息寻求帮助："我住在……有谁也住在……或者在我公寓附近……我想借一个充电插头。非常感谢。"

而许多信息也表达了成员们愿意提供这种工具性支持："我也住在……我有一个额外的充电插头……如果你需要，我可以给你，我的房间号是……"

4. 网络性支持

除了以上三个预先确定的类别之外，成员们还使用 LSg 搜寻现实或虚拟团体，以获得社会归属感且为团体活动寻找同伴。一些人发布了以下信息："有人能告诉我如何参加……大学校友会吗？这个组织有联系方式吗?""我们想下周去曼谷旅游。你或你的朋友想加入我们吗？如果想，请给我发个私信。"

相应地，成员们也发布了信息以提供网络性支持，例如："这是同乡会的 QQ 群……欢迎加入我们""我有一个朋友也想去泰国旅游，我会让她和你联系。""我认识一个……大学的女生，她可能知道……大学校友会的联系方式。我可以让你们两个互相联系。"

（三）讨论

第一阶段的研究结果表明，LSg 为成员提供了一个平台，在这一平台上成员们可以寻求或提供各种类型的社会支持信息，包括情感性、信息性、工具性和网络性支持信息。

　　这一在线支持社区主要交换的是信息性支持，这对于初到新加坡的中国留学生理解新文化和缓解陌生环境所引起的焦虑来说有积极的作用。我们的发现与以往关于在线社会支持的研究不同，这些研究发现称情感性支持是在线支持群体中最主要的社会支持类型（Braithwaite et al.，1999；Finn，1999）。针对这样的结果，最佳匹配模型（the optimal match model）可以做出合理的解释。Cutrona 和 Suhr（1992）指出，遭遇不可控的疾病和事件（如罹患残疾或晚期癌症）的人通常需要更多的情感性支持，而以往的研究主要聚焦在严重疾病患者的身上，因此不难理解这些人相互提供的主要是情感性支持。相比之下，当个人面临如不健康的饮食习惯或心理抑郁等相对可控的问题时，更需要的则是以问题为导向的应对策略（Cutrona & Suhr，1992）。在这项研究中，中国留学生所经历的心理压力和焦虑可以被认为是可控的问题，因此他们倾向于寻求更多的可用于解决问题的信息性支持。此外，研究也可以发现有许多不同类型的信息（如与日常生活、学术和个人发展相关的信息）通过 LSg 进行了交换，这与 Granovetter（1973，1982）提出的弱关系理论是一致的：在线支持社区通常被认为是连结大多数在线下互不相识的人的弱关系网络（Wright & Bell，2003），而这些弱关系可以给双方提供各种有用的信息（Granovetter，1973，1982）。

　　虽然我们在 LSg 上观察到的情感性支持少于信息性支持，但也可以看到社区成员会通过发布信息的方式来表达消极的情绪状态、给予鼓励和表达同情。此外，大多数情感性支持信息是由成员在离开中国之前和抵达新加坡一个月后发布的，这符合跨文化适应理论（Irwin，2007；Oberg，1960）。一方面，感到压力和不适的新移民在离开他们的祖国之前，会向支持他们的人寻求情感帮助以获得安慰；另一方面，大多数新移民在新加坡生活的第一个月之后，都会度过蜜月阶段，进入文化冲击阶段。在这个时候，由于新文化环境带来的累积压力，新移居者会开始感到想家、困惑、沮丧和抑郁（Befus，1988；Black & Gregersen，1991）。因此，LSg 成员会通过发布信息来表达他们的负面情绪和想法，并期待其他成员带来希望、安慰和鼓励。

　　另外，工具性支持是 LSg 中信息的重要组成部分。与其他仅能提供有限工具性支持的在线社会团体不同（Eichhorn，2008；Evans，Donelle，& Hume - Loveland，2011），在 LSg 上有许多成员寻求或提供实际的协助和资源的相关信息。一个可能合理的解释是，尽管 LSg 是一个弱关系的网络，但因为同在新加坡求学，某些成员在现实世界中可能相互认识，或者相互之间有重叠的社交圈。此外，他们中的一些人可能住在同一所学校附近或在同一所学校读书。成员们往往相互之间可以提供有形的资源和服务（Haythornthwaite，2002；Wellman & Wortley，1990），因此，他们在 LSg 中交换了许多工具性支持信息。

网络性支持是本研究提出的社会支持的一个新的类别。在对数据的分析中发现，一些与寻求和提供网络性支持以扩大个人社交网络来结识新朋友的信息，或是与加入团体有关的信息均无法被编码到三个现有的类别中。在跨文化适应阶段，获得归属感对留学生而言至关重要。因此不难理解许多成员在 LSg 上寻求网络性支持信息，并相互提供这些信息以建立新的社会关系。通过这些关系，他们可以在新的文化环境中结交朋友（Adelman，1988）。此外，中国是一个集体主义社会，相比于个人主义社会，归属感在中华文化的语境下更显重要，这为中国留学生倾向于在迁移到新环境时寻求并提供网络性支持提供了另一个解释。

五、第二阶段的研究设计与发现

（一）研究方法

第二阶段的研究将探索 LSg 上的在线社会支持信息在多大程度上能够满足中国留学生的需求。与定量调查相比，定性访谈能更深入地了解受访者的态度和想法（Kendall，2008）。因此，在这项研究中，研究者招募了 21 名 LSg 成员参与深度访谈，其中包括 10 名女性，11 名男性；当中有 7 名本科生、10 名硕士生和 3 名博士生。年龄的中位数是 23 岁（年龄范围为 19 至 28 岁）。受访者中，有 8 名工科学生、5 名人文与社会科学学生、5 名商科学生和 3 名自然科学学生。所有的参与者都于 2012 年 7 月开始进入新加坡学习。

访谈为非结构式访谈，使用中文并以引导式对话的形式进行。每次访谈持续时间为 45 到 90 分钟，共分为两个部分。第一部分侧重于个人在跨文化适应方面的经历。第二部分调查了受访者使用 LSg 的情况。研究团队对这 21 次访谈进行了录音、转录和分析。所有的信息均由一名双语研究助理用回译的方法从中文翻译成英文。

因为没有现存的编码方案或理论可以用来分析信息以探究社会支持的效用（Hsieh & Shannon，2005），本研究使用的是传统式内容分析（conventional content analysis）的方法以对访谈记录进行分析。以下是具体的分析步骤：第一步，反复阅读访谈记录以获取沉浸感，在整体上把握访谈的内容（Tesch，1990）；第二步，通过阅读访谈记录，两位研究者分别从文本中标记了确切的词汇作为代码，或创造新的代码来捕捉在最初的编码方案中出现的关键概念（Morse & Field，1995）；第三步，根据这些代码之间的关系，把代码分类，解决其中的分歧并制定分类规则以避免歧义；第四步，重复第二步和第三步，以保证特定类别的信度维持在较高的水平；最后，对每个类别、子类别和代码进行定义，并通过异例个案分析（deviant case analysis）对编码的效度进行检查与确认。

（二）研究结果

1. 针对跨文化适应的社会支持的需求

21 名受访者均曾在 LSg 上发布信息寻求社会支持。然而，他们寻求社会支持的类型、程度和时间都各不相同。具体而言，有 5 名受访者在离开中国前就开始寻求社会支持，其余 16 名受访者在抵达新加坡之后才开始进行社会支持的寻求。此外，受访者表示，他们对社会支持的主要需求会随着时间的推移而改变。在跨文化适应的蜜月阶段，他们主要希望获得信息性和工具性社会支持，而在文化冲击阶段，这种主要需求则变化为对情感性和网络性社会支持的需求。

2. 对信息性和工具性社会支持的需求

对于刚到新加坡的中国留学生来说，信息支持在抵达新加坡之前和抵达新加坡之后的最初几周是最重要的。例如，一名受访者表示：

"我不熟悉这里的生活。我不知道如何开设银行账户、在哪里买课本、在哪里买中国产品……所以我在网站上发布了求助信息，大家给了我很多帮助。"

一些受访者重视工具性支持。例如，一名受访者说：

"当我第一次抵达新加坡时，我发现我没有做好准备，比如日常用品的准备。我必须求助别人来向他们借一些必需品。"

当学生处于蜜月阶段时，他们会寻找当地的信息和日常生活的切实帮助以熟悉新的环境。

3. 对情感性和网络性社会支持的需求

蜜月阶段过后，受访者们进入了文化冲击阶段，在这一阶段中，他们经历了严重的情绪波动。因此，他们希望获得情感性支持以缓解思乡所带来的抑郁。

一名受访者表示："这是我第一次独自在国外生活；我不知道在新的环境中我会遇到什么，这让我感到不安和焦虑，令我想起了我的家人和朋友，当我需要他们的时候，他们总是会在我身边……我在网站上表达了我的感受，希望得到一个可以让我轻松起来的回应……作为一个新人，我首先对理解和体验新文化感到非常兴奋。但是在国外生活的新鲜感过去之后，我发现自己很难融入新加坡的社会，这令我非常抑郁。我想向可能经历过这些的人说说我的感受。"

一名受访者则表示希望加入同乡会和校友会，以寻求归属感：

"我想找到和我来自同一所大学或家乡的人；和他们交朋友会给我熟悉的感觉……此外，我认为跟那些和我有共同点的人交流会更容易。"

换言之，这些新留学生们可能需要网络性支持以缓解在文化冲击阶段感到的孤立情绪。

4. LSg 上社会支持的类型

研究发现，大多数受访者都认为 LSg 给他们提供了各种社会支持信息，尤其是在信息和情感方面，受访者们表示从该平台上获得了许多的支持。例如，一名受访者说：

"我可以从 LSg 获得很多信息，包括学术、购物和娱乐这些方面。"

另一名受访者表示：

"当我发布关于我感到抑郁和想家的信息时，我收了很多安慰和鼓励。另外，我在 LSg 上阅读了很多故事，那些故事重点介绍了一些人的生活和学习经历。这些故事鼓励着我克服困难，拥有更美好的未来。"

一些受访者通过 LSg 获得了工具性支持。一位受访者说：

"教材很贵，所以借比买好。我在 LSg 上发布了一条信息，问是否有人有我需要的书。然后有人回复并把书借给了我，这帮助我省了很多钱。"

另外，一名受访者表示，成员可以通过 LSg 获得网络性支持："LSg 上有大量关于同乡会和校友会的信息，这让我们可以找到一些我们想要交往的团体和同伴。"

5. LSg 上社会支持信息的效用

受访者对 LSg 上社会支持信息的效用表现出了一致的态度。LSg 向在新加坡的中国留学生提供了各种社会支持信息，这些信息有效地帮助了他们适应新的环境。

有受访者说到："LSg 成员对我来说就像朋友和家人，当我需要陪伴的时候他们给了我很大的帮助。"、"LSg 指引我度过在新加坡的艰难时期……当我感到抑郁并想放弃在这里学习时,网站的成员给了我很多鼓励。"

另一名受访者表示:"我在这个社区里获得了很多有用的信息,比如去哪里购物和吃饭……另外,我还从网站上了解了很多有趣的活动,比如演唱会、音乐剧和烧烤活动。有一些成员发了信息来寻找参加这些活动的人,我和他们一起去了几次演唱会和烧烤。我觉得这真的是我认识新朋友和了解新加坡本地生活的好办法。"

还有一名受访者提到:"LSg 在我的生活中扮演着非常重要的角色,尤其是在我刚到新加坡的时候……我从中得到了很多帮助,比如情感性支持和有用的信息……我觉得这个社区非常有效,至少对我来说,很有帮助。"

最后,另一名受访者描述道:"当我一开始来到这里时,我很难得到朋友和家人们的支持。LSg 真的在适应新环境方面帮助了我很多。我不仅获得了信息,还通过这个社区得到了很多切实的帮助。所有这些对于了解一种新文化和减轻我的负面情绪来说都非常重要。"

(三)讨论

第二阶段的研究结果显示,中国大陆的留学生在到达新加坡之前和到达新加坡之后的最初几周会对各种类型的社会支持产生强烈的需求。研究结果还表明,LSg 中所提供的四种社会支持信息都能够满足在新加坡的中国留学生的需求。

首先,中国留学生在抵达新加坡之前和之后的最初几周迫切需要信息性支持。此外,如果是在首次抵达新加坡的情况下,他们还会需要工具性支持。这两种社会支持有效地帮助了他们解决日常生活中的问题和困难,如交通、购物和饮食等。这一结果与以往的研究一致(Fenta,Hyman,& Noh,2004)。

其次,在最初的新鲜感过去之后,中国留学生遭受了严重的文化冲击。他们会产生想家或焦虑等情绪。在这一阶段,他们需要情感上的帮助、需要扩大他们在所在国家的社交网络,让自己感到舒适。这一结果符合跨文化适应的"U"型模型(Oberg,1960),即新移民在度过蜜月阶段并进入文化冲击阶段后,会经历最剧烈的情绪波动和心理不适。此时,他们需要新的社交网络和情感性支持为他们提供新的身份和归属感,并帮助他们缓解因文化冲击所带来的压力(Chen & Choi,2011)。

与第一阶段的研究结果相似,深度访谈表明 LSg 是一个包含四种在线社会支持信息即信息性支持、情感性支持、工具性支持和网络性支持的平台。这些在线社会支持信息可以满足中国留学生的需求，帮助他们适应新的环境。这一结果与社会支持理论相一致，该理论认为，社会支持能对个体的心理健康、关系质量和社会福利等方面起到积极的作用，使个体获得更多的幸福感（Adelman，1988）。Yeh 和 Inose（2003）认为，获得更多社会支持的留学生在跨文化适应过程中感受到的压力更小，更容易适应新的环境。根据弱关系理论（Granovetter，1973，1982），在线社会支持社区是一种弱关系网络，可以为学生提供有用的跨文化适应信息。虽然个人在弱关系中可能比在强关系中表现出更少的情感依恋（Adelman，Parks，& Albrecht，1987），但是比起没有类似经历的强关系，有着相似情绪、兴趣和经历的在线支持社区的成员可以在互相之间恰如其分地提供情感慰藉（Wright，Rains，& Banas，2010）。因此，在线支持社区可以有效地帮助新移民适应在新国家的生活。

六、研究总结

本研究在理论、实践以及研究方法方面都对当前的学术研究做出了一些贡献。首先，本研究首次将线上和线下的数据结合起来，探索在线支持社区中社会支持信息的类型和效用，补充和拓展了关于在线社会支持的文献。其次，研究结果指出，LSg 提供了各种各样的社会支持，有效地帮助了来自中国大陆的留学生适应新的文化，这表明为了促进中国留学生的跨文化适应，应该建立更多的在线支持社区，为留学生群体提供社会支持。中国的政府和非政府组织也可以适当地介入这些在线支持社区，了解留学生的社会支持需求，并做出相应的努力。

同时，本研究也存在一些局限。首先，本研究只关注了单个公开的在线支持社区。虽然"寄托"论坛是最受中国留学生欢迎的在线社区之一，但其他一些封闭式的在线社群也有可能为留学生提供有效但不同类型的社会支持。其次，本研究是基于在新加坡国立大学和南洋理工大学开学日期之前一个月和之后六个月内在 LSg 上收集到的数据，聚焦于跨文化适应的前两个阶段——蜜月阶段和文化冲击阶段。然而，由于个体差异，不同的人在跨文化适应的特定阶段所需要的时间会有所不同。另外，在跨文化适应的不同阶段，不同的个体也可能需要不同类型的社会支持，因此，在未来的研究中，有必要对数据的收集进行拓展。最后，尽管 LSg 能有效地帮助中国留学生适应新的文化，但使用这类在线支持社区的学生对于留学生总体来说仍只占少数，因此，未来的研究应该组织更多的宣传活动来吸引更多留学生通过使用在线支持团体适应新的环境。

参考文献

Adelman, M. B. , Parks, M. R. , & Albrecht, T. L. （1987）. Beyond close relationships: Support in weak ties. In T. L. Albrecht, M. B. Adelman, & Associates（Eds. ）, *Communicating social support*（pp. 126 – 147）. Newbury Park, CA: SAGE Publications.

Adelman, M. （1988）. Cross – cultural adjustment: A theoretical perspective on social support. *International Journal of Intercultural Relations*, 12, 183 – 220.

Adler, P. S. （1975）. The transitional experience: An alternative view of culture shock. *Journal of Humanistic Psychology*, 15, 13 – 23.

Bakardjieva, M. （2003）. Virtual togetherness: An everyday – life perspective. *Media, Culture & Society*, 25, 291 – 313.

Befus, C. P. （1988）. A multilevel treatment approach for culture shock experienced by sojourners. *International Journal of Intercultural Relations*, 12, 381 – 400.

Berkman, L. F. （1985）. The relationship of social networks and social support to morbidity and mortality. In S. Cohen & S. L. Syme（Eds. ）, *Social support and health*（pp. 241 – 262）. Orlando, FL: Academic Press.

Black, J. S. , & Gregersen, H. B. （1991）. Antecedents to cross – cultural adjustment for expatriates in Pacific Rim assignments. *Human Relations*, 44, 497 – 515.

Braithwaite, D. O. , Waldron, V. R. , & Finn, J. （1999）. Communication of social support in computer – mediated groups for people with disabilities. *Health Communication*, 11, 123 – 151.

Cao, P. , & Bathurst, R. （2012）. Social support network and use of SNSs among Chinese international students: An exploratory study in New Zealand. *Educational Technology Letters*, 2, 1 – 9.

Cassell, J. （1976）. The contribution of the social environment to host resistance. *American Journal of Epidemiology*, 104, 107 – 123.

Chataway, C. J. , & Berry, J. W. （1989）. Acculturation experiences, appraisal, coping and adaptation: A comparison of Hong Kong Chinese, French and English students in Canada. *Canadian Journal of Behavioural Science*, 21, 295 – 301.

Chen, J. （2011, April 18）. Students go overseas in record numbers. *China Daily*. Retrieved from: http: //usa. chinadaily. com. cn/china/201104/18/content 12342187. htm.

Chen, W. , & Choi, S. K. (2011). Internet and social support among Chinese migrants in Singapore. *New Media and Society*, 13, 11 – 18.

Civan, A. , & Pratt, W. (2007). Characterizing and visualizing the quality of health information. *Communications of the Association for Information Systems*, 20, 226 – 259.

Cobb, S. (1976). Social support as a moderator of life stress. *Psychosomatic Medicine*, 38, 300 – 314.

Constantinides, J. C. (1992). Academic challenges and opportunities. In P. Willer & D. McIntire (Eds.), *Working with international students and scholars on American campuses* (pp. 1 – 25). Washington, DC: National Association of Student Personnel Administrators.

Coulson, N. S. (2005). Receiving social support online: An analysis of a computer – mediated support group for individuals living with irritable bowel syndrome. *Cyberpsychology and Behaviour*, 8, 580 – 584.

Cutrona, C. E. , & Suhr, J. A. (1992). Controllability of stressful events and satisfaction with spouse support behaviors. *Communication Research*, 19, 154 – 176.

Cutrona, C. E. , Suhr, J. A. , & MacFarlane, R. (1990). Interpersonal transactions and the psychological sense of support. In S. Duck (Ed.), *Personal relationships and social support* (pp. 30 – 45). London: SAGE Publications.

Deutsch, S. , & Won, G. (1963). Some factors in the adjustment of foreign nationals in the United States. *Journal of Social Issues*, 19, 115 – 122.

Dimmock, C. , & Leong, J. O. S. (2010). Studying overseas: Mainland Chinese students in Singapore. *Journal of Comparative and International Education*, 40, 25 – 42.

Eichhorn, K. C. (2008). Soliciting and providing social support over the Internet: An investigation of online eating disorder support groups. *Journal of Computer – Mediated Communication*, 14, 67 – 78.

Fenta, H. , Hyman, I. , & Noh, S. (2004). Determinants of depression among Ethiopian refugees in Toronto. *Journal of Nervous and Mental Disease*, 192, 363 – 372.

Finn, J. (1999). An exploration of helping processes in an online self – help group focusing on issues of disability. *Health and Social Work*, 24, 220 – 231.

Gill, S. (2007). Overseas students' intercultural adaptation as intercultural learning: A transformative framework. *Journal of Comparative Education*, 37, 167 – 183.

Granovetter, M. (1973). The strength of weak ties. *American Journal of Sociology*, 78, 1360 – 1380.

Granovetter, M. (1982). The strength of weak ties: A network theory revisited. In P. V. Marsden & N. Lin (Eds.), *Social structure and network analysis* (pp. 105 – 130). Beverly Hills, CA: SAGE Publications.

Harris, P. , & Moran, R. (1979). *Managing cultural differences.* Houston, TX: Gulf.

Hayes, R. L. , & Lin, H. R. (1994). Coming to America: Developing social support systems for international students. *Journal of Multicultural Counselling and Development*, 22, 7 – 16.

Haythornthwaite, C. (2002). Strong, weak, and latent ties and the impact of new media. *Information Society*, 18, 385 – 401.

Heath, L. (1970). Foreign students' attitudes. *International Educational and Cultural Exchange*, 5, 66 – 70.

Helgeson, V. S. , & Cohen, S. (1996). Social support and adjustment to cancer: Reconciling descriptive, correlational, and intervention research. *Health Psychology*, 15, 135 – 148.

House, J. S. (1981). *Work, stress, and social support.* Reading, MA: Addison – Wesley.

Hsieh, H. F. , & Shannon, S. (2005). Three approaches to qualitative content analysis. *Qualitative Health Research*, 15, 1277 – 1288.

Pietilä, I. (2010). *Intercultural adaptation as a dialogical learning process: Motivational factors among the short – term and long – term migrants* (Doctoral dissertation). University of Tampere, Tampere, Finland.

Irwin, R. (2007). Culture shock: Negotiating feelings in the field. *Anthropology Matters*, 9, 1 – 11.

Johnson, K. A. (1993, April). *Q – methodology: Perceptions of international student services in higher education.* Paper presented at the meeting of the American Educational Research Association, Atlanta, GA.

Kalichman, S. C. , Sikkema, K. , & Somlai, A. (1996). People living with HIV infections who attend and do not attend support groups: A pilot study of needs, characteristics, and experiences. *AIDS Care*, 8, 589 – 599.

Kendall, L. (2008). The conduct of qualitative interview: Research questions, methodological issues, and researching online. In J. Coiro, M. Knobel, C. Lankshear, & D. Leu (Eds.), *Handbook of research on new literacies* (pp. 133 – 149). New York: Lawrence Erlbaum.

King, S. A. , & Moreggi, D. (1998). Internet therapy and self – help groups: The pro and cons. In J. Gackenbach (Ed.), *Psychology and the Internet: Intrapersonal, interpersonal, and transpersonal implications* (pp. 77 – 109). San Diego, CA: Academic Press.

Evans, M. , Donelle, L. , & Hume – Loveland, L. (2011). E – health: Social support and online postpartum depression discussion groups: A content analysis. *Patient Education and Counselling*, 87, 405 – 410.

Morse, J. M. , & Field, P. A. (1995). *Qualitative research methods for health profession-*

als. Thousand Oaks, CA: SAGE Publications.

Oberg, K. (1960). Culture shock: Adjustment to new cultural environments. *Practical Anthropology*, 7, 177 – 182.

Pitts, M. J. (2009). Identity and the role of expectations, stress, and talk in short – term sojourner adjustment: An application of the integrative theory of communication and cross – cultural adaptation. *International Journal of Intercultural Relations*, 33, 450 – 462.

Pruitt, F. J. (1978). The adaptation of African students to American society. *International Journal of Intercultural Relations*, 21, 90 – 118.

Rini, C. K., Dunkel – Schetter, C., Wadhwa, P. D., & Sandman C. A. (1999). Psychological adaptation and birth outcomes: The role of personal resources, stress, and sociocultural context in pregnancy. *Health Psychology*, 18, 333 – 345.

Russell, J., Rosenthal, D., & Thomson, G. (2010). The international student experience: Three styles of adaptation. *Higher Education*, 60, 235.

Sawyer, R. (2011, May). The impact of new social media on intercultural adaptation. University of Rhode Island, Senior Honors Projects, Paper 242. Retrieved from: http://digitalcommons. uri. edu/srhonorsprog/242.

Shi, J., & Chen, L. (2014). Social support on Weibo for people living with HIV/AIDS in China: A quantitative content analysis. *Chinese Journal of Communication* 7, 285 – 298.

Spencer – Oatey, H., & Xiong, Z. (2006). Chinese students' psychological and sociocultural adjustments to Britain: An empirical study. *Language, Culture and Curriculum*, 19, 37 – 53.

Surdam, J. C., & Collins, J. R. (1984). Adaptation of international students: A cause for concern. *Journal of College Student Personnel*, 25, 240 – 245.

Tesch, R. (1990). *Qualitative research: Analysis types and software tools*. Bristol, PA: Falmer Press.

Thoits, A. (1982). Conceptual, methodological, and theoretical problems in studying social support as a buffer against life stress. *Journal of Health and Social Behaviour*, 23, 145 – 159.

Torbiorn, I. (1982). *Living abroad: Personal adjustment and personnel policy in the overseas setting*. New York, NY: Wiley.

Tsang, E. W. K. (2001). Adjustment of mainland Chinese academics and students to Singapore. *International Journal Intercultural Relations*, 25, 347 – 372.

Walther, J. B. (1996). Computer – mediated communication: Impersonal, interpersonal, and hyperpersonal interaction. *Communication Research*, 23, 3 – 43.

Walther, J. B., & Boyd, S. (2002). Attraction to computer – mediated social support. In

C. A. Lin & D. Atkin （Eds. ）, *Communication technology and society*: *Audience adoption and uses* （pp. 153 – 188）. Cresskill, NJ: Hampton Press.

Wang, T. , & Shan, X. （2007, July）. *Exploring Chinese postgraduate students' academic adjustment experiences in Australia.* Paper presented at the Enhancing Higher Education, Theory and Scholarship conference, Adelaide, SA.

Wellman, B. , & Wortley, S. （1990）. Different strokes from different folks: Community ties and social support. *American Journal of Sociology*, 96, 558 – 588.

Wortman, C. B. , & Conway, T. L. （1985）. The role of social support in adaptation and re-covery from physical illness. In S. Cohen & L. S. Syme （Eds. ）, *Social support and health* （pp. 281 – 302）. New York: Academic Press.

Wright, K. B. , & Bell, S. B. （2003）. Health – related support groups on the Internet: Linking empirical findings to social support and computer – mediated communication theo-ry. *Journal of Health Psychology*, 8, 39 – 54.

Wright, K. B. , Johnson, A. J. , Bernard, D. R. , & Averbeck, J. （2011）. Computer me-diated social support. In T. L. Thompson, R. Parrott, & J. F. Nussbaum （Eds. ）, *The Routledge handbook of health communication* （pp. 349 – 362）. New York: Routledge.

Wright, K. B. , Rains, S. , & Banas, J. A. （2010）. Weak tie support network preference and computer – mediated support groups. *Journal of Computer – Mediated Communication*, 15, 606 – 624.

Ye, J. （2006）. Traditional and online support networks in the cross – cultural adaptation of Chinese international students in the United States. *Journal of Computer – Mediated Commu-nication.* 11, 863 – 876.

Yeh, C. J. , & Inose, M. （2003）. International students' reported English fluency, social support satisfaction, and social connectedness as predictors of acculturative stress. *Counsel-ling Psychology Quarterly*, 16, 15 – 28.

Zhang, L. J. （2001）. Exploring variability in language anxiety: Two groups of PRC students learning ESL in Singapore. *RELC Journal*, 32, 73 – 91.

Zhang, Y. , & Wildemuth, B. M. （2009）. Qualitative analysis of content. In B. Wildemuth （Ed. ）, *Applications of social research methods to questions in information and library science* （pp. 308 – 319）. Westport: Libraries Unlimited.

第三章

网络风险行为

对健康行为的考察是健康传播研究的核心方向。目前，国内外已有大量的实证研究以各种态度与行为理论模型为基础，深入探索了健康行为发展过程中的重要影响因素。这些研究聚焦于各类健康行为，考察人与媒介、人与人、人与社会之间的互动以及健康信息传播带来的人的观念、态度和行为的变化。这些研究聚焦的健康行为包括：（1）疾病预防与检查，如戴口罩、乳房自检、体育锻炼等；（2）社会支持，如献血、捐献器官等；（3）风险行为，如吸烟、饮酒等。在新媒体时代，移动互联网、社交媒体等已经成为人们获取信息和日常生活、工作、交往的重要组成部分。正如我们所看到的，媒体的发展一方面给社会和个人带来了巨大的便利，但是另一方面也催生了一系列的健康风险问题，包括暴力和色情内容接触、网络欺凌、网络沉迷、隐私泄露等，这些网络风险行为会给社会大众，特别是青少年的身心健康带来各种危害。越来越多的健康传播研究关注与网络风险行为相关的健康问题，并广泛运用计划行为理论、理性行为理论和健康信念模型去考察这些新的健康风险行为。因此，本章将系统地对这些理论的发展脉络进行梳理，并从经验主义的角度出发，分析和比较健康信念模型、理性行为理论与计划行为理论在健康行为预测和解释方面存在的优势和挑战。在研究方法方面，传统的健康行为研究主要使用问卷调查法来考察特定行为的普遍性以及影响该行为的主要因素。因此，在第二节笔者详细介绍了问卷调查法的特点、优势与步骤，并结合新媒体时代健康风险行为的特殊性对问卷的构建、发放和分析进行了深入的探讨。此外，本章还基于理性行为理论和父母调解理论建构了网络欺凌影响因素的理论框架，同时将问卷调查法和多元回归分析结合起来，对比并考察了影响儿童及青少年网络欺凌行为的核心因素，为网络风险行为的进一步研究提供了重要的实证依据。

第一节　健康行为相关的概念与理论

随着与生活方式以及日常行为相关的健康问题层出不穷，医疗保健系统的工作重心由以治疗和处方为主（即"反应式"）逐渐转向了以预防与促进健康行为为主（即"主动式"）。基于此，研究者们提出了各种各样的健康行为干预措施以预防疾病和提高人们的健康水平，如为家庭暴力受害者提供社会支持以预防抑郁（Tiwari et al.，2010），为企业员工提供心理干预及抗压能力培训以改善其心理健康状况（Jia, Fu, Gao, Dai, & Zheng, 2018; Sun, Buys, & Wang, 2013），通过健康教育提高青年人对艾滋病的预防意识（Abdullah, Fielding, Hedley, & Stewart, 2005），通过手机短信/应用等移动健康干预措施促进农村人群的狂犬病预防行为等（Wu et al.，2016）。大多数健康行为干预措施的设计都是在不同的健康行为理论和模型的指导下进行的，因为人们进行健康行为的决策受到多种因素（如信念、态度、行为意图等）的影响，以理论和模型为指导的干预往往比以直觉为基础的干预更为有效（Rimer & Glanz, 2005）。

探索健康行为的影响因素与健康行为的改变过程是健康传播研究的核心问题。健康行为相关理论不仅可以为研究人员与公共卫生从业者理解和预测健康行为提供方向，还可以通过发现健康行为的潜在可控因素对健康干预措施的设计进行指导（Noar & Zimmerman，2005）。目前，影响最深远、应用最广泛的健康行为相关理论是健康信念模型（health belief model）、理性行为理论（theory of reasoned action）与计划行为理论（theory of planned behavior）（Champion & Skinner，2008；Glanz，Marcus Lewis，& Rimer，1997）。长期、大量的研究表明这些理论对健康教育、健康促进、疾病或健康风险的规避、卫生服务的使用及医疗方案的依从等诸多健康议题具有重要的理论与实践意义（Noar，Chabot，& Zimmerman，2008）。因此，本节将详细介绍健康信念模型、理性行为理论与计划行为理论的源起、内涵与效用，通过对健康行为相关文献的系统综述，阐述健康信念模型、理性行为理论与计划行为理论在健康行为预测与健康干预设计中的应用与影响。

一、健康信念模型

（一）健康信念模型的提出

健康信念模型是首个专门用于解释和预测健康行为的理论。作为最古老和应用最广泛的健康行为理论之一，它被认为是对健康行为进行系统的、理论化研究的起点（Hochbaum，Sorenson，& Lorig，1992）。健康信念模型作为识别、解释和预测预防性健康行为的系统方法而发展起来（Janz & Becker，1984；Rosenstock，1974），深刻地影响了对健康行为的研究。它的核心观点是：健康行为的实施由个人对疾病的信念、认知以及旨在减少疾病发生的策略所决定（Hochbaum，1958）。

健康信念模型的最初目标是通过了解与解释人们未能参与预防和筛查疾病计划的原因并试图提出解决方案，从而改善和促进公共健康（Rosenstock，1966）。在20世纪50年代后期的美国，疾病预防和早期检查引起了临床的重视。尽管健康领域的从业者强烈推荐健康筛查行为，公众却仍然缺乏参与疾病预防保健活动的热情，不太愿意在其无症状时接受相关的疾病检测（Hochbaum，1958；Janz & Becker，1984；Rosenstock，1960）。当时一个典型的案例是——结核病筛查项目并未能成功吸引到有患病风险的人参与。为了找出人们不愿意参与筛查的原因，美国公共卫生服务部门的研究人员进行了一项研究，以确定影响个人进行结核病筛查的心理、社会和身体因素（Hochbaum，1958）。结果发现，对结核病的感知易感性以及对结核病早期筛查与诊断的感知收益影响了人们参与结核病筛查的行为决策（Hochbaum，

1958）。在持有以上相关信念的人群中，82%的人至少进行过一次主动的胸片检查；而在没有拥有这些信念的人群中，只有21%的人表示在一定时间内愿意接受胸片检查。这项研究所得出的结论构成了健康信念模型的基础。

之后，Haefner 和 Kirscht（1970）将基于健康信念模型的研究拓展到健康干预的实践中，研究发现，与对照组相比，旨在增加感知易感性、感知严重性和感知收益的健康干预活动，明显增加了人们在接下来八个月内寻求健康检查的次数。随后的一系列研究表明，这些关键的健康信念为理解健康行为中的个体差异以及制定旨在改变行为的健康干预措施等方面提供了一个有益的框架，且这一框架也适用于考察人们对疾病症状和疾病筛查的行为反应（Kirscht，1974）。如今，健康信念模型中的各变量常被用于预测健康行为的变化以及设计健康干预措施（Champion & Skinner，2008）。这一模型已成为迄今为止健康教育和健康促进中最常用的理论之一（Glanz，Rimer，& Viswanath，2008），在诸如健康筛查（Tanner‐Smith & Brown，2010）、癌症早期诊断（Ersin & Bahar，2011）、戒烟宣导（Mantler，2013）、治疗依从性改善（Jones，Smith，& Llewellyn，2014）、感冒预防（Sim，Moey，& Tan，2014）、艾滋病预防（Tarkang & Zotor，2015）等多种类型、不同人群的健康干预措施的设计中发挥着重要作用。

（二）健康信念模型的发展

最初的健康信念模型假设个人实施健康行为的可能性由四个变量决定：感知易感性（perceived susceptibility）、感知严重性（perceived severity）、感知收益（perceived benefits）和感知障碍（perceived barriers）。这四个变量又被归纳为感知威胁（感知易感性与感知严重性）和行为评估（感知收益与感知障碍）这两个方面（Abraham & Sheeran，2005）。也就是说，当人们认为自己易受某种疾病的影响，相信该疾病会产生潜在的严重后果，相信健康行为有助于降低他们对这种疾病的易感性或严重性且相信健康行为的预期收益水平超过了可能存在的障碍水平时，人们就可能会采取相应的行动以避免健康风险。

除了上述四个主要变量之外，Rosenstock（1966）认为，即使感知威胁和行为评估已经达到了一定的强度，也有可能不会导致明显的行动，直到人们被某个事件所触动。因此，行动线索（cues to action）被纳入到该模型中，以考量当人们持有适当强度的信念时健康行为的触发因素。行动线索可以是刺激人们改变行为的人、事、物，包括如媒体宣传、医生提醒等外部线索以及如身体症状等内部线索。尽管行动线索已经被确定为一个重要的行为决定因素，但目前健康信念模型中对它的测量或研究仍然较少。

最初的模型是在不涉及复杂行为的限制性预防保健行动（比如接受筛查测试或免疫）的背景下开发的，因此在早期，自我效能（self - efficacy）并未被明确地纳入健康信念模型中。然而，与接受一次性的筛查或免疫相比，无论是那些需要长期坚持的慢性病治疗，抑或是戒烟、锻炼、改变饮食等涉及长期习惯的行为，成功的行为干预都要求人们拥有巨大的决心和信心，因此人们必须感知到自己有能力（自我效能）实施这种改变才能促成真正的健康行为。大量的研究都揭示了自我效能在行为改变的开始和维持阶段的重要性（Bandura，1977）。因此，Rosenstock、Strecher 和 Becker（1988）提出应将自我效能作为一个独立的结构添加到健康信念模型中。

总而言之，目前被广泛接受的健康信念模型结构包含以下六个基本因素（图 3 - 1）：感知易感性、感知严重性、感知收益、感知障碍、行动线索和自我效能。这六个因素共同预测人们预防、筛查或控制疾病的行为，即要想成功地达到行为改变的目的，人们必须感知到当前行为模式所导致的威胁（易感性与严重性），相信特定的行为改变会以可接受的成本（感知障碍）产生有价值的结果（感知收益），并且环境中存在特定的行为改变触发因素（行动线索），最后，他们还必须相信自己有能力（自我效能）克服感知障碍从而实施行为。

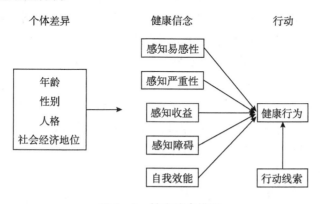

图 3 - 1　健康信念模型

（三）行为改变的影响因素

1. 感知易感性

感知易感性是指个人对某一特定行为会引发疾病或导致不良健康状态的可能性的主观信念。健康信念模型假设，如果人们认为自己容易受到特定负面健康结果的影响，感知易感性就较强。个人对健康风险的感知是促使其采取更健康行为的重要因素（Abraham & Sheeran, 2005），感知易感性高的人群会更有动力以更健康的方式行事（Rosenstock, 1966）。个人对不良健康状态或疾病易感性的感知差异很大。一般来说，感知易感性越高，个人采取降低健康风险的行为的可能性就越高。但是，人们经常低估自己对疾病的易感性（Weinstein, 2001）。面对尚未出现症状的健康风险，人们往往持有不切实际的乐观心理（unrealistic optimism），从而造成对疾病易感性的感知偏差，认为健康问题离自己非常遥远。例如，许多吸烟者都认为吸烟带来的健康问题不会发生在自己身上（Arnett, 2000；McMaster & Lee, 1991；Peretti-Watel et al., 2007；Reppucci, Revenson, Aber, & Reppucci, 1991），因此而缺乏戒烟的动力。

只有当人们相信他们有患病的风险时，他们才会有所行动。反之，当人们认为他们易感性低或没有风险时，不健康的行为往往就会产生。以预防艾滋病为例——老年人一般认为自己没有感染艾滋病的风险，因此许多人在性行为过程中并不会采取安全措施（Maes & Louis, 2003；Sankar, Nevedal, Neufeld, Berry, & Luborsky, 2011）。在艾滋病流行的早期，亚裔美国大学生群体也出现了相似的情况。他们倾向于认为亚洲人不会感染艾滋病，因此他们对艾滋病易感性的感知相对较弱，并且不采取预防措施（Yep, 1993）。如今，这种缺乏对性传染疾病易感性的正确认知的现象在校园中依然广泛存在。由于学生低估了伴侣的疾病易感性，他们会低估其从伴侣处感染疾病的风险（Downing – Matibag & Geisinger, 2009）。增加感知易感性的健康干预策略，可以通过自我监控、情景模拟、个性化/定制健康咨询等方式帮助个人形成对自身健康风险的准确认识。

2. 感知严重性

感知严重性是指个人对进行某一特定行为而导致疾病或不良健康状态的伤害程度的主观信念。如果一个人认为特定行为所导致的负面生理、心理和社会后果会造成严重影响（比如死亡、损伤、疼痛、不适、经济负担以及家庭和社会关系破裂等），那么他更有可能会采取行动以规避这些后果。相反，如果他认为不良健康结果不会对个人生活产生很大的影响，那么即使处于健康风险之中，他们也不会主动改变其行为。DiMatteo、Haskard 和 Williams（2007）的元分析检验了健康信念模型中感知严重性与患者治疗依从性的关系，他们回顾了 1948 年至 2005 年间发表的 116 篇基于健康信念模型的研究以评估患者对疾病严重性程度的感知是否可以预测其治疗依从性。结果显示，认为疾病不会对自己的健康状况造成严重威胁的患者坚持治疗的可能性降低了 22%。

虽然对严重性的感知通常来自于客观的医学信息或知识，但它也会因人而异，因为同一种疾病可能会对不同的人群产生不同程度的后果。比如，大多数人都认为季节性流感是一种相对较轻的疾病，然而对于一个有哮喘的人来说，患流感的后果可能会非常严重；另外，患流感也可能会带来工作延误或经济损失等问题，这会影响个人对流感严重性的看法（Fall, Izaute, & Chakroun - Baggioni, 2018；Mo & Lau, 2015）。此外，过去的疾病经历也会影响人们对疾病严重性的感知。比如，大多数人会认为肾癌是一种严重的疾病，然而，由于肾脏是相对独立的器官，早期肾癌的扩散性较低、可以通过手术治愈，因此对于一个切除了癌性病变部位并在几天之内恢复正常的康复者来说，对肾癌的严重性感知可能会减轻。健康干预策略为了增加感知严重性可以通过知识科普以及生理反馈等方式来帮助个人对疾病的后果形成客观的认识。

3. 感知收益

感知收益是指个人对采取健康行为的价值或有用性的主观信念。要想人们改变自己的行为，需要使他们相信行为改变可以预防健康风险、意识到行为改变可以带来极大的利益。关于预防保健的研究发现，感知收益可以预测人们对药物的依从性（Farquharson, Noble, Barker, & Behrens, 2004）：了解疟疾预防药物益处的旅行者更倾向于采用药物以预防疟疾。此外，感知收益不仅局限于对健康收益的感知，其他类型的收益也可能推动人们做出行为改变，比如出于节省开支的目的而戒烟，出于提升外貌吸引力的目的而减肥，或出于满足家人期望的目的而参与体检，等等。有研究显示，对瑜伽带来的生理（如改善睡眠质量、增强体力）、心理（如增加自信、管理压力）以及社会收益（如找到同伴、获得社会支持）的感知有利于促进乳腺癌康复者参与瑜伽治疗计划，改善癌症预后状况（Van Puymbroeck, Burk, Shinew, Kuhlenschmidt, & Schmid, 2013）。那么，为了增加目标群体的感知收益，健康干预策略可以通过增益框架设计信息并告知行为潜在的奖励机制来增加健康行为的潜在吸引力。

4. 感知障碍

感知障碍是指个人关于采取健康行为所遭遇的困难或障碍的主观信念。行为改变对大多数人来说并非易事。当考虑行为改变时，个人通常会通过权衡行为的收益和障碍对成本效益进行分析，如果个人认为行为改变的障碍大于收益，那么他可能就不会主动做出改变（Janz & Becker，1984）。感知障碍往往与健康促进措施的一些附加特征有关，包括昂贵、耗时、痛苦、有副作用、不方便或不愉快感受等，这些特征可能会导致个人拒绝采取健康行为。比如，尽管定期进行宫颈涂片筛查是预防宫颈癌和早期发现疾病最有效的方式。但由于缺乏知识、信息、相关的支持，担心尴尬、恐惧疼痛以及介意所花费的成本与时间等原因，许多女性不愿意进行宫颈癌筛查。因此，在设计有效的疾病预防计划与健康干预措施时，应该充分认识到感知障碍对潜在受众的影响（Julinawati，Cawley，Domegan，Brenner，& Rowan，2013）。明确和了解感知障碍可以提高预防性健康行为的参与率（Farooqui et al.，2013）。在减少感知障碍方面，健康干预策略可以通过向目标群体传播解决问题的方法与策略的方式来克服实施健康行为的障碍，促进人们健康行为的实施。

5. 行动线索

行动线索是指促使人们改变行为的人、事、物，包括疾病症状（Kleier，2004）、媒体报道（Graham，2002）、健康宣导广告（Witte，Stokols，Ituarte，& Schneider，1993）、他人的建议（Akompab，Bi，Williams，Grant，Walker，& Augoustinos，2013）、产品上的健康警告标签（Rosenstock，1990）、医护人员的提醒信或明信片等（Ali，2002）。比如，收听到关于食源性疾病的新闻故事、阅读生肉包装上的烹饪说明等行动线索与更安全的食材处理行为显著相关（Hanson & Benedict，2002）；医生的口头或书面建议是戒烟（Weinberger，Green，& Mandin，1981；Stacy & Loyd，1990）和流感疫苗接种行为（Cummings，Jette，Brock，& Haefner，1979）的有效行动线索；认识一位患有前列腺癌的教会成员对于非裔美国人参与前列腺癌健康教育项目而言是一个重要的行动线索（Weinrich et al.，1998）；而知道某人曾经经历过流感疫苗接种的副作用则与疫苗接种行为呈负相关（Aho，1979）。在增加行动线索的健康干预策略中，针对外部的线索可以采用提醒或建议等方式，而针对内部的线索则可以使用生物性的反馈如指示剂、生理监测等。

虽然作为行为触发机制概念的行动线索有着巨大的研究潜力，但在健康信念模型的研究中它却是经常缺失的一个组成部分。目前，学界对于行动线索对行为改变的影响知之甚少。在解释性研究中，行动线索很难被探究，因为人们对行动线索的感知可能转瞬即逝，所以其在健康信念模型的实证研究中未能被清晰地识别。另外，由于行动线索缺乏清晰的定义，因此在进行研究时它较难被操作化，学者对它的操作化定义也没有一个统一的标准。比如，Grady、Kegeles、Lund、Wolk 和 Farber（1983）发现，患乳腺癌的家族成员人数与参加乳房自检教学项目之间存在显著的联系，但这一因素并未被看作行动线索；然而，在 Keesling 和 Friedman（1987）关于预防皮肤癌的研究中，类似的变量则被命名为行动线索而进行了概念化。此外，针对健康检查（Norman & Conner，1993）与癌症筛查（Saywell et al.，2003）的研究已经发现，使用提醒信或明信片作为介质的干预手段对行为改变具有重要的影响，这些手段可能是行动线索，但对这方面仍缺乏足够的研究。

6. 自我效能

自我效能被定义为个人对能够成功实施特定行为的能力的信心（Bandura，1997）。一般来说，除非人们认为自己有能力执行某种新的行为，否则他们可能并不愿意去尝试。作为后期才被纳入到健康信念模型中但至关重要的变量——自我效能在直接预测健康行为方面的作用已被许多研究所证实——自我效能可以促进人们实施自我口腔护理（Buglar，White，& Robinson，2010）、健康饮食（Orji，Vassileva，& Mandryk，2012）、预防癌症（Khorsandi et al.，2019；Srithongklang et al.，2018）等健康行为。自我效能也可以影响健康信念模型中的其他健康信念。比如，有研究指出，自我效能可以增加人们对锻炼的感知收益，降低感知障碍（Kamimura et al.，2016）。旨在增加自我效能的健康干预策略可以通过知识科普、角色扮演、设定渐进目标等方式建立个人对采取健康行为能力的信心。

（四）健康信念模型的效用

理解引发行为改变的潜在心理变化因素可以促进行为干预措施的改进。半个多世纪以来，健康信念模型为研究各类健康行为的认知决定因素以及设计长期或短期健康行为的干预措施提供了一个强有力的理论框架。最初，健康信念模型被应用于研究预防性健康行为，后来被成功地拓展到了对卫生服务使用与医学建议依从的预测上（Becker, Maiman, Kirscht, Haefner, & Drachman, 1977）。如今，健康信念模型主要被应用于三个领域的行为范围中：第一，预防性健康行为，包括健康促进行为（如健康饮食、锻炼）、健康风险行为（如吸烟、饮酒）以及各种接种、预防、筛查等行为；第二，病人角色行为，尤其是依从推荐的医疗方案；第三，临床使用行为，包括出于各种原因的寻医问诊（Abraham & Sheeran, 2005）。运用简化的健康相关认知结构使上述各种行为易于实施、应用和测试，是健康信念模型的主要优势（Conner, 2010）。此外，基于健康信念模型的自我报告问卷操作十分简单、成本低廉；而且运用健康信念模型理论框架可以帮助研究人员和健康领域从业者将注意力集中在可改变的行为心理先决变量上，为后续一系列健康行为的实际干预奠定基础（Jones, Jones, & Katz, 1987），该理论模型在预测和培养癌症筛查与艾滋病预防行为方面的作用也尤其显著（Champion & Skinner, 2008）。

目前，有多项元分析评估了健康信念模型及其结构在预测行为上的效用，但它们的研究发现并不一致。早期的元分析表明，感知障碍是所有针对预防性健康行为的研究中最强有力的预测因子，感知易感性的预测力比感知收益更强，而感知严重性是最弱的预测因子（Janz & Becker, 1984）。然而，Harrison、Mullen 和 Green（1992）的元分析发现，健康信念模型中每一个变量对行为的影响都相当微弱。Zimmerman 和 Vernberg（1994）的分析关注了健康信念模型整体的预测效能，发现它虽然能够预测未来的健康行为，但与其他健康行为理论相比，其预测能力很弱。近期而言，Carpenter（2010）对 18 项健康信念模型研究的元分析表明，感知收益和感知障碍始终是健康行为最强有力的预测因素。此外，感知严重性与行为之间的关系很弱，而感知易感性和行为之间的相关关系几乎为零。

可见，虽然健康信念模型的结构可以帮助研究人员识别可用于健康干预措施设计的重要因素，但它的简单性也造成了一些局限。学界对健康信念模型的批评主要有以下两点：第一，缺乏明确的规则来组合变量之间的关系（Abraham & Sheeran, 2005）。大多数学者仅假设模型中的所有组成部分为健康行为的独立预测因素，变量与健康行为直接相关且变量之间不存在调节或中介效应（Jones et al., 2015; Orji, Vassileva, & Mandryk, 2012），这导致各变量之间的关系仍未被阐明；第二，模型中的变量预测力较低、效应量较小（Harrison, Mullen, & Green, 1992）。有研究指出，健康信念模型只能解释 20% ~ 40% 的健康行为变化差异（Cohen，1988，1992；Conner & Armitage，1998；Conner & Sparks，2005），这表明模型中可能还有其他预测变量尚未被发掘。因此，根据不同的情境、行为和人群为模型增加相关的变量，可以提高模型的预测能力。比如，Reece（2003）在关于艾滋病相关行为的研究中，通过纳入"艾滋病相关污名"这个新的变量，将健康信念模型解释的行为变化差异从 29% 提高到了 63%，显著提高了模型的预测能力。Orji、Vassileva 和 Mandryk（2012）的研究发现，自我效能是行为最重要的预测因素；另外，纳入"自我认同""感知重要性""对外表的关注""对未来后果的考虑"这四个新变量之后，健康信念模型解释的健康饮食行为变化差异从 40% 提高到了 71%。有研究在预测乳房 X 光检查行为的健康信念模型中纳入恐惧因素，发现恐惧也是有效的行为影响因素，它可以被感知收益和自我效能显著预测，也可以与感知障碍共同预测实际行为（Champion，et al.，2004；Champion，Skinner，& Menon，2005）。这些发现符合保护动机理论，在增强感知易感性、感知严重性、感知收益和自我效能的同时唤起恐惧可能是最有说服力的。因此，将恐惧纳入健康信念模型也可能有助于提高健康信念模型的整体解释力（Rogers & Prentice‐Dunn，1997）。

二、理性行为理论与计划行为理论

（一）理性行为理论的提出

在 20 世纪 60 至 70 年代，态度（attitude）被视为个人对事物或行为的信念、感觉与反应，与行为密切相关。尽管学术上一直未能证明态度与行为之间存在关系，但这一假设还是被广泛接受——是否采取行为很大程度上由对行为的态度所决定（Fishbein & Ajzen，1975）。Fishbein 与 Ajzen（1975）对以往关于态度与行为关系的研究进行了综述，发现很少有证据支持两者之间存在关系，证实了这一假设可能存在问题。通过研究和分析态度预测行为的心理过程，Fishbein（1967）指出，态度与行为不一定相关，行为是由行为意图（behavioral intention）驱动的。行为意图是指个人准备采取某种行为的程度或可能性，即其有意识地计划或努力实施行为的决定，代表了一个人的行为动机（Ajzen & Fishbein，1980）。为了更好地理解态度、行为意图与行为之间的关系，Fishbein 和 Ajzen 提出了理性行为理论（Ajzen & Fishbein，1980；Fishbein & Ajzen，1975）。在日常生活中，许多行为受意志控制，即如果人们有想实施某种行为的倾向，那么他们很可能会实施该行为。理性行为理论旨在预测这种凭意志的行为，并试图解释这种行为的心理决定因素。它基于这样一种假设：人们通常以自认为合理的方式行事；他们会对现有的信息进行考量，并或多或少地思考自己行为的影响。理性行为理论假定一个人的行为意图是该行为的直接决定因素，而行为意图由两个基本因素决定，其中一个是个人层面的，而另一个则反映了社会影响。个人层面的因素是个人对该行为正面或负面的评价，即态度；社会影响的因素则是个人对施加在其身上的、使其采取或不采取该行为的社会压力的感知，即主观规范（subjective norms）。

在发展理性行为理论的过程中，Fishbein（1967）区分了对事物本身的态度和对该事物相关行为的态度，证明了与对行为对象（如癌症）的态度相比，对行为的态度（如癌症筛查）更能预测行为。态度是由个人对行为结果或属性的信念（行为信念）决定的，取决于个人对这些行为结果或属性的评估。因此，一个坚信某种行为会导致积极结果的人会对该行为持正面态度，反之则持负面态度。相似地，主观规范由规范信念决定，指的是对个人而言比较重要的群体认为该个人多大程度上会实施某行为。当一个人相信对他而言重要的群体认为他应该表现出某种行为，并且他希望满足这些人的期望的时候，他将持有积极的主观规范，反之则持消极的主观规范。总而言之，理性行为理论认为，当人们积极评价某一行为，并相信那些重要的人认为他们应采取该行为时，人们就会实施此行为。

理性行为理论提供了一个因果链，通过态度和主观规范将行为信念和规范信念与行为意图和行为联系起来，而行为的中心决定因素是个人实施行为的意图。值得注意的是，理性行为理论这个名称经常被人误解，认为理论聚焦的是"理性行为"。事实上，理性行为理论基本假设的含义是：个人是处理信息的"理性行为者"，这决定了行为的动机，个人的行为信念和规范信念决定了他的态度和主观规范，不管这些信念是理性的、合乎逻辑的或是在其他的客观标准上是正确的，都会对其态度和主观规范产生决定作用（Fishbein，2007；Montaño & Kasprzyk，2008）。

（二）理性行为理论的发展——计划行为理论

理性行为理论假设行为意图是行为最重要的直接决定因素，但对于行为意图落实到行为方面的解释还存在一定的局限性，因为理性行为理论存在一个前提：行为必须处于意志控制（volitional control）之下。由意志控制的行为是指个人能够随意决定是否实施的行为（Ajzen，2000）。比如进食、打开或关闭手机等都是意志控制的行为。但是，在某些情况下，即使实施该行为的意图很强烈，个人也可能无法完全控制某种行为。例如，一位女性可能打算进行定期的体育锻炼，然而由于繁忙的日常工作与社交活动，即使她有进行体育锻炼的计划，但实际行为被这种意志控制的可能性是有限的（De Visser & Smith，2004）。

Ajzen（1985）注意到，当所关注的行为可以完全被意志控制时，理性行为理论的解释力非常强；但对于不完全受人们意志所控制的行为，理性行为理论的适用性似乎很差。理性行为理论在解释行为方面是否成功，取决于该行为受意志控制的程度。理性行为理论不适用于那些需要技能、资源的行为，或者这些行为很难被理性行为理论所预测。严格地说，行为意图只能预测一个人的行为改变的尝试，而不一定是实际的行动。而如果行为意图确实预测了一个人是否试图实施该行为，未能预测实际行为的实施，则很有可能是其无法控制的因素阻止了行为的落实。因为行为意图要落实到行为还取决于个人在多大程度上可控制该行为。针对这种情况，Ajzen（1991）指出，大多数行为的性质都处于完全由意志控制到完全不由意志控制之间，当实施某种行为没有实际限制时，个人对实施该行为具有完全的控制；而在另一个极端，如果行为的实施缺乏必需的机会、资源或技能，那么个人对该行为的实施则完全失去了控制。考虑到这一点，Ajzen（1985，1991）在最初的理性行为理论模型中加入了第三个元素——感知行为控制（perceived behavioral control），从而提出了计划行为理论。

计划行为理论是理性行为理论的拓展与延伸。与理性行为理论保持一致的是，计划行为理论的中心要素也是个人实施某种行为的意图，一般来说，行为意图越强，实施该行为的可能性就越大。然而，当一个人可以随意决定实施或不实施该行为时，行为意图才能代表行为。而大多数行为的实施在某种程度上取决于一些非动机因素，比如必要的机会和资源的可用性（如时间、金钱、技能、他人的配合等）（Ajzen，1985）。这些因素代表了人们对行为的实际控制能力。如果将个人对行为的控制视为是连续的线，一端是容易实施的行为（如刷牙），另一端是需要资源、机会和专业技能的行为（如做近视矫正手术）。当一个人拥有所需的机会和资源并有实施某种行为的意图时，该行为才能真正得以实施。因此，个人对实际行为控制能力的重要性不言而喻：一个人可用的资源和机会在一定程度上决定了行为实施的可能性。在健康心理学上，对行为控制的感知则更受关注，它可以对行为意图和行为产生影响。计划行为理论与理性行为理论的不同之处就在于，它增加了感知行为控制这个重要因素，即人们对实施某种行为的难易程度的感知（Ajzen，1991）。对于非完全由意志控制的行为来说，将感知行为控制作为额外的预测因子加入来进行考虑是非常重要的，因为这可以将理论的实用性从容易实现的行为（比如刷牙）拓展到那些依赖一系列具有复杂目标和结果的行为（比如减肥）。

Ajzen（1985）对计划行为理论的早期陈述表明，感知行为控制和行为意图会交互影响，随着感知行为控制的增加，行为意图会成为更强的行为预测因子。随着研究的深入，一方面，计划行为理论认为感知行为控制可以通过促进行为意图从而预测行为；另一方面，感知行为控制也可以直接预测行为，单独解释行为的变化（Ajzen，1991）。感知行为控制和行为之间的复杂联系表明，人们更有可能实施他们可以控制的行为，而对于那些无法控制的行为，其实施的过程是被阻碍的。当行为意图保持不变时，行为更有可能随着感知行为控制的增强而发生。

加入了感知行为控制之后，计划行为理论中包含三个概念上相互独立的行为意图决定因素。第一个是对行为的态度，即个人对某种行为持有的正面或负面的评价程度；第二个是主观规范，即个人感知到被要求去实施或不实施某种行为的社会压力；第三个是感知行为控制，即个人感知到的实施行为的难易程度，它反映了过去的经验以及预期的困难和障碍。这三种因素均受到相应的信念的影响。态度源自于行为信念，即对执行行为结果的信念，行为信念又取决于对行为后果的评价。比如一个相信健身是可以保持身体健康的人会认为健身的结果是积极的，从而引导他有意识地进行健身行为。主观规范源自规范信念，取决于个人所重视的人或群体，以及他们对特定行为的预期。如果一个人有许多家人和朋友都鼓励他健身，并且他希望按照这些家人、朋友们的想法来行动，那么他将有更强烈的意愿去进行健身行为。感知行为控制源自于控制信念，即一个人拥有的资源数量和可预见的障碍，取决于对控制因素的感知。比如健身房会员资格可能是个人进行健身的控制因素，如果健身房太远或会费太昂贵，都可能阻止个人进行健身行为。一般来说，对某一行为的态度越正面、主观规范越有利、感知行为控制越强，个人实施该行为的意图就越强烈，实际实施该行为的可能性也就越大（Fishbein & Ajzen，2010）。长期的理论验证和发展历史都表明，计划行为理论是解释和预测各种健康行为结果的有效框架（Ajzen，2011），它已成为健康心理学和健康传播领域最流行、最言简意赅、最具预测性的健康行为因果模型之一（图 3 - 2）（Ajzen，2015）。

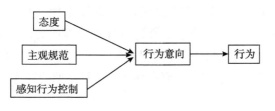

图 3 - 2　计划行为理论

（三）行为意图的影响因素

1. 态度

如果一种行为的结果被认为是积极的（positive）、有价值的（valuable）、有益的（beneficial）、可取的（desirable）、有利的（advantageous）或是好的（good）。那么个人对该行为的态度将是正面的，其实施该行为的可能性将更大（Ajzen & Fishbein，2000）。例如，有研究发现，对校园禁烟政策态度越积极且越支持该政策的吸烟者越倾向于遵守禁烟的规定，并减少在校园内的吸烟行为（Record，2017）。此外，如果人们觉得进行定期牙科检查可以保持牙齿清洁，有助于及时发现口腔问题，对口腔健康有益，那么其对于定期牙科检查行为的态度就是正面的；相反，对进行定期牙科检查行为的负面态度可能是出于对口腔医疗的恐惧以及误以为洗牙等清洁行为会对牙齿造成伤害等原因；这些正面或负面的态度均会对其进行定期牙科检查的行为意图产生积极或消极的影响（Anderson，Noar，& Rogers，2013）。

2. 主观规范

主观规范是由重要的人对人们的行为的期望所决定的，反映了个人对实施特定行为的社会期望的感知。这些重要的人通常是家人、朋友、同事、医生或其他令人们高度尊重的人——那些人们希望取悦的人。主观规范来自于人们对重要的人期望的感知，以及人们遵从这些感知期望的程度，这对行为意图有重要的影响，即人们常常会根据感知到的重要他人对自己的期望与判断去实施相应的行为（Manning，2009）。例如，家人、朋友，尤其是父母对健康饮食的支持是儿童（Anderson et al.，2005；Angelopoulos，Milionis，Grammatikaki，Moschonis，& Manios，2009；Spiegel & Foulk，

2006）与青少年（Gratton, Povey, & Clark - Carter, 2007；Karimi - Shahan-jarini, Rashidian, Omidvar, & Majdzadeh, 2013；Tsorbatzoudis, 2005）进行健康饮食的重要预测因素；相似地，父母对运动的期望可以显著增加儿童进行体育活动的行为意图与实施该行为的可能性（Paek, Oh, & Hove, 2012）。主观规范也会显著影响女性进行母乳喂养的意愿。有研究表明，女性对第一个孩子喂养方式的选择受到她的家人、朋友、伴侣和医生的影响，新晋妈妈们往往会选择这些对她而言重要的人所预期的喂养方式（Swanson & Power, 2005）。

3. 感知行为控制

感知行为控制的概念及建构与自我效能密切相关（Ajzen, 1991；Fife - Schaw, Sheeran, & Norman, 2007）。而 Armitage 和 Conner（2001）的元分析揭示了两者之间的差异。他们指出，感知行为控制和自我效能是相互独立的结构，自我效能指的是对自己执行特定行为的能力的信心，而感知行为控制指的是对执行特定行为的难易程度的感知。因此，感知行为控制区别于自我效能的地方在于，自我效能与个人对自身行为能力的感知有关（关注点在个人本身），而行为控制则与个人对实施行为的难易程度感知有关（关注点在行为本身）（Ajzen, 1991, 2002）。

感知行为控制受到关于控制的信念的影响，即这些信念影响了人们对实施行为是否容易的观点（Ajzen, 2002）。对行为控制的感知包括外部因素（如时间、金钱的可用性、社会支持与客观机会）和内部因素（如能力、技能、信息与情感）。比如，当一位女性打算去接种 HPV 疫苗时，她会对疫苗当前的可得性和接种价格等因素进行评估，疫苗紧缺、接种困难以及价格昂贵等因素都可能阻碍她去实施接种疫苗的行为。此外，如果吸烟者们认为戒烟很容易，那么戒烟的意图就会更大，而如果他们认为戒烟非常困难，则持续吸烟的可能性更大，因此，加强感知行为控制对吸烟而言是一种强有力的干预措施（Wang, 2001）。癌症筛查亦同理，目前许多健康宣导旨在干预人们对癌症筛查的认知与观念，改变人们对癌症筛查难度的误解以增强其感知行为控制，促进主动的癌症筛查行为（Drossaert, Boer, & Seydel, 2003；Godin et al., 2001；Steadman & Rutter, 2004）。此外，Gratton、Povey和 Clark - Carter（2007）在计划行为理论的基础上进行了针对儿童的健康饮食干预，并评估了这种干预在改变行为方面是否行之有效。结果显示，实施基于计划行为理论的干预策略增强了青少年对水果蔬菜摄入量的感知行为控制，同时，也增强了对遵从水果蔬菜食用要求的动机。可见，作为行为意图以及行为的强力预测因素，感知行为控制对于健康宣导具有重要的实践意义。

（四）理性行为理论与计划行为理论的效用

理性行为理论和计划行为理论在预测健康行为方面具有重要作用，这两种模型都致力于在个人仔细考虑现有信息的基础上去解释信息和动机对行为决策的影响，其解释力比健康信念模型更强（Zimmerman & Vernberg，1994）。

理性行为理论和计划行为理论为我们认识健康行为的影响因素提供了一个框架，并通过识别、测量和组合与个人或社会层面的信念来解读个人的行为，让我们得以理解人们实施行为的原因。针对这些信念的改变的健康干预措施可以影响人们的态度、主观规范或感知行为控制，并导致行为意图和行为的改变。

在与健康行为改变相关的健康促进领域，理性行为理论和计划行为理论的应用实例包括酒精消费（Cooke，Dahdah，Norman，& French，2016；Sharma & Kanekar，2007）、烟草使用（Guo, et al.，2007；Topa & Moriano，2010）、母乳喂养（Guo，Wang，Liao，& Huang，2016；Humphreys，Thompson，& Miner，1998）、健康饮食（Hackman & Knowlden，2014）、健康筛查（Cooke & French，2008）、锻炼（Downs & Hausenblas，2005）、安全性行为（Carmack & Lewis - Moss，2009），等等。进一步而言，计划行为理论的框架对一系列不同的健康行为具有很高的预测力（Hagger，Chan，Protogerou，& Chatzisarantis，2016），能够非常广泛地用于健康行为的回顾性分析（Kashima & Gallois，1993）中。并且，有时也可以用于预测性调查与健康干预措施的设计（Hardeman et al，2002）。对计划行为理论的元分析为其预测效度提供了强有力的数据支撑，计划行为理论各组成部分在解释行为意图和行为变化的差异上表现非常卓越。McEachan、Conner、Taylor 和Lawton（2011）对计划行为理论进行了目前为止最全面、最系统的综述。这项囊括了以往 237 项研究的元分析表明，计划行为理论中的预测因素解释了44% 的行为意图变化差异以及 19% 的行为变化差异。相似地，Godin 和 Kok（1996）的元分析指出，对于一系列的健康行为，计划行为理论可以解释42% 的行为意图变化差异以及 34% 的行为变化差异；Armitage 和 Conner（2001）的元分析也发现，标准的计划行为理论结构可以解释 39% 的行为意图变化差异以及 27% 的行为变化差异。

在理性行为理论与计划行为理论的效用比较方面，Hausenblas、Carron 和 Mack（1997）通过元分析探究了理性行为理论和计划行为理论在锻炼行为中的应用，他们发现在与体育相关的行为中，计划行为理论的解释力比理性行为理论更强。Hagger、Chatzisarantis 和 Biddle（2002）也报告了相似的结论，理性行为理论的结构解释了 37% 的锻炼行为意图变化差异以及 26% 的锻炼行为变化差异；随着感知行为控制的加入，计划行为理论的结构解释了 50% 的行为意图变化差异和 29% 的行为变化差异；而态度是影响锻炼行为意图的最主要因素（Hagger et al.，2002）。

在实际研究中，应用理性行为理论抑或是计划行为理论是根据被研究的特定行为（行为受意志控制的程度）和人群的属性来确定的，这些信息为研究者对理论中的结构选择提供了参考（Beals & Godoy，2013；Madden，Ellen，& Ajzen，1992）。另外，态度、主观规范和感知行为控制在预测行为意图时的相对重要性因行为和情境而异。一般来说，态度—行为意图关系是主观规范—行为意图关系效应的两倍（Gauld，Lewis，& White，2014）。有学者指出，在计划行为理论的研究中，态度和感知行为控制一般是行为意图最可靠的预测因子，而主观规范传统上是不太稳定的预测因子（Gauld，Lewis，& White，2014）。在一些研究中，三个预测因子都做出了独立的贡献（Starfelt Sutton & White，2016）。而有些行为完全处于态度的控制之下（Albarracín et al.，2003），另外一些行为则主要受主观规范（Albarracín，Kumkale，& Johnson，2004）或感知行为控制影响（Albarracín et al.，2005）。有两项元分析发现，在艾滋病预防以及避孕套使用的语境下，态度与主观规范比感知行为控制更具预测性（Albarracín，Johnson，Fishbein，& Muellerleile，2001；Sheeran & Taylor，1999）。对于 40 岁以上的成年人来说，结肠镜检查的意图几乎完全取决于主观规范，而锻炼的意图则受到态度和感知行为控制的影响（Fishbein & Cappella，2006）。另外，对某一个群体来说，一种行为的实施可能主要受理论中某个因素的影响，但对于另一个群体来说则不是如此（Fishbein，1990；Fishbein，von Haeften，& Appleyard，2001）。比如，有研究发现，对于女性注射吸毒者，使用避孕套主要受主观规范控制，但对于非注射吸毒者的女性，态度、主观规范和感知行为控制共同影响着使用避孕套的行为（Kenski，Appleyard，Von Haeften，Kasprzyk，& Fishbein，2001；von Haeften & Kenski，2001）。对这些不同影响因素的分析可以帮助我们理解哪些结构与行为意图及行为的关系最为密切，从而为健康干预提供经验和目标。

最后，需要注意的是，计划行为理论无法回答关于如何以最具成本效益的方式改变影响行为意图的信念和态度的问题。或者就健康收益而言，哪些健康促进策略最具成效。长期存在的健康不平等是社区之间和社区内部物质与其他社会文化差异等因素造成的，基于个人认知变化的干预不太可能完全消除这些不平等，甚至可能加剧这些问题。鉴于此，计划行为理论的进一步发展应该旨在增强其预测健康行为的能力，并帮助个人和群体实现日常生活中健康行为的预期变化，这样才能达到健康促进的效果。

三、比较健康信念模型、理性行为理论与计划行为理论

健康信念模型、理性行为理论与计划行为理论三者之间有一定的相似之处。首先，它们都采用个人层面的变量来预测健康行为，并且都基于预期价值（expectancy – value）框架（Brewer & Rimer, 2008；Weinstein, 1993），即健康行为或多或少的吸引力塑造了该行为的发生或持续。其次，这三种理论都假设人们的健康行为决策基本上是一个慎重和理性的过程，即人们一旦获得足够的信息，并且看到行为改变符合他们的个人利益、需求与能力，他们就会做出相应的改变。最后，这三种理论的具体结构也有着明显的相似与重叠之处，例如，计划行为理论的感知行为控制部分与健康信念模型中的自我效能及感知障碍部分有所重叠，因为用于评估感知行为控制的测量通常也反映了人们在存在各种障碍的情况下进行健康行为的能力和信心（Weinstein, 1993）；此外，虽然在计划行为理论中没有体现行动线索这个因素，但人们对特定健康行为的态度和主观规范可能间接反映了行动线索，因为态度和主观规范有时是通过与朋友及医生的讨论或通过接触媒体健康宣导而形成的（Abraham & Sheeran, 2005）。

健康信念模型与其余两种理论的最大差异在于：健康信念模型没有清晰地呈现出认知之间的层次或时间关系、没有区分行为的近端和远端前因；而理性行为理论和计划行为理论提出了对行为直接和间接的认知影响因素，这有助于进行更清晰有力的数据分析，并更清楚地阐明健康干预措施是如何发挥作用的。

理性行为理论与计划行为理论包含了行为的近端预测因子——行为意图。它们假设行为意图是行为的直接前因，因此是行为的最佳预测者，这

一观点已被大量的研究所证实（Randall & Wolff，1994）。与健康信念模型及其他健康行为理论相比，计划行为理论的逻辑更加完整严密，对健康行为的预测能力通常更强大（Stroebe，2000），这一点在以往关于宫颈癌筛查（Bish，Sutton，& Golombok，2000）、安全头盔的使用（Aghamolaei，Tavafian，& Madani，2011；Lajunen & Räsänen，2004）、安全带使用（Ali，Haidar，Ali，& Maryam，2011；Şimşekoğlu & Lajunen，2008；Tavafian，Aghamolaei，Gregory，& Madani，2011）等健康行为的实证研究中均已得到支持。

Montanaro 和 Bryan（2014）比较了基于健康信念模型与计划行为理论的健康干预措施在减少风险性行为方面的作用，结果发现行为意图可以预测避孕套使用行为，计划行为理论解释了 32.8% 的风险性行为变化差异，而健康信念模型只能解释变化差异的 1.6%。Gerend 和 Shepherd（2012）的研究也显示，行为意图是最强的行为预测因子，健康信念模型与计划行为理论分别解释了 26% 与 39% 的 HPV 疫苗接种行为变化差异，证明计划行为理论在预测 HPV 疫苗接种行为方面优于健康信念模型。

尽管行为意图没有被纳入健康信念模型中，但有学者认为，为了提高健康信念模型的预测能力，应该将健康信念视为行为意图的前因而非行为的直接预测因素（Abraham & Sheeran，2005）。Quine、Rutter 和 Arnold（1998）发现，健康信念模型可解释 18% 的摩托车头盔使用行为，但当将行为意图纳入健康信念模型时，健康信念模型的解释水平提升到了 40%。针对健康体检（Norman，1995）与结核病筛查（Wurtele，Roberts，& Leeper，1982）的实证研究也观测到了相似的现象。另外，在健康信念模型中，感知易感性发挥作用之前可能需要达到一定程度的感知严重性。因此，感知严重性这一变量可能可以被视为更远端的认知前因，用于解释常见的感知严重性与行为的弱相关现象（Schwarzer，1992）。此外，行动线索也可能通过对其他健康相关信念的影响间接影响行为。有研究显示，由医生建议接种 HPV 疫苗的人报告了更高的 HPV 感知易感性、感知收益、自我效能与更低的感知障碍（Gerend & Shepherd，2012）。

与理性行为理论或计划行为理论不同，健康信念模型没有解决行为意图或他人的认可对人们行为的影响。它把个人描述成遗世独立的、经济的决策者，因此无法解释在社会和情感控制下的行为。目前健康信念模型中各结构的宽泛定义意味着不同研究可能存在不同的操作化定义，因此它们彼此之间无法严格地进行比较。然而，每个结构所包含的信念之间的区别对于探索个人实施或不实施特定行为的原因而言非常重要。因此，进一步阐述和补充健康信念模型的结构可能是未来一项必要的工作。

参考文献

Abdullah, A. S. M., Fielding, R., Hedley, A. J., & Stewart, S. M. (2005). Effects of a brief health education intervention on AIDS among young Chinese adults in Hong Kong. *Journal of Health Science*, 51, 115 – 121.

Abraham, C., & Sheeran, P. (2005). The Health Belief Model. In M. Conner & P. Norman (Eds.), *Predicting health behaviour: Research and practice with social cognition models* (pp. 28 – 80). Maidenhead, Berkshire: Open University Press.

Aghamolaei, T., Tavafian, S. S., & Madani, A. (2011). Prediction of helmet use among Iranian motorcycle drivers: An application of the health belief model and the theory of planned behavior. *Traffic Injury Prevention*, 12, 239 – 243.

Aho, W. R. (1979). Participation of senior citizens in the swine flu inoculation program: An analysis of health belief model variables in preventive health behavior. *Journal of Gerontology*, 34, 201 – 208.

Ajzen, I. (1985). From intentions to action: A theory of planned behavior. In J. Kuhl & J. Beckman (Eds.), *Action control: From cognitions to behaviors* (pp. 11 – 39). New York: Springer.

Ajzen, I. (1991). The theory of planned behavior. *Organizational Behavior and Human Decision Processes*, 50, 179 – 211.

Ajzen, I. (2000). Theory of reasoned action. In A. E. Kazdin (Ed.), *Encyclopedia of psychology* (pp. 61 – 63). Washington DC, US: American Psychological Association.

Ajzen, I. (2002). Perceived behavioral control, self – efficacy, locus of control, and the theory of planned behavior. *Journal of Applied Social Psychology*, 32, 665 – 683.

Ajzen, I. (2011). Behavioral interventions: Design and evaluation guided by the theory of planned behavior. In M. M. Mark, S. I. Donaldson, & B. C. Campbell (Eds.), *Social psychology for program and policy evaluation* (pp. 74 – 100). New York: Guilford.

Ajzen, I. (2015). Consumer attitudes and behavior: The theory of planned behavior applied to food consumption decisions. *Italian Review of Agricultural Economics*, 70, 121 – 138.

Ajzen, I., & Fishbein, M. (1980). *Understanding attitudes and predicting social behavior*. Englewood – Cliffs, NJ: Prentice – Hall.

Ajzen, I., & Fishbein, M. (2000). Attitudes and the attitude – behavior relation: Reasoned and automatic processes. In W. Stroebe & M. Hewstone (Eds.), *European review of social psychology* (pp. 1 – 33). Chichester, England: Wiley.

Akompab, D. , Bi, P. , Williams, S. , Grant, J. , Walker, I. , & Augoustinos, M. (2013). Heat waves and climate change: Applying the health belief model to identify predictors of risk perception and adaptive behaviours in Adelaide, Australia. *International Journal of Environmental Research and Public Health*, 10, 2164 – 2184.

Albarracín, D. , Gillette, J. C. , Earl, A. N. , Glasman, L. R. , Durantini, M. R. , & Ho, M. H. (2005). A test of major assumptions about behavior change: A comprehensive look at the effects of passive and active HIV – prevention interventions since the beginning of the epidemic. *Psychological Bulletin*, 131, 856.

Albarracín, D. , Johnson, B. T. , Fishbein, M. , & Muellerleile, P. A. (2001). Theories of reasoned action and planned behavior as models of condom use: A meta – analysis. *Psychological Bulletin*, 127, 142.

Albarracín, D. , Kumkale, G. T. , & Johnson, B. T. (2004). Influences of social power and normative support on condom use decisions: A research synthesis. *AIDS Care*, 16, 700 – 723.

Albarracín, D. , McNatt, P. S. , Klein, C. T. , Ho, R. M. , Mitchell, A. L. , & Kumkale, G. T. (2003). Persuasive communications to change actions: An analysis of behavioral and cognitive impact in HIV prevention. *Health Psychology*, 22, 166.

Ali, M. , Haidar, N. , Ali, M. M. , & Maryam, A. (2011). Determinants of seat belt use among drivers in Sabzevar, Iran: A comparison of theory of planned behavior and health belief model. *Traffic Injury Prevention*, 12, 104 – 109.

Ali, N. S. (2002). Prediction of coronary heart disease preventive behaviors in women: A test of the health belief model. *Women & Health*, 35, 83 – 96.

Anderson, A. S. , Porteous, L. E. G. , Foster, E. , Higgins, C. , Stead, M. , Hetherington, M. , ... & Adamson, A. J. (2005). The impact of a school – based nutrition education intervention on dietary intake and cognitive and attitudinal variables relating to fruits and vegetables. *Public Health Nutrition*, 8, 650 – 656.

Anderson, C. N. , Noar, S. M. , & Rogers, B. D. (2013). The persuasive power of oral health promotion messages: A theory of planned behavior approach to dental checkups among young adults. *Health Communication*, 28, 304 – 313.

Angelopoulos, P. D. , Milionis, H. J. , Grammatikaki, E. , Moschonis, G. , & Manios, Y. (2009). Changes in BMI and blood pressure after a school based intervention: The children study. *European Journal of Public Health*, 19, 319 – 325.

Armitage, C. J. , & Conner, M. (2001). Efficacy of the theory of planned behaviour: A meta analytic review. *British Journal of Social Psychology*, 40, 471 – 499.

Arnett, J. J. (2000). Optimistic bias in adolescent and adult smokers and nonsmokers. *Addictive Behaviors*, 25, 625 – 632.

Bandura, A. (1977). Self – efficacy: Toward a unifying theory of behavioral change. *Psychological Review*, 84, 191 – 215.

Bandura, A. (1997). *Self – Efficacy: The exercise of control.* New York: Freeman.

Beals, K. P., & Godoy, J. M. (2013). Commitment to change: An examination of the maintenance of health – behavior changes. In L. R. Martin & M. R. DiMatteo (Eds.), *The Oxford handbook of health communication, behavior change, and treatment adherence* (pp. 286 – 301). Oxford: Oxford University Press.

Becker, M. H., Maiman, L. A., Kirscht, J. P., Haefner, D. P., & Drachman, R. H. (1977). The health belief model and prediction of dietary compliance: A field experiment. *Journal of Health and Social Behavior*, 18, 348 – 366.

Bish, A., Sutton, S., & Golombok, S. (2000). Predicting uptake of a routine cervical smear test: A comparison of the health belief model and the theory of planned behaviour. *Psychology and Health*, 15, 35 – 50.

Brewer, N. T., & Rimer, B. K. (2008). Perspectives on health behaviour theories that focus on individuals. In K. Glanz, B. K. Rimer, & K. Viswanath (Eds.), *Health behavior and health education: Theory, research, and practice* (pp. 149 – 166). San Francisco, CA: Jossey – Bass.

Buglar, M. E., White, K. M., & Robinson, N. G. (2010). The role of self – efficacy in dental patients' brushing and flossing: Testing an extended health belief model. *Patient Education and Counseling*, 78, 269 – 272.

Carmack, C. C., & Lewis – Moss, R. K. (2009). Examining the theory of planned behavior applied to condom use: The effect – indicator vs. causal – indicator models. *The Journal of Primary Prevention*, 30, 659.

Carpenter, C. J. (2010). A meta – analysis of the effectiveness of health belief model variables in predicting behavior. *Health Communication*, 25, 661 – 669.

Champion, V. L., & Skinner, C. (2008). The health belief model. In K. Glanz, B. K. Rimer, K. K. Viswanath, K. Glanz, B. K. Rimer, K. K. Viswanath (Eds.), *Health behavior and health education: Theory, research, and practice* (pp. 45 – 65). San Francisco, CA: Jossey – Bass.

Champion, V. L., Skinner, C. S., Menon, U., Rawl, S., Giesler, R. B., Monahan, P., & Daggy, J. (2004). A breast cancer fear scale: Psychometric development. *Journal of Health Psychology*, 9, 753 – 762.

Champion, V., Skinner, C. S., & Menon, U. (2005). Development of a self – efficacy scale for mammography. *Research in Nursing & Health*, 28, 329 – 336.

Cohen, J. (1988). *Statistical power analysis for the behavioral sciences.* Hillsdale, NJ: Erlbaum.

Cohen, J. (1992). A power primer. *Psychological Bulletin*, 112, 155 – 159.

Conner, M. (2010). Cognitive determinants of health behavior. In A. Steptoe (Ed.), *Handbook of behavioral medicine: Methods and applications* (pp. 19 – 30). New York, NY: Springer.

Conner, M., & Armitage, C. J. (1998). Extending the theory of planned behavior: A review and avenues for further research. *Journal of Applied Social Psychology*, 28, 1429 – 1464.

Conner, M., & Sparks, P. (2005). Theory of planned behaviour and health behaviour. In M. Conner & P. Norman (Eds.), *Predicting health behaviour: Research and practice with social cognition models* (pp. 170 – 222). Maidenhead, Berkshire: Open University Press.

Cooke, R., & French, D. P. (2008). How well do the theory of reasoned action and theory of planned behaviour predict intentions and attendance at screening programmes? A meta – analysis. *Psychology and Health*, 23, 745 – 765.

Cooke, R., Dahdah, M., Norman, P., & French, D. P. (2016). How well does the theory of planned behaviour predict alcohol consumption? A systematic review and meta – analysis. *Health Psychology Review*, 10, 148 – 167.

Cummings, K. M., Jette, A. M., Brock, B. M., & Haefner, D. P. (1979). Psychosocial determinants of immunization behavior in a swine influenza campaign. *Medical Care*, 17, 639 – 649.

de Visser, R. O., & Smith, A. M. A. (2004). Which intention? Whose intention? Condom use and theories of individual decision making. *Psychology, Health & Medicine*, 9, 193 – 204.

DiMatteo, M. R., Haskard, K. B., & Williams, S. L. (2007). Health beliefs, disease severity, and patient adherence: A meta – analysis. *Medical Care*, 45, 521 – 528.

Downing – Matibag, T. M., & Geisinger, B. (2009). Hooking up and sexual risk taking among college students: A health belief model perspective. *Qualitative Health Research*, 19, 1196 – 1209.

Downs, D. S., & Hausenblas, H. A. (2005). The theories of reasoned action and planned behavior applied to exercise: A meta – analytic update. *Journal of Physical Activity and Health*, 2, 76 – 97.

Drossaert, C. H. C., Boer, H., & Seydel, E. R. (2003). Prospective study on the determinants of repeat attendance and attendance patterns in breast cancer screening using the theory of planned behaviour. *Psychology and Health*, 18, 551 – 565.

Ersin, F. , & Bahar, Z. (2011). Effect of health belief model and health promotion model on breast cancer early diagnosis behavior: A systematic review. *Asian Pacific Journal of Cancer Prevention*, 12, 2555 – 2562.

Fall, E. , Izaute, M. , & Chakroun – Baggioni, N. (2018). How can the health belief model and self – determination theory predict both influenza vaccination and vaccination intention? A longitudinal study among university students. *Psychology & Health*, 33, 746 – 764.

Farooqui, M. , Hassali, M. A. , Knight, A. , Shafie, A. A. , Farooqui, M. A. , Saleem, F. , ... & Aljadhey, H. (2013). A qualitative exploration of Malaysian cancer patients' perceptions of cancer screening. *BMC Public Health*, 13, 48.

Farquharson, L. , Noble, L. M. , Barker, C. , & Behrens, R. H. (2004). Health beliefs and communication in the travel clinic consultation as predictors of adherence to malaria chemoprophylaxis. *British Journal of Health Psychology*, 9, 201 – 217.

Fife – Schaw, C. , Sheeran, P. , & Norman, P. (2007). Simulating behaviour change interventions based on the theory of planned behaviour: Impacts on intention and action. *British Journal of Social Psychology*, 46, 43 – 68.

Fishbein, M. (1967). *Readings in attitude theory and measurement.* New York: Wiley.

Fishbein, M. (1990). AIDS and behavior change: An analysis based on the theory of reasoned action. *Interamerican Journal of Psychology*, 24, 37 – 56.

Fishbein, M. (2007). A reasoned action approach: Some issues, questions, and clarifications. In I. Ajzen, D. Albarracin, & R. Hornik (Eds.), *Prediction and change of health behavior: Applying the reasoned action approach* (pp. 281 – 296). Hillsdale, NJ: Lawrence Erlbaum Associates.

Fishbein, M. , & Ajzen, I. (1975). *Belief, attitude, intention, and behavior: An introduction to theory and research.* Reading, MA: Addison – Wesley.

Fishbein, M. , & Ajzen, I. (2010). *Predicting and changing behavior: The reasoned action approach.* New York, NY: Psychology Press.

Fishbein, M. , & Cappella, J. N. (2006). The role of theory in developing effective health communications. *Journal of Communication*, 56, S1 – S17.

Fishbein, M. , Von Haeften, I. , & Appleyard, J. (2001). The role of theory in developing effective interventions: Implications from Project SAFER. *Psychology, Health & Medicine*, 6, 223 – 238.

Gauld, C. S. , Lewis, I. , & White, K. M. (2014). Concealing their communication: Exploring psychosocial predictors of young drivers' intentions and engagement in concealed texting. *Accident Analysis & Prevention*, 62, 285 – 293.

Gerend, M. A. , & Shepherd, J. E. （2012）. Predicting human papillomavirus vaccine uptake in young adult women: Comparing the health belief model and theory of planned behavior. *Annals of Behavioral Medicine*, 44, 171 – 180.

Glanz, K. , Marcus Lewis, F. , & Rimer, B. K. （1997）. Linking theory, research, and practice. In K. Glanz, F. Marcus Lewis, & B. K. Rimer （Eds. ）, *Health behavior and health education: Theory, research, and rractice* （pp. 19 – 35）. San Francisco: Jossey Bass.

Glanz, K. , Rimer, B. K. , & Viswanath, K. （2008）. *Health behavior and health education: Theory, research and practice.* San Francisco, CA: Jossey – Bass.

Godin, G. , & Kok, G. （1996）. The theory of planned behavior: A review of its applications to health – related behaviors. *American Journal of Health Promotion*, 11, 87 – 98.

Godin, G. , Gagné, C. , Maziade, J. , Moreault, L. , Beaulieu, D. , & Morel, S. （2001）. Breast cancer: The intention to have a mammography and a clinical breast examination – application of the theory of planned behavior. *Psychology and Health*, 16, 423 – 441.

Grady, K. E. , Kegeles, S. S. , Lund, A. K. , Wolk, C. H. , & Farber, N. J. （1983）. Who volunteers for a breast self – examination program? Evaluating the bases for self – selection. *Health Education Quarterly*, 10, 79 – 94.

Graham, M. E. （2002）. Health beliefs and self breast examination in black women. *Journal of Cultural Diversity*, 9, 49 – 55.

Gratton, L. , Povey, R. , & Clark – Carter, D. （2007）. Promoting children's fruit and vegetable consumption: Interventions using the theory of planned behaviour as a framework. *British Journal of Health Psychology*, 12, 639 – 650.

Guo, J. L. , Wang, T. F. , Liao, J. Y. , & Huang, C. M. （2016）. Efficacy of the theory of planned behavior in predicting breastfeeding: Meta – analysis and structural equation modeling. *Applied Nursing Research*, 29, 37 – 42.

Guo, Q. , Johnson, C. A. , Unger, J. B. , Lee, L. , Xie, B. , Chou, C. P. , ... & Pentz, M. （2007）. Utility of the theory of reasoned action and theory of planned behavior for predicting Chinese adolescent smoking. *Addictive Behaviors*, 32, 1066 – 1081.

Hackman, C. L. , & Knowlden, A. P. （2014）. Theory of reasoned action and theory of planned behavior – based dietary interventions in adolescents and young adults: A systematic review. *Adolescent Health, Medicine and Therapeutics*, 5, 101 – 114.

Haefner, D. P. , & Kirscht, J. P. （1970）. Motivational and behavioral effects of modifying health beliefs. *Public Health Reports*, 85, 478 – 484.

Hagger, M. S. , Chan, D. K. C. , Protogerou, C. , & Chatzisarantis, N. L. D. （2016）.

Using meta – analytic path analysis to test theoretical predictions in health behavior: An illustration based on meta – analyses of the theory of planned behavior. *Preventive Medicine*, 89, 154 – 161.

Hagger, M. S. , Chatzisarantis, N. L. , & Biddle, S. J. (2002). A meta – analytic review of the theories of reasoned action and planned behavior in physical activity: Predictive validity and the contribution of additional variables. *Journal of Sport and Exercise Psychology*, 24, 3 – 32.

Hanson, J. A. , & Benedict, J. A. (2002). Use of the health belief model to examine older adults' food – handling behaviors. *Journal of Nutrition Education and Behavior*, 34, S25 – S30.

Hardeman, W. , Johnston, M. , Johnston, D. , Bonetti, D. , Wareham, N. , & Kinmonth, A. L. (2002). Application of the theory of planned behaviour in behaviour change interventions: A systematic review. *Psychology and Health*, 17, 123 – 158.

Harrison, J. A. , Mullen, P. D. , & Green, L. W. (1992). A meta – analysis of studies of the health belief model with adults. *Health Education Research*, 7, 107 – 116.

Hausenblas, H. A. , Carron, A. V. , & Mack, D. E. (1997). Application of the theories of reasoned action and planned behavior to exercise behavior: A meta – analysis. *Journal of Sport and Exercise Psychology*, 19, 36 – 51.

Hochbaum, G. M. (1958). *Public participation in medical screening programs: A sociopsychological study*. Washington, DC: US Government Printing Office.

Hochbaum, G. M. , Sorenson, J. R. , & Lorig, K. (1992). Theory in health education practice. *Health Education Quarterly*, 19, 295 – 313.

Humphreys, A. S. , Thompson, N. J. , & Miner, K. R. (1998). Assessment of breastfeeding intention using the transtheoretical model and the theory of reasoned action. *Health Education Research*, 13, 331 – 341.

Janz, N. K. , & Becker, M. H. (1984). The health belief model: A decade later. *Health Education & Behavior*, 11, 1 – 47.

Jia, Y. , Fu, H. , Gao, J. , Dai, J. , & Zheng, P. (2018). The roles of health culture and physical environment in workplace health promotion: A two – year prospective intervention study in China. *BMC Public Health*, 18, 457.

Jones, C. J. , Smith, H. , & Llewellyn, C. (2014). Evaluating the effectiveness of health belief model interventions in improving adherence: A systematic review. *Health Psychology Review*, 8, 253 – 269.

Jones, C. L. , Jensen, J. D. , Scherr, C. L. , Brown, N. R. , Christy, K. , & Weaver, J. (2015). The health belief model as an explanatory framework in communication research: Exploring parallel, serial, and moderated mediation. *Health Communication*, 30, 566 – 576.

Jones, P. K., Jones, S. L., & Katz, J. (1987). Improving compliance for asthmatic patients visiting the emergency department using a health belief model intervention. *Journal of Asthma*, 24, 199 – 206.

Julinawati, S., Cawley, D., Domegan, C., Brenner, M., & Rowan, N. J. (2013). A review of the perceived barriers within the health belief model on pap smear screening as a cervical cancer prevention measure. *Journal of Asian Scientific Research*, 3, 677 – 692.

Kamimura, A., Nourian, M. M., Jess, A., Chernenko, A., Assasnik, N., & Ashby, J. (2016). Perceived benefits and barriers and self – efficacy affecting the attendance of health education programs among uninsured primary care patients. *Evaluation and Program Planning*, 59, 55 – 61.

Karimi – Shahanjarini, A., Rashidian, A., Omidvar, N., & Majdzadeh, R. (2013). Assessing and comparing the short – term effects of TPB only and TPB plus implementation intentions interventions on snacking behavior in Iranian adolescent girls: A cluster randomized trial. *American Journal of Health Promotion*, 27, 152 – 161.

Kashima, Y., & Gallois, C. (1993). The theory of reasoned action and problem – focused research. In D. J. Terry, C. Gallois, & M. McCamish (Eds.), *The theory of reasoned action: Its application to AIDS prevention behavior* (pp. 207 – 226), New York: Pergamon.

Keesling, B., & Friedman, H. S. (1987). Psychosocial factors in sunbathing and sunscreen use. *Health Psychology*, 6, 477 – 493.

Kenski, K., Appleyard, J., Von Haeften, I., Kasprzyk, D., & Fishbein, M. (2001). Theoretical determinants of condom use intentions for vaginal sex with a regular partner among male and female injecting drug users. *Psychology, Health & Medicine*, 6, 179 – 190.

Khorsandi, B., Khakbazan, Z., Mahmoodzadeh, H. A., Haghani, H., Farnam, F., & Damghanian, M. (2019). Self – efficacy of the first – degree relatives of patients with breast cancer in the prevention of cancer: Using the health belief model. *Journal of Cancer Education*, 1 – 6.

Kirscht, J. P. (1974). The health belief model and illness behavior. *Health Education Monographs*, 2, 387 – 408.

Kleier, J. A. (2004). Using the health belief model to reveal the perceptions of Jamaican and Haitian men regarding prostate cancer. *Journal of Multicultural Nursing & Health*, 10, 41 – 48.

Lajunen, T., & Räsänen, M. (2004). Can social psychological models be used to promote bicycle helmet use among teenagers? A comparison of the health belief model, theory of planned behavior and the locus of control. *Journal of Safety Research*, 35, 115 – 123.

Madden, T. J., Ellen, P. S., & Ajzen, I. (1992). A comparison of the theory of planned behavior and the theory of reasoned action. *Personality and Social Psychology Bulletin*, 18, 3 – 9.

Maes, C. A., & Louis, M. (2003). Knowledge of AIDS, perceived risk of AIDS, and at – risk sexual behaviors among older adults. *Journal of the American Academy of Nurse Practitioners*, 15, 509 – 516.

Manning, M. (2009). The effects of subjective norms on behaviour in the theory of planned behaviour: A meta – analysis. *British Journal of Social Psychology*, 48, 649 – 705.

Mantler, T. (2013). A systematic review of smoking Youths' perceptions of addiction and health risks associated with smoking: Utilizing the framework of the health belief model. *Addiction Research & Theory*, 21, 306 – 317.

McEachan, R. R. C., Conner, M., Taylor, N. J., & Lawton, R. J. (2011). Prospective prediction of health – related behaviours with the theory of planned behaviour: A meta – analysis. *Health Psychology Review*, 5, 97 – 144.

McMaster, C., & Lee, C. (1991). Cognitive dissonance in tobacco smokers. *Addictive Behaviors*, 16, 349 – 353.

Mo, P. K. H., & Lau, J. T. F. (2015). Influenza vaccination uptake and associated factors among elderly population in Hong Kong: The application of the health belief model. *Health Education Research*, 30, 706 – 718.

Montanaro, E. A., & Bryan, A. D. (2014). Comparing theory – based condom interventions: Health belief model versus theory of planned behavior. *Health Psychology*, 33, 1251.

Montaño, D. E. & Kasprzyk, D. (2008). Theory of reasoned action, theory of planned behavior, and the integrated behavioral model. In K. Glanz, F. M. Lewis, & B. K. Rimer (Eds.), *Health behavior and health education: Theory, research and practice* (pp. 67 – 96). San Francisco: Jossey – Bass Publishers.

Noar, S. M., Chabot, M., & Zimmerman, R. S. (2008). Applying health behavior theory to multiple behavior change: Considerations and approaches. *Preventive Medicine*, 46, 275 – 280.

Noar, S. M., & Zimmerman, R. S. (2005). Health behavior theory and cumulative knowledge regarding health behaviors: Are we moving in the right direction? . *Health Education Research*, 20, 275 – 290.

Norman, P. (1995). Applying the health belief model to the prediction of attendance at health checks in general practice. *British Journal of Clinical Psychology*, 34, 461 – 470.

Norman, P., & Conner, M. (1993). The role of social cognition models in predicting attendance at health checks. *Psychology and Health*, 8, 447 – 462.

Orji, R., Vassileva, J., & Mandryk, R. (2012). Towards an effective health interventions design: An extension of the health belief model. *Online Journal of Public Health Informatics*, 4.

Paek, H. J., Oh, H. J., & Hove, T. (2012). How media campaigns influence children's physical activity: Expanding the normative mechanisms of the theory of planned behavior. *Journal of Health Communication*, 17, 869 – 885.

Peretti – Watel, P., Constance, J., Guilbert, P., Gautier, A., Beck, F., & Moatti, J. P. (2007). Smoking too few cigarettes to be at risk? Smokers' perceptions of risk and risk denial, a French survey. *Tobacco Control*, 16, 351 – 356.

Quine, L., Rutter, D. R., & Arnold, L. (1998). Predicting and understanding safety helmet use among schoolboy cyclists: A comparison of the theory of planned behaviour and the health belief model. *Psychology and Health*, 13, 251 – 269.

Randall, D. M., & Wolff, J. A. (1994). The time interval in the intention – behaviour relationship: Meta – analysis. *British Journal of Social Psychology*, 33, 405 – 418.

Record, R. A. (2017). Tobacco – free policy compliance behaviors among college students: A theory of planned behavior perspective. *Journal of Health Communication*, 22, 562 – 567.

Reece, M. (2003). HIV – related mental health care: Factors influencing dropout among low – income, HIV – positive individuals. *AIDS Care*, 15, 707 – 716.

Reppucci, J. D., Revenson, T. A., Aber, M., & Reppucci, N. D. (1991). Unrealistic optimism among adolescent smokers and nonsmokers. *Journal of Primary Prevention*, 11, 227 – 236.

Rimer, B., & Glanz, K. (2005). *Theory at a glance: A guide for health promotion practice.* Bethesda, MD: U. S. Dept. of Health and Human Services, Public Health Service, National Institutes of Health, National Cancer Institute.

Rogers, R. W., & Prentice – Dunn, S. (1997). *Protection motivation theory.* New York: Plenum.

Rosenstock, I. M. (1960). What research in motivation suggests for public health. *American Journal of Public Health and the Nation's Health*, 50, 295 – 302.

Rosenstock, I. M. (1966). Why people use health services. *Milbank Memorial Fund Quarterly*, 44, 94 – 124.

Rosenstock, I. M. (1974). The health belief model and preventive health behavior. *Health Education Monographs*, 2, 354 – 386.

Rosenstock, I. M. (1990). The health belief model: Explaining health behavior through expectancies. In K. Glanz, F. M. Lewis, & B. K. Rimer (Eds.), *Health behavior and health edu-*

cation: *Theory, research and practice* (pp. 39 – 62). San Francisco: Jossey – Bass.

Rosenstock, I. M. , Strecher, V. J. , & Becker, M. H. (1988). Social learning theory and the health belief model. *Health Education Quarterly*, 15, 175 – 183.

Sankar, A. , Nevedal, A. , Neufeld, S. , Berry, R. , & Luborsky, M. (2011). What do we know about older adults and HIV? A review of social and behavioral literature. *AIDS Care*, 23, 1187 – 1207.

Saywell, R. M. , Champion, V. L. , Zollinger, T. W. , Maraj, M. , Skinner, C. S. , Zoppi, K. A. , & Muegge, C. M. (2003). The cost effectiveness of 5 interventions to increase mammography adherence in a managed care population. *American Journal of Managed Care*, 9, 33 – 44.

Schwarzer, R. (1992) Self – efficacy in the adoption and maintenance of health behaviours: Theoretical approaches and a new model. In R. Schwarzer (Ed.), *Self – efficacy: Thought control of action* (pp. 217 – 242). Washington, DC: Hemisphere.

Sharma, M. , & Kanekar, A. (2007). Theory of reasoned action & theory of planned behavior in alcohol and drug education. *Journal of Alcohol and Drug Education*, 51, 3 – 7.

Sheeran, P. , & Taylor, S. (1999). Predicting intentions to use condoms: A meta – analysis and comparison of the theories of reasoned action and planned behavior. *Journal of Applied Social Psychology*, 29, 1624 – 1675.

Sim, S. W. , Moey, K. S. P. , & Tan, N. C. (2014). The use of facemasks to prevent respiratory infection: A literature review in the context of the Health Belief Model. *Singapore Medical Journal*, 55, 160 – 167.

Şimşekoğlu, Ö. , & Lajunen, T. (2008). Social psychology of seat belt use: A comparison of theory of planned behavior and health belief model. *Transportation Research Part F: Traffic Psychology and Behaviour*, 11, 181 – 191.

Spiegel, S. A. , & Foulk, D. (2006). Reducing overweight through a multidisciplinary school – based intervention. *Obesity*, 14, 88 – 96.

Srithongklang, W. , Panithanang, B. , Kompor, P. , Pengsaa, P. , Kaewpitoon, N. , Wakkhuwatapong, P. , & Kaewpitoon, S. J. (2018). Effect of educational intervention based on the health belief model and self – efficacy in promoting preventive behaviors in a cholangiocarcinoma screening group. *Journal of Cancer Education*, 1 – 8.

Stacy, R. D. , & Loyd, B. H. (1990). An investigation of beliefs about smoking among diabetes patients: Information for improving cessation efforts. *Patient Education and Counseling*, 15, 181 – 189.

Starfelt Sutton, L. C. , & White, K. M. (2016). Predicting sun – protective intentions and behaviours using the theory of planned behaviour: A systematic review and meta – analy-

sis. Psychology & Health, 31, 1272 – 1292.

Steadman, L., & Rutter, D. R. (2004). Belief importance and the theory of planned behaviour: Comparing modal and ranked modal beliefs in predicting attendance at breast screening. *British Journal of Health Psychology*, 9, 447 – 463.

Stroebe, V. (2000). *Social psychology and health*. Buckingham: Open University Press.

Sun, J., Buys, N., & Wang, X. (2013). Effectiveness of a workplace – based intervention program to promote mental health among employees in privately owned enterprises in China. *Population Health Management*, 16, 406 – 414.

Swanson, V., & Power, K. G. (2005). Initiation and continuation of breastfeeding: Theory of planned behaviour. *Journal of Advanced Nursing*, 50, 272 – 282.

Tanner – Smith, E. E., & Brown, T. N. (2010). Evaluating the health belief model: A critical review of studies predicting mammographic and pap screening. *Social Theory & Health*, 8, 95 – 125.

Tarkang, E. E., & Zotor, F. B. (2015). Application of the health belief model (HBM) in HIV prevention: A literature review. *Central African Journal of Public Health*, 1, 1 – 8.

Tavafian, S. S., Aghamolaei, T., Gregory, D., & Madani, A. (2011). Prediction of seat belt use among Iranian automobile drivers: Application of the theory of planned behavior and the health belief model. *Traffic Injury Prevention*, 12, 48 – 53.

Tiwari, A., Fong, D. Y. T., Yuen, K. H., Yuk, H., Pang, P., Humphreys, J., & Bullock, L. (2010). Effect of an advocacy intervention on mental health in Chinese women survivors of intimate partner violence: A randomized controlled trial. *Jama*, 304, 536 – 543.

Topa, G., & Moriano, J. A. (2010). Theory of planned behavior and smoking: Meta – analysis and SEM model. *Substance Abuse and Rehabilitation*, 1, 23 – 33.

Tsorbatzoudis, H. (2005). Evaluation of a planned behavior theory – based intervention programme to promote healthy eating. *Perceptual and Motor Skills*, 101, 587 – 604.

van Puymbroeck, M., Burk, B. N., Shinew, K. J., Kuhlenschmidt, M. C., & Schmid, A. A. (2013). Perceived health benefits from yoga among breast cancer survivors. *American Journal of Health Promotion*, 27, 308 – 315.

von Haeften, I., & Kenski, K. (2001). Multi – partnered heterosexuals' condom use for vaginal sex with their main partner as a function of attitude, subjective norm, partner norm, perceived behavioural control and weighted control beliefs. *Psychology, Health & Medicine*, 6, 165 – 177.

Wang, M. Q. (2001). Social environmental influences on adolescents' smoking progression. *American Journal of Health Behavior*, 25, 418 – 425.

Weinberger, M. , Greene, J. Y. , Mamlin, J. J. , & Jerin, M. J. (1981). Health beliefs and smoking behavior. *American Journal of Public Health*, 71, 1253 – 1255.

Weinrich, S. , Holdford, D. , Boyd, M. , Creanga, D. , Cover, K. , Johnson, A. , ... & Weinrich, M. (1998). Prostate cancer education in African American churches. *Public Health Nursing*, 15, 188 – 195.

Weinstein, N. D. (1993). Testing four competing theories of health – protective behavior. *Health Psychology*, 12, 324 – 333.

Weinstein, N. D. (2001). Smokers' recognition of their vulnerability to harm. In P. Slovic (Ed.), *Smoking: Risk, perception, and policy* (pp. 81 – 96). Thousand Oaks, CA: Sage.

Witte, K. , Stokols, D. , Ituarte, P. , & Schneider, M. (1993). Testing the health belief model in a field study to promote bicycle safety helmets. *Communication Research*, 20, 564 – 586.

Wu, H. , Chen, J. , Zou, L. , Zheng, L. , Zhang, W. , Meng, Z. , ... & Sun, X. (2016). Community – based interventions to enhance knowledge, protective attitudes and behaviors towards canine rabies: Results from a health communication intervention study in Guangxi, China. *BMC Infectious Diseases*, 16, 701.

Wurtele, S. K. , Roberts, M. C. , & Leeper, J. D. (1982). Health beliefs and intentions: Predictors of return compliance in a tuberculosis detection drive. *Journal of Applied Social Psychology*, 12, 128 – 136.

Yep, G. A. (1993). HIV prevention among Asian – American college students: Does the health belief model work? *Journal of American College Health*, 41, 199 – 205.

Zimmerman, R. S. , & Vernberg, D. (1994). Models of preventative health behavior: Comparison, critique, and meta – analysis. In G. Albrecht (Ed.), *Advances in medical sociology, health behavior models: A reformulation* (pp. 45 – 67). Greenwich, CT: JAI Press.

Zimmerman, R. S. , & Vernberg, D. (1994). Models of preventive health behavior: Comparison, critique, and meta – analysis. *Advances in Medical Sociology*, 4, 45 – 67.

第二节 问卷调查法

一、引言

问卷调查是目前最常见的社会科学的调查方法之一，它是一种以问卷的形式对数据进行收集的调查方法。该方法使用标准化的问卷对个体进行调查，以获取个人对人类活动的感知、态度、行为等数据。问卷调查法有效地拓展了新闻传播研究的数据获取途径，与其他数据类型（如访谈材料，媒体内容）相比，利用问卷调查法收集到的数据具有经济性、准确性、结构性、可量化、匿名化等多种优势，借助问卷调查法可以迅速收集到关于某个群体丰富且详细的信息，帮助我们更加全面地认识和了解复杂的社会现象。因此，问卷调查法已经被广泛运用于国内外的健康传播研究中，其主要考察个体的健康行为以及媒体对个体健康行为的影响。

从目前情况来看，虽然越来越多的社会科学研究使用问卷调查的方法来收集数据资料。但问卷调查法并不像表面上看起来那样简单，研究者在运用问卷调查法的过程中存在的一些问题也需要引起重视。如果对这些问题置之不理，不仅会造成收集的数据质量低下，进而影响具体的调查效果，还会降低人们对问卷调查法的总体信任感。而导致这些问题的原因，一方面在于研究者对具体方法、程序的掌握与运用不恰当、不熟练；另一方面，研究者对与这些具体操作方法和相关的方法论背景缺乏全面的了解。

从新闻传播学科的角度出发，对于问卷调查研究在中国的运用存在着两种观点。一种观点认为问卷调查法在实证研究中占有主流地位，是一套比较完整的、具体的、可操作的研究方法（郑晶晶，2014）。另一种观点则与之完全相反，一些学者质疑调查研究的质量，批判其忽视了对现象背后本质的解释，对之持比较负面的评价。这可能是因为中国大多数新闻传播学者采用的是批判的研究范式，在他们转向实证研究的过程中可能存在着诸多的问题和阻碍。学者们对问卷调查法的批评大致可以概括为缺乏研究规范、技术不完善和缺乏理论意识这三个方面。刘海龙（2008）认为，国内对西方传播学的引入仅仅是接受了工具而不关心理论。陈韬文（2008）也指出，国内外学者关于中国新闻传播研究的共识——缺乏研究规范。当然这些学者的批判并不是针对调查问卷法本身，他们指出的恰恰是当前中国新闻传播学者在问卷调查法实证运用上的不足。基于此，倘若想要对新媒体时代催生出的各种网络风险行为进行比较全面的探索，就有必要系统地认识和掌握问卷调查法。加强对问卷调查方法的应用也将有助于从微观视角加深对"人媒关系"的科学认识。

问卷调查方法需要通过相对程式化的一组操作程序来设计和开展。任何研究者只需熟悉并掌握这一程序，均可以使用它来服务于眼下的研究。

此外，问卷调查法也有其特定的方法论背景和理论依据，了解这些内容能够帮助研究者更好地开展问卷调查研究。因此，本节将首先对问卷调查的程序及步骤进行详细阐述；然后，进一步讨论其方法论背景和理论依据；最后，基于新媒体时代，探讨问卷调查法在研究网络风险行为时的机遇和挑战。

二、问卷调查法的程序

问卷调查过程通常包括六个步骤，分别为研究问题的确定、抽样方案的制定（设计）、问卷内容的设计、调查过程的实施、数据的收集（处理）与分析、研究论文或调查报告的撰写（金永进等，2012）。我们将在随后的部分对四个核心程序进行详细讨论。

（一）确定研究问题

问卷调查的目的是由研究问题所决定的，研究问题在问卷的设计中具有极为重要的作用。它不但决定问卷所呈现的内容与形式，还决定了所需调查的内容及数据，方便研究过程中的数据收集（袁芳，1997）。因此，问卷调查法所需进行的第一个步骤就是确定研究问题，并清晰地认识研究目的。

问卷调查并不适合于所有的研究。在使用问卷调查法进行社会调查之前，我们首先要了解问卷调查法适用于什么样的议题，了解在怎样的情况下、研究何种问题时可以使用问卷调查法来开展调研。描述性、解释性或探索性的研究问题都比较适合使用问卷调查法进行探索（Babbie，1986）。研究者既可以利用问卷获取研究对象的具体信息，从总体上了解和描述研究对象在某些方面的特点和情况，也可以依据理论和假设以设计指向性明确的问题，探索社会现象之间的相关和因果关系，对复杂的社会现象做出解释。

问卷调查通常以一个独立的个人为研究单位，个人是被调查者或信息提供者（Babbie，1986）。因此，即使我们把社会关系，如友情作为分析单位，调查问卷也必须由个人来填写。另外，问卷调查法便于观察大样本的情况，严格的概率抽样可以获得具有代表性的样本，对这些样本的观察可以在一定程度上反映和推断出整体特征。严谨、标准化的问卷能保证从受访者处获得统一形式的数据，便于对总体状况以及变量间的关系进行考察（Babbie，1986）。在新闻传播学，特别是健康传播研究中，问卷调查法经常被运用于解决解释性的研究问题，测量受访者的媒体使用情况、对特定健康行为的态度、认知和行为意向等，然后进一步使用统计分析来探讨变量之间的关系。以疫苗注射行为为例，问卷调查法经常被运用于考察媒体中的相关信息如关注对个人疫苗注射的态度和行为的影响。

（二）抽样方案设计

确定研究问题之后，研究者应开始对问卷调查的抽样方案进行设计。一份完整的抽样方案应该清晰地规划好使用何种问卷收集方法、选取什么样的抽样方式以及编制抽样框，并综合考虑总体规模、估计的精确要求以及研究者所需要承担的人力、时间和经费等成本，对将要收集的样本量进行估算。

根据问卷的收集方法来对问卷调查进行分类，主要可以分为两类：自填式问卷调查法与结构化访谈法。其中，自填问卷法可分为个别发送法、集中填写法、邮件填写法和网络调查法，结构化访问法可分为当面调查法和电话访问法（冯晓天，2018）。目前，当面调查和在线调查是最常用的问卷收集方法。面访调查能够加强调查者与被访者之间的互动交流、增进彼此之间的理解与信任、还能提高应答率，获得质量较高的信息。但该方法调查成本相对较高、对调查者素质有着严格的要求，且耗时长、匿名性差、对空间有所限制，不易获得不同地理空间的数据。相反，网络调查的成本相对较低、回收速度快，也具有匿名性、无时间空间的限制等特点；但网络调查也有其自身的缺点，即无法保证问卷回收的质量，且样本的代表性非常有限。在新闻传播领域，特别是新媒体研究中，网络调查已经成为最主流的问卷收集方法。近年来随着信息传播技术的发展，一些研究还使用了电脑辅助电话调查的方法来收集数据。该方法能快速有效地收集数据资料，有利于控制调查过程、方便监督和管理调查员，而且容易收集到一定范围内的概率样本数据，但也可能出现应答率低、调查时间受限、问卷的可视性差、成本高等问题。对于一些敏感或者较为隐私的话题的调查也不适合使用电话调查法来进行。总而言之，每种问卷收集方式都有其相应的优点和缺点，研究者应结合调查目的及其所需要的样本情况来选择最适合的问卷收集方法。

问卷调查的抽样方法可被分为两类，即概率抽样和非概率抽样。概率抽样是指按照随机原则从目标人群中抽取样本，以确保在人群中选择的每一个样本的概率相等，计算出该样本适合人群的程度，并对目标人群进行统计推断，包括简单随机抽样、分层抽样、整群抽样等。非概率抽样则主要以研究者自身经验或调查方便性为依据，而不是按照随机原则来选取样本，包括方便抽样、配额抽样和滚雪球抽样等。如果调查的目的仅仅是想对一个问题进行初步的探索以便为后续的研究找到一些启发，而不是从样本推断总体的某些特征，那么就可以使用非概率抽样。虽然这样样本无法代表总体，但有利于研究者初步了解一些信息，且操作简单方便。此外，对于中国、印度等人口大国，如果我们的目标是全体人口，在没有非常充裕的经费支持情况下，我们也很难做到概率抽样。因此，如果研究的目的并不是考察现象或行为的发生率，而是基于理论考察变量之间的关系，那么通常也可以使用非概率抽样来获取样本。

抽样箱，又称抽样类别，是指包含所有人口单位及其主要特征的框架。为了确保样本对总体具有一定的代表性，比较理想的抽样框架需尽可能达到样本与目标总体的一致性。值得注意的是，根据样本所得的结论只能代表构成样本框的要素组成的总体，不能推广至其他总体。

此外，设计抽样方案的重要组成部分之一是确定适当的样本量。样本量主要受抽样方法、精度要求、总体方差、调查经费等因素的影响。例如在简单随机抽样中，样本量 n 的计算公式为：

$$n = \frac{NZ^2S^2}{Nd^2 + Z^2S^2}$$

公式中，n 为样本量；d 为绝对误差限度；Z 为置信水平对应值；N 为总体规模；S^2 为总体方差。这里需要说明的是，总体方差 S^2 的值通常需要依据预调查结果、专家经验判断或以往的相关调查结果经验进行合理估算。

（三）问卷内容设计与问卷调查过程

问卷的设计主要包括以下的三个步骤：探索性工作、设计初稿和问卷的试用与修改（Fengxiotian，1993）。探索工作是问卷设计的第一步，研究者可以围绕研究问题与一些研究对象进行访谈，在此过程中注意观察研究对象的行为和态度，根据回答者的情况可以修改语言、精炼提问题的方式，为后续的问卷设计工作奠定基础。当然，在很多情况下，社会科学研究者会使用前人的量表来测量一些具体的变量。但是由于文化或者语境的差异，这些量表可能需要进行修改，这时探索性工作将能够帮助研究者有针对性地对量表进行调整。

在探索性工作完成后，研究者便可以开始对问卷初稿进行设计。其主要内容是问题与答案。从形式上看，有三种类型的问卷：第一类是"开放式问卷"，只设问题，不提供答案，允许人们自由回答；第二类是对每个问题给出几个可供选择的答案，在这种"封闭式问卷"中，被调查者只能对其中一个答案进行选择；第三类便是"复合式问卷"，在此类问卷中包括了部分封闭性问题和部分开放性问题。"开放式问卷"得到的答案虽然内容丰富，但无法对其进行量化，难以进行统计分析；因此在实际应用中，"封闭式问卷"被最广泛的使用。封闭式的问题填答方便、省时省力，但被访者只能基于研究者所提供的选项来回答，如果研究者对特定现象没有深入了解，那么他们所提供的结构式回答很可能会忽略一些重要的答案。此外，在对封闭性问题的答案进行设计时，需要遵循两个原则，即穷尽性与互斥性。首先，封闭性问题中提供的诸项答案，要详尽无缺，各种情况都能找到对应的答案，为了实现这一原则，一般问卷会在给出常见的几个答案之后设置一个"其它"选项以供选择；其次，答案的分类必须是互相排斥的，每种情况只能找到唯一对应的答案，不能出现两个及两个以上的选项有重叠的情况。

在进行问卷设计时，还需注意问卷中的结构、词语。在结构上应将比较简单的问题和能够引起人们兴趣的题放在前面，将个人背景资料和需要受访者进行思考再回答的问题放在后面。在用词方面也有一些问题须要注意：首先，问题的呈现需简洁明了，不要使用被调查者不理解的词语，特别是在针对儿童或青少年的问卷中，要确保被调查者能够理解问卷的内容；其次，问题的设计还应该尽量避免让人产生误解和歧义，比如带有否定词的问题尤其容易让人误解，因此应该尽量避免使用。同样，带有倾向性的问题和词语的使用也应该引起注意，例如这一问题表述：如果提到"帮助残疾人"就可能比"提供基本生活保障"获得更多的公众支持。

从新闻传播研究的角度来看，按照性质划分调查问卷要收集的资料，通常可以分为以下几类：人口统计学指标，如性别、年龄、家庭收入、受教育程度、宗教信仰、职业等；媒介使用的测量，如各类媒体（如传统媒体或社交媒体）的使用频率、个人对不同媒体的特定信息的关注度、媒介参与的程度等；传播效果测量，这类指标通常包括对某些信息的认知程度、理解程度，个人对某一特定行为和现象的意见、态度、行为等。值得注意的是，这类指标不能通过直接提问某种媒体的使用对受访者有多大影响来获得，而必须用间接的方式询问并进行统计分析后得出。因为对于影响程度这类抽象的问题，被访者自身也很难给出准确的评估。

问卷设计完毕后应避免马上投入使用，而要对设计好的问卷进行多次试用与修改。因为问卷设计是否合理会直接影响调查的准确性，而且不管研究者设计得多认真、仔细，问卷还是有出现错误的可能性，比如问题过于模糊、受访者无法理解等。因此，在收集数据之前，有必要对问卷进行尝试（袁芳，1997）。

（四）数据处理分析

在数据处理阶段，应先将问卷录入如 SPSS、SAS、Stata 等统计软件中，一些线上调查可能会直接生成相关的分析文件，此时需要对变量名、变量类型、案例数等基本信息进行核对，避免出现错误。此外，还需对数据的异常值进行筛查、处理缺失值和检验数据的逻辑一致性，方可对数据进行分析，通常有下面两个主要的工作要做。

描述统计分析。主要任务是对调查中获得的大量无序数据进行整理和分类，以探索这些数据的内在规律性，通常包括变量的集中趋势、离散趋势和正态分布分析。

推断统计分析。推断统计可以探索不同变量之间的关系，如互联网使用时长与网络沉迷之间的关系，第三人感知与媒介审查的支持程度之间的关系，父母调解与网络欺凌行为的关系等。进行推断统计分析的方法有皮尔逊相关、方差分析、回归分析等多种方式，它们各有一定的适用范围。但需要注意的是，基于横截面数据的推断统计只能考察变量之间的相关关系或影响关系，却不能揭示其中的因果关系。一般说来，要探讨变量之间的因果关系，其资料之间必须具备可比性，即时间前后的纵向比较。

三、问卷调查的方法论背景

由具体方法和技术、研究方法和方法论共同组成了社会研究方法体系的有机体。方法论是指导研究的哲学基础或一般原则，研究方法是整个研究过程中的操作方法与程序。具体方法和技术包括一些数据收集和分析方法。问卷调查法是社会科学中一种特殊的研究方法。研究方法与方法论或是与具体的方法和技术之间均存在密切相关的内在联系（冯晓天，2018）。因此，问卷调查法也有着与之密切相连的方法论背景或基础。为了准确地描述和解释研究对象及现象，有必要熟悉和了解问卷调查的方法论背景。

问卷调查法究其根源是基于实证主义的方法论。实证主义主张跟上自然科学的步伐，用准确的数据来解释客观的社会现象。实证主义的代表人物涂尔干（Durkheim）认为，社会科学应该采取"价值中立"的原则，而不是对事物做出价值判断，只解释什么是社会现象。因此，在这种方法论的指导下，问卷调查法是一种从宏观角度出发，采用定量方法，以客观经验为基础，理解和解释社会现象的调查研究方法（冯晓天，1994）。问卷调查法的这种实证属性，使得抽样、问卷和定量分析成为调查研究的基本特征，也决定了问卷调查是一种适用于进行大规模的、定量研究的调查方法。

此外，厘清理论和问卷调查的关系，重视理论在调查研究过程中发挥的作用也是十分重要的。一方面，理论是问卷调查研究的基础和背景，为调查提供理论视野和概念框架，指导调查研究的方向，为调查结果提供解释；另一方面，调查研究也为理论的发展提供数据支撑，使研究者有机会在实践中证实、调整以及丰富理论框架。

在理论和各种研究假设的基础上，理论指导了问卷的设计和结果的分析与解释。在设计调查问卷时如果脱离了理论框架的指导，提出来的问题往往是空泛的、没有指向性的。用这样的问卷收集到的数据既可能缺少某些必要的资料，也可能收集到太多与研究目的无关的资料。一旦缺少必要的资料，就无法进行后续的分析工作，进而难以获得正确、全面的结论，而收集到大量的无用资料也会增加数据分析的负担。

在对数据进行分析过程中，理论也扮演着非常重要的角色。基于理论框架及其研究假设的指导，指标和变量将变得非常明确，数据分析阶段的任务对研究者来说也将变得具体和清晰。资料分析的主要任务是验证研究假设，而对研究假设的验证是对结果进行深入解释和讨论的依据，同时，解释和讨论结果也需要理论作为依据。因此，在理论的指导下能够比较容易地获得研究的最终结论，从分析数据到得出研究结论，整个过程都将具较强的逻辑性和条理性。

相反，当缺乏理论框架时，研究者便只能像无头苍蝇一样从所获得的资料中去寻找可能成立的结论，整个调查研究的逻辑便会本末倒置。由于缺乏指导思想，在资料分析阶段会出现研究者在海量良莠不齐的资料中盲目寻找结论的情况。

四、问卷调查法在新媒体时代健康传播研究中的运用

在新媒体时代背景下的健康传播研究中，问卷调查法通常被用来考察由新媒体环境催生出的特定健康风险行为的现状和普遍性，以及进一步探讨影响这些行为的个人和社会等因素。

运用问卷调查法来研究健康传播领域的问题，除了要遵循以上我们所探讨过的程序和原则外，我们还应该要注意避免社会期待偏差对整体研究的影响。在测量健康风险行为时，由于社会期待偏差，受访者的真实行为和情况有时候很难被挖掘。要解决此问题，研究者应该尽可能地借用以往较为成熟的量表来测量人们的信念、态度和行为，并通过网络调查的形式来进行"脱敏"处理。此外，随着统计分析技术在健康传播领域的应用和发展，对网络风险行为的考察和分析也不仅仅停留在相关性分析或方差分析的阶段，对中介和调节效应的探讨以及结构方程模型的应用已经相当普遍。基于此，明确研究目的和研究假设，确定研究目的是考察变量之间关系的内在机制或进一步考察中介与调节变量关系的条件，对数据分析有着重要的指导意义，当然这也对研究者的数据分析能力提出了更高的要求。

最后，社会研究中常用的问卷调查法究竟适用于做些什么、不适用于做些什么，是每位研究者都应该明确的问题。在此基础上，只有遵循其程序和原则，重视理论，提高数据分析的能力，才能真正保证问卷调查的质量和效果。

参考文献

陈韬文．（2008）．中国传播研究的发展困局：为什么与怎么办．新闻大学，1，2.

柴彦威，塔娜．（2013）．中国时空间行为研究进展．地理科学进展，32，1362-1373.

风笑天．（1993）．问卷法．青年研究，5，39-43.

风笑天．（1994）．方法论背景中的问卷调查法．社会学研究，3，13-18.

风笑天．（2018）．社会研究方法．北京：中国人民大学出版社.

金勇进，杜子芳，蒋妍．（2012）．抽样技术．北京：中国人民大学出版社.

刘海龙．（2008）．从受众研究看"传播学本土化"话语．国际新闻界，7，5-10.

袁方．（1997）．社会研究方法教程．北京：北京大学出版社

郑晶晶．（2014）．问卷调查法研究综述．理论观察，10，102-103.

Babbie, E. (1986). *The practice of social research*. California：Wadsworth Publishing.

第三节 网络欺凌行为影响因素研究

一、引言

本节将详细介绍笔者近年完成的一项实证研究，该研究基于理性行为理论（theory of reasoned action）和父母调解理论（parental mediation theory），考察了社交媒体平台上网络欺凌行为的影响因素。具体而言，本研究运用了本章所介绍的问卷调查法，收集了 1023 位中小学生以及他们的家长关于网络欺凌的认知、态度及行为的相关数据，深入探讨了态度、主观规范（subjective norms）、描述性规范（descriptive norms）、强制性规范（injunctive norms）、积极调解以及限制性调解这六大因素与社交媒体网络欺凌行为之间的关系。此外，本研究还考察了父母的积极调解与限制性调解如何交互影响中小学生的网络欺凌行为。此研究为如何将健康行为理论和问卷调查方法结合起来开展实证研究提供了重要参考。

二、研究背景

在过去的几十年里，随着信息通信技术的飞速发展，社交媒体开始日益普及，人们普遍利用社交媒体来获取大量信息并拓展社会网络。社交媒体在给人们的社会生活带来无数便利的同时，也给人们特别是儿童与青少年带来了大量的网络风险：隐私暴露、不良信息接触、网络欺凌等（Livingstone & Helsper，2008）。网络欺凌是指群体或个人利用电子形式反复对无法保护自己的受害者实施故意的、有攻击性的行为（Smith et al.，2008）。通过社交媒体，网络欺凌实施者能够使用虚假的用户名及个人资料，匿名地对潜在的受害者发起攻击（Slonje & Smith，2008）。

近年来，网络欺凌现象在全球范围内日益普遍（Görzig & Frumkin，2013）。美国国家预防犯罪委员会与美国哈里斯调研公司的调查发现，超过40%的美国青少年曾遭遇过网络欺凌（Bhat，2008）。Walrave 和 Heirman（2011）对 1318 名比利时学生的网络欺凌情况进行了调查，发现至少三分之一的受访者表示曾经有过网络欺凌的受害经历，而约五分之一的受访者报告了自己过去曾参与过网络欺凌。在亚洲，Huang 和 Chou（2010）发现，分别有 34.9% 和 20.4% 的高中生曾经遭遇过网络欺凌和参与过网络欺凌。

网络欺凌会严重损害人们的身心健康。Patchin 和 Hinduja（2006）报告称，遭受过网络欺凌的人通常会感到愤怒、沮丧和悲伤。Kowalski 和她的同事（2008）指出，网络欺凌的受害者通常会经历被孤立、孤独、焦虑、抑郁和自卑等情绪。Beran 和 Li（2005）发现被网络欺凌的人更有可能参与到反社会行为中，比如旷课或旷工。事实上，已经有研究发现，与传统的欺凌相比，网络欺凌可能会导致更严重的后果。比如，Hay、Meldrum 和 Mann（2010）发现，网络欺凌在犯罪、自我伤害行为和自杀意念方面具有较大的影响。因此，对网络欺凌行为影响因素的分析和讨论是十分必要的。

虽然目前针对网络欺凌的研究已十分广泛，但大多数研究缺乏理论基础。Tokunaga（2010）以及 Heirman 和 Walrave（2012）指出，在理论框架的基础上审视网络欺凌是十分重要的。尽管已有两项研究运用计划行为理论（theory of planned behavior）探讨了网络欺凌行为（Doane，Pearson & Kelley，2014；Heirman & Walrave，2012），但这些研究主要聚焦于美国大学生和欧洲青少年，没有考虑年龄更小的儿童和来自亚洲国家的青少年。此外，虽然一些研究探讨了父母调解对孩子受到网络欺凌的影响（e. g.，Mesch，2009），但是，仍然很少有研究探索父母调解对网络欺凌主动行为的干预作用。

因此，本研究将基于理论视角探讨网络欺凌行为，聚焦于理性行为拓展理论（Ajzen & Fishbein，1980）和父母调解理论，探索社交媒体上的网络欺凌行为，因为网络欺凌在社交媒体上最为猖獗（Chen，Ho，& Lwin，2016；Whittaker & Kowalski，2015），而目前在这方面的研究却十分有限。具体而言，本研究将深入探讨态度、主观规范、描述性规范、强制性规范、积极调解和限制性调解这六个因素与社交媒体网络欺凌行为之间的关系。此外，本研究还考察了积极调解与限制性调解是如何交互影响中小学生的网络欺凌行为。

（一）理性行为理论

理性行为理论可以用来预测人们的行为意向，从而预测他们进行这种行为的可能性（Ajzen & Fishbein，1980）。理性行为理论中包括两种信念，即行为信念和规范信念。行为信念取决于个人对行为的态度。换句话说，对某一行为持有更积极态度的人更有可能执行此行为。事实上，学者已经发现对网络欺凌行为的积极态度可以促进和诱发网络欺凌行为（Perren & Gutzwiller‐Helfenfinger，2012）。而规范信念则聚焦在主观规范如何影响行为意向上（Madden, Ellen, & Ajzen，1992）。主观规范的形成取决于重要他人对其行为的预期，包括朋友、家人的期望，这与行为有着正相关关系（Cialdini & Trost，1998）。也就是说，当人们感知到朋友、家人预期他们会实施某个特定的行为时，他们通常更可能做出与这一感知相一致的行为。一些研究已经证实了主观规范对个人行为的重要性。比如，Heinemann、Pellander、Vogelbusch 和 Wojtek（1981）发现，主观规范与残疾人接受持续治疗之间存在正相关关系。当个人坚信某种行为会得到社会理解时，他们就更有可能做出这种行为（Espada, Griffin, Gonzálvez & Orgilés，2015）。Ojala 和 Nesdale（2004）发现，当攻击性和欺凌行为被认为是群体中的一个规范而获得"合法性"或"正当性"时，欺凌行为发生的频率就会增加。此外，Doane 等人（2014）探究了美国大学生中的网络欺凌行为，发现态度、主观规范和网络欺凌之间存在强烈的正相关关系。基于上述考虑，我们提出以下研究假设。

假设一：态度与网络欺凌行为呈正相关关系

假设二：主观规范与网络欺凌行为呈正相关关系

1. 描述性规范

一般来说，社会规范是指群体成员所理解的规则和标准，这些规则和标准在没有法律制约的情况下指导和约束着人们的社会行为（Cialdini & Trost，1998）。除了主观规范外，社会规范理论认为，还存在另外两种规范与行为的实施息息相关，即描述性规范和强制性规范。这三种规范可能会导致个人在误解家庭成员或朋友的态度和行为时构建起不准确的行为标准（Berkowitz，2002；Pedersen, Grønhøj, & Thøgersen，2015）。

描述性规范是通过观察他人的行为而形成的。当许多人参与特定行为时，人们对这些行为的感知正确性会提高，从而使这些行为更容易被个人所认可和接纳。对于在教室环境中的传统欺凌现象，描述性规范可能来自对群体内参与欺凌行为发生率的评估，当个人感知到有更多学生参与欺凌时，该欺凌行为将更有可能被视为普遍和正确的行为，从而增加个人的欺凌行为意向（Mercer, McMillen, & DeRosier，2009；Sentse, Veenstra, Kiuru,

& Salmivalli，2015）。基于此，我们将这一关系延伸到网络欺凌的语境中，提出以下研究假设：

假设三：描述性规范与网络欺凌行为呈正相关关系

2. 强制性规范

强制性规范表明了社会可接受行为的普遍共识程度。强制性规范与主观规范的不同之处在于，它考虑的是整个社会普遍持有的看法，而主观规范关注的是重要他人持有的看法。在形成可感知的强制性规范时，个人将考虑公众的预期赞同和惩罚水平。赞同会以受欢迎的形式出现，而惩罚会以社会孤立的形式出现（Cialdini & Trost，1998）。以往的研究发现，强制性规范既影响暴力行为的规范信念，也对暴力行为产生直接影响（Salmivalli & Voeten，2004），这反映了强制性规范和欺凌行为之间的关系。基于此，我们提出以下研究假设。

假设四：强制性规范与网络欺凌行为呈正相关关系

（二）父母调解

父母调解指的是父母采用各种"人际沟通策略"来减少孩子受到媒介的负面影响（Clark，2011）。父母调解理论通常包括两种类型，即积极调解和限制性调解。

积极调解强调孩子为网络空间上的活跃用户，父母在其网络行为中扮演着建议提供者的角色（Clark，2011）。比如，父母可能会与孩子讨论网络相关的话题、向孩子提供网络使用相关的信息、指导他们如何安全地使用网络（Livingstone & Helsper，2008），并定期追踪关注孩子的网络使用情况（Lwin，Stanaland，& Miyazaki，2008）。这种类型的父母调解方式能够有效地使孩子掌握应对网络风险的技能和知识，从而规避风险（Liu，Ang & Lwin，2013）。限制性调解是另一种管理孩子网络使用行为的父母调解方式，比如制定规则、规定上网时间和限制可访问网站的类型等（Nathanson，2001）。研究发现，限制性调解与孩子的网络使用时长或网络风险行为之间存在负相关关系（Lee，2013）。

总体而言，大量研究认为，整体上父母调解是解决孩子在网络上所面临的风险的最有效的方法之一（Benrazavi，Teimouri，& Griffiths，2015；Livingstone & Helsper，2008）。比如，使用限制性调解的方式限制孩子上网时间和孩子可访问网站的类型，能够降低孩子被网络欺凌的风险（Livingstone，Haddon，Gorzig，& Olafsson，2011；Mesch，2009；Navarro，Serna，Martínez，

& Ruiz – Oliva, 2013；Rosen, Cheever, & Carrier, 2008）。良好的积极调解意味着积极的亲子沟通，它能够有效干预和减少孩子的网络欺凌行为（Appel, Holtz, Stiglbauer, & Batinic, 2012）。基于此，我们提出了以下研究假设。

假设五：父母的积极调解与孩子的网络欺凌行为呈负相关关系

假设六：父母的限制性调解与孩子的网络欺凌行为呈负相关关系

在现有的研究中，多数探讨的是单一的父母调解策略对孩子网络风险的影响，鲜有研究考察不同的父母调解策略是如何交互并干预孩子的网络风险行为（Turow, 2001）。当父母运用积极调解教导孩子正确使用社交媒体时，更能让孩子感受到平等的沟通，而且也更能让孩子理解父母的意图，从而提高自己的网络安全意识和网络技能（Lwin, Stanaland, & Miyazaki, 2008）。在这种情况下，孩子通常更愿意接受和服从父母设置的网络使用限制规则，从而使限制性调解发挥更好的作用。基于此，本研究提出以下研究问题。

研究问题：积极调解与限制性调解如何交互影响孩子的网络欺凌行为

三、研究方法

（一）样本与步骤

本研究选取了新加坡中小学生及他们的父母为样本，对他们进行了纸笔形式的自填问卷调查。在进行调查之前，我们已经获得了受访者和他们父母的书面许可。本次调查共有 1023 位中小学生及家长参加。具体而言，样本包括了 389 位小学高年级学生及家长和 634 位中学生及家长。参与者的总平均回复率为 61.6%。在 95% 的置信水平下，误差范围约为 ±3%。

（二）测量

1. 人口统计学变量

本研究测量的有关学生的人口统计学变量包括在读年级（$Mdn = 4$，即中学一年级，$SD = 1.78$）、年龄（$M = 12.77$；$SD = 1.75$）和性别（1 = 男性，2 = 女性，其中 52.3% 为男性）。测量的有关父母的人口统计学变量包括受教育程度（$Mdn = 6$，即大专或同等程度的学历，$SD = 2.67$）、年龄（$M = 45.18$；$SD = 5.24$）和性别（1 = 男性，2 = 女性，其中 35.1% 为男性）

2. 态度

对态度的测量采用的是 Heirman 和 Walrave（2012）的四维度测量量表。

学生需要从以下几个方面报告他们对网络欺凌行为的态度：（a）不利/有利；（b）不愉快/愉快；（c）不好/好；（d）有害/有益。测量采用的是七级李克特量表，分析数据时先求得这些项目的均值以形成一个综合指标，随后对其进行反向编码，得分越高表明对网络欺凌所持的态度越积极（$M = 5.17$；$SD = 1.20$，Cronbach's alpha = 0.80）。

3. 主观规范

对主观规范的测量采用的是 Ajzen（1988）的六项目测量量表，学生需要用1分（强烈反对）到7分（强烈同意）对以下陈述内容的同意程度进行打分：（a）"我的大多数朋友不认为我会在社交媒体上对别人做出粗鲁或刻薄的评论"；（b）"我的大多数朋友不认为我会在社交媒体上散布关于别人的谣言，无论这些谣言是真是假"；（c）"我的大多数朋友不认为我会在社交媒体上对别人发表攻击性或威胁性的评论"；（d）"我的家人不认为我会在社交媒体上对别人做出粗鲁或刻薄的评论"；（e）"我的家人不认为我会在社交媒体上散布关于别人的谣言，无论这些谣言是真是假"；（f）"我的家人不认为我会在社交媒体上对别人发表攻击性或威胁性的评论"。由于测量项目采用的是逆向提问的方式，因此在分析数据时首先将这些题项的值做反向处理，然后求得均值以形成一个综合指标，其中较高的得分表示主观规范水平较高（$M = 2.39$；$SD = 1.49$，Cronbach's alpha = 0.91）。

4. 描述性规范

对描述性规范的测量采用的是 Ajzen 和 Fishbein（2005）的六项目测量量表，其中学生需要用1分（强烈不同意）到7分（强烈同意）对以下陈述内容的同意程度进行打分：（a）"我的大多数朋友不会在社交媒体上对别人做出粗鲁或刻薄的评论"；（b）"我的大多数朋友不会在社交媒体上散布关于别人的谣言，无论这些谣言是真是假"；（c）"我的大多数朋友不会在社交媒体上对别人发表攻击性或威胁性的评论"；（d）"我的家人不会在社交媒体上对别人做出粗鲁或刻薄的评论"；（e）"我的家人不会在社交媒体上散布关于别人的谣言，无论这些谣言是真是假"；（f）"我的家人不会在社交媒体上对别人发表攻击性或威胁性的评论"。由于测量项目采用的是逆向提问的方式，因此在分析数据时首先将这些项目的值反转，然后求得均值以形成一个综合指标，其中较高的得分表示描述性规范水平较高（$M = 2.40$；$SD = 1.41$，Cronbach's alpha = 0.96）。

5. 强制性规范

对强制性规范的测量采用的是 Ajzen 和 Fishbein（2005）的六项目测量量表。其中学生需要用 1 分（强烈不同意）到 7 分（强烈同意）对以下陈述内容的同意程度进行打分：（a）"我的大多数朋友不赞成我在社交媒体上对别人做出粗鲁或刻薄的评论"；（b）"我的大多数朋友不赞成我在社交媒体上散布关于别人的谣言，无论这些谣言是真是假"；（c）"我的大多数朋友不赞成我在社交媒体上对别人发表攻击性或威胁性的评论"；（d）"我的家人不赞成我在社交媒体上对别人做出粗鲁或刻薄的评论"；（e）"我的家人不赞成我在社交媒体上散布关于别人的谣言，无论这些谣言是真是假"；（f）"我的家人不赞成我在社交媒体上对别人发表攻击性或威胁性的评论"。由于测量项目采用的是逆向提问的方式，因此在分析数据时首先将这些项目的值反转，然后求得均值以形成一个综合指标，其中较高的得分表示强制性规范水平较高（$M = 2.20$；$SD = 1.52$，Cronbach's alpha = 0.91）。

6. 积极调解

对积极调解的测量采用的是 Lwin 等人（2008）的四项目测量量表，学生的家长需要用 1 分（完全不）到 7 分（非常频繁）对以下陈述中事实的发生频率进行打分：（a）"我告诉孩子可以在社交媒体上披露的信息"；（b）"我提醒孩子不要在社交媒体上透露任何个人信息"；（c）"我告诉孩子如果感到不舒服或害怕，就停止社交媒体上的活动"；（d）"我向孩子解释社交媒体存在的危险"。在分析数据时直接求得这些项目的均值以形成一个综合指标，其中较高的得分表示较高水平的积极调解（$M = 4.95$；$SD = 1.58$，Cronbach's alpha = 0.87）。

7. 限制性调解

对限制性调解的测量采用的是 Lwin 等人（2008）的四项目测量量表，学生家长需要用 1 分（完全不）到 7 分（非常频繁）对以下陈述中事实的发生频率进行打分：（a）"我限制孩子使用社交媒体的时间"；（b）"我制定有关孩子访问社交媒体的规则，如 Facebook、Twitter、Youtube、Instagram、Whatsapp 等"；（c）"我限制孩子在社交媒体上的活动种类"；（d）"我限制孩子可以访问的社交媒体平台的类型"。在分析数据时直接求得这些项目的均值以形成一个综合指标，其中较高的得分表示较高水平的限制性调解（$M = 4.41$；$SD = 1.70$，Cronbach's alpha = 0.92）。

8. 网络欺凌

对网络欺凌的测量使用的是一个三项目测量量表，该量表改编自 Ybarra、Diener – West 和 Leaf（2007）的研究。学生需要根据以下陈述用 1 分（完全没有）到 7 分（非常频繁）对他们在过去 12 个月内的网络欺凌行为的频率进行打分：（a）"在社交媒体上对别人做出粗鲁或刻薄的评论"；（b）"在社交媒体上散布关于别人的谣言"；（c）"在社交媒体上对别人发表攻击性或威胁性的评论"。在分析数据时直接求得这些项目的均值以形成一个综合指标，其中得分越高表示进行网络欺凌行为的频率越高（$M = 1.85$；$SD = 1.22$，Cronbach's alpha $= 0.87$）。

四、研究结果

本研究采用普通最小二乘法分层回归分析［ordinary least squares（OLS）hierarchical regression analysis］来检验假设和解决研究问题。首先，根据理论模型中的因果顺序将自变量输入回归模型，在第一层放入如学生和父母的人口统计学变量（如性别、年龄和受教育水平）等的控制变量，在第二层放入理性行为理论相关的变量（态度、主观规范、描述性规范和强制性规范）。然后，在第三层放入父母调解变量（积极调解与限制性调解）。最后一层放入积极调解与限制性调解的交互项。在创建交互项之前，对主效应变量进行了中心化和标准化的处理以防止交互项与之产生多重共线性问题。此外，研究者还对回归假设进行了检验。首先，所有变量呈正态分布，且根据散点图，自变量和因变量之间的关系是线性的。其次，数据是具有方差齐性的。最后，所有因变量的方差膨胀系数（Variance Inflation Factors，VIF）均小于 2.5，这表明数据中没有多重共线性问题。

总体回归模型解释了网络欺凌中 40.30% 的变异。其中，第一层中的人口统计学变量解释了网络欺凌中 21.13% 的变异。具体而言，父母教育水平（$\beta = 0.29$，$p < 0.001$）与网络欺凌行为呈正相关。

关于理性行为理论相关变量的分析表明，态度（$\beta = 0.25$，$p < 0.001$）与网络欺凌呈正相关，这支持了研究假设一。相似地，主观规范（$\beta = 0.18$，$p < 0.001$）和描述性规范（$\beta = 0.12$，$p < 0.001$）也与网络欺凌行为呈正相关。因此，假设二和四也得到了证实。理性行为理论相关变量解释了网络欺凌 17.60% 的变异（$p < 0.001$）。

此外，在父母调解方面，结果显示父母的积极调解（$\beta = -0.18$，$p <$

0.001）与孩子的网络欺凌行为呈负相关，这支持了研究假设五。但限制性调解（$\beta = 0.07$，$p < 0.05$）与网络欺凌行为呈正相关。这两个父母调解变量总共解释了因变量 1.60% 的变异（$p < 0.001$）。

最后，为了回答研究问题，我们探讨了积极调解和限制性调解如何交互影响孩子的网络欺凌行为。结果显示，积极调解显著地调节了限制性调解与网络欺凌之间的关系（$\beta = -0.70$，$p < 0.01$）。具体而言，父母较少使用积极调解时，限制性调节与网络欺凌呈正相关，即限制性调解增加了孩子参与网络欺凌的风险。而当父母较多地使用积极调解时，高限制性调解比低限制性调解更能减少孩子的网络欺凌行为（图 3 – 3）。交互项解释了网络欺凌 0.40% 的变异（$p < 0.001$）。

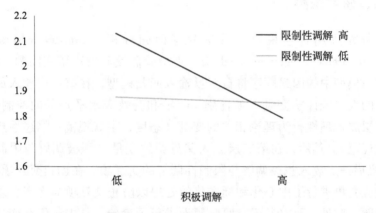

图 3 – 3　积极调解、限制性调解和网络欺凌之间的关系

注：y 轴上的比例范围仅部分显示。

五、讨论

本研究的目的是基于理性行为理论和父母调解理论探讨网络欺凌行为的影响因素。首先，本研究表明对网络欺凌持积极态度的人，参与网络欺凌的可能性较高。此结果与现有研究的发现一致（Perren & Gutzwiller - Helfenfinger, 2012）。Heirman 和 Walrave（2012）也发现态度是欺凌行为的关键影响因素。

其次，关于社会规范，本研究发现主观规范、描述性规范与网络欺凌有着正相关关系。现有的一些研究也报告了类似的发现（Doane et al., 2014；Espada et al., 2015；Heinemann et al., 1981；Ojala & Nesdale,

2004），其原因可能是来自被看作是"最有影响力的参照群体"的家人或朋友的压力（Pabian & Vandebosch，2013），这一群体对某些活动的参与程度以及对个人参与某项活动的预期将极大地影响个人的行为意图（Varjas，Talley，Meyers，Parris，& Cutts，2010）。

相比之下，强制性规范与网络欺凌之间没有显著相关。对于此结果，Cialdini（2003）提出了一个可能的解释，即年龄较小的孩子可能意识不到强制性规范的存在，因为这一规范是基于他人的社会赞同而形成的（Rinker & Neighbors，2013）。与描述性规范和主观规范相比，强制性规范比较含糊，且通常要求个人进行更多的认知分析以了解行为的社会赞同程度，因此对个人行为很难产生影响（Grønhøj & Thøgersen，2012）。

此外，结果显示，积极调解与网络欺凌之间存在负相关的关系。也就是说，父母采取积极调解来管理孩子的社交媒体使用可以有效预防孩子的网络欺凌行为。在积极调解的作用下，孩子将对网络安全有更深的了解，这会使他们在社交媒体上的行为更加谨慎，并意识到网络风险行为可能产生的严重后果。因此，积极调解能够有效地减少孩子的网络欺凌行为（Livingstone & Helsper，2008；Lwin et al.，2008）。相反地，限制性调解与网络欺凌之间存在着正相关的关系，这说明父母的限制性调解不但不能预防孩子的网络欺凌行为，反而还有可能会促进这一行为的发生。Nathanson（2002）发现，高限制性的父母调解策略会让孩子对父母表现出消极的态度，并容易激发孩子叛逆的行为，比如与朋友一起观看被禁止的在线内容等。Nathanson（2002）还指出，当父母使用限制性调解时，孩子可能会感受到父母对他们的信任程度降低，这可能会导致孩子参加与父母期望相悖的行为活动，从而增加网络欺凌的可能性。这种逆反行为也可以用"回旋镖效应（boomerang effect）"来解释，即随着年龄的增长，孩子可能不愿意接受父母的威权控制，而此时父母采取这种过度的限制和管理可能会对孩子的反社会行为起到适得其反的作用（Lwin et al.，2008）。

最后，研究还发现，积极调解显著调节了限制性调解与网络欺凌之间的关系。当父母较少使用积极调解时，限制性调节与网络欺凌呈正相关关系，即限制性调解对孩子的网络欺凌行为起到了反作用，进而增加孩子参与网络欺凌的风险。相反地，当父母较多地使用积极调解时，限制性调解能够发挥良好的干预作用，从而减少孩子的网络欺凌行为。换言之，两种父母调解同时使用时能起到最好的作用，能够在最大程度上降低孩子实施网络欺凌的风险。

六、研究总结

本研究在理论和实践方面都做出了较大的贡献。正如研究背景中所提到的，大多数现存的研究都是从经验角度出发探讨网络欺凌行为，而从理论视角出发的研究十分有限。而在本研究中，关于网络欺凌的态度和主观规范的研究结果表明，理性行为理论对网络欺凌行为有较好的解释力。此外，当前只有少数的研究探讨了父母调解和网络欺凌之间的关系，而这些研究中的大多数都侧重于网络欺凌受害而不是实施。因此，本研究有助于拓展该理论在网络欺凌语境中的应用。

两种父母调解策略对网络欺凌的交互影响在实践上提供了一些启示，这可能有利于教育工作者和父母处理孩子所面临的网络风险。比如，单独使用限制性调解不但无法减少儿童和青少年的网络风险，反而增加了网络对他们的负面影响。但是当父母在使用限制性调节时配合使用积极调解则能起到最好的效果，两种调解策略的结合使用可以有效减少孩子参与网络欺凌的风险。这为父母调解策略的合理使用与搭配提供了具体的实证参考。作为对上述内容的补充，教育工作者还应该开展教育宣传活动，以提高学生和家长对网络欺凌问题的认识（Tanrıkulu，Kınay，& Aricak，2015）。这些活动可以以教学视频（Akbulut，2014）或者线下讲座的形式来开展（Akbulut & Cuhadar，2011）。同时，除了提高对网络欺凌风险和后果的认识之外，这些活动也应该着重提高参与者抵御网络欺凌的效能（Akbulut & Cuhadar，2011）。

除了以上讨论的这些贡献和启示外，本研究也存在着一些局限和不足。第一，本研究使用的是横截面数据。虽然它对于相关关系的探索非常有效，但是无法从这些数据中推断出因果关系。第二，本研究把社交媒体当作一个整体来考察，而不是在单个媒体平台上调查网络欺凌的影响因素。鉴于不同的社交媒体平台可能存在不同的特点，因此未来有必要针对不同社交媒体平台的网络欺凌行为进行研究和探讨。第三，本研究没有调查社交媒体的使用以及心理因素对网络欺凌行为的影响，这些因素也可能是网络欺凌的关键因素，应该在未来的研究中被进一步探索（Chen et al.，2016）。第四，尽管本研究探讨了积极调解和限制性调解对社交媒体上网络欺凌行为的作用，但父母还有可能会使用其它许多不同的策略来管理孩子社交媒体的使用。未来的研究可以探索更多的父母调解方式及其对网络欺凌的效果。此外，本研究通过特定的行为（即发表粗鲁刻薄的评论、散布谣言和在网上威胁别人）来测量网络欺凌。虽然这种测量方式已被广泛地认可和使用，但网络欺凌的其他方面也应该被未来的研究纳入考虑范围。比如，网络欺凌的关键结构如权力失衡、反复、匿名与意向性（Langos，2012；Menesini et al.，2012；Vandebosch & Van Cleemput，2008）也应该纳入到测量方案之中，以提供一个更全面和准确的网络欺凌行为测量量表。最后，对于不同文化背景的个体而言，在网络欺凌行为的类型上可能存在细微差异（Nocentini et al.，2010）。由于本研究集中考察的是亚洲样本，研究结果不可能完全普及到其他文化语境中。因此，未来的研究应该对不同文化背景下的网络欺凌行为及其影响因素的比较进行探索。

参考文献

Ajzen, I. (1988). *Attitudes, personality and behavior.* Milton Keynes, England：Open University Press.

Ajzen, I., & Fishbein, M. (1980). *Understanding attitude and predicting social behavior.* Englewood Cliffs, NJ：Prentice – Hall.

Ajzen, I., & Fishbein, M. (2005). The influence of attitudes on behavior. *The Handbook of Attitudes*, 173, 221.

Akbulut, Y. (2014). Effect of case – based video support on cyberbullying awareness. *Australian Educational Computing*, 29.

Akbulut, Y., & Çuhadar, C. (2011). Reflections of preservice information technology teachers regarding cyberbullying. *Turkish Online Journal of Qualitative Inquiry*, 2, 67 – 76.

Appel, M., Holtz, P., Stiglbauer, B., & Batinic, B. (2012). Parents as a resource：Communication quality affects the relationship between adolescents' internet use and loneliness. *Journal of Adolescence*, 35, 1641 – 1648.

Benrazavi, R., Teimouri, M., & Griffiths, M. D. (2015). Utility of parental mediation model on youth's problematic online gaming. *International Journal of Mental Health and Addiction*, 13, 712 – 727.

Beran, T., & Li, Q. (2005). Cyber – harassment：A study of a new method for an old behavior. *Journal of Educational Computing Research*, 32, 265 – 277.

Berkowitz, A. D. (2002). Applications of social norms theory to other health and social justice issues. In H. W. Perkins （Ed.）, *The social norms approach to preventing school and college age substance abuse: A handbook for educators, counselors, clinicians.* San Francisco: Jossey – Bass.

Bhat, C. S. （2008）. Cyber bullying: Overview and strategies for school counsellors, guidance officers, and all school personnel. *Australian Journal of Guidance and Counselling*, 18, 53 – 66.

Chen, L., Ho, S. S., & Lwin, M. O. （2016）. A meta – analysis of factors predicting cyberbullying perpetration and victimization: From the social cognitive and media effects approach. *New Media & Society*, 1, 20.

Cialdini, R. B. （2003）. Crafting normative messages to protect the environment. *Current Directions in Psychological Science*, 12, 105 – 109.

Cialdini, R. B., & Trost, M. R. （1998）. Social influence: Social norms, conformity and compliance. In D. T. Gilbert, S. T. Fiske, & G. Lindzey （Eds.）, *The handbook of social psychology* （pp. 151 – 192）. New York, US: McGraw – Hill.

Clark, L. S. （2011）. Parental mediation theory for the digital age. *Communication Theory*, 21, 323 – 343.

Doane, A. N., Pearson, M. R., & Kelley, M. L. （2014）. Predictors of cyberbullying perpetration among college students: An application of the theory of reasoned action. *Computers in Human Behavior*, 36, 154 – 162.

Espada, J. P., Griffin, K. W., Gonzálvez, M. T., & Orgilés, M. （2015）. Predicting alcohol – impaired driving among youth with the theory of reasoned action. *Spanish Journal of Psychology*, 18, 1 – 8.

Görzig, A., & Frumkin, L. （2013）. Cyberbullying experiences on – the – go: When social media can become distressing. *Cyberpsychology: Journal of Psychosocial Research on Cyberspace*, 7.

Grønhøj, A., & Thøgersen, J. （2012）. Action speaks louder than words: The effect of personal attitudes and family norms on adolescents' pro – environmental behaviour. *Journal of Economic Psychology*, 33, 292 – 302.

Hay, C., Meldrum, R., & Mann, K. （2010）. Traditional bullying, cyber bullying, and deviance: A general strain theory approach. *Journal of Contemporary Criminal Justice*, 1 – 18.

Heinemann, W., Pellander, F., Vogelbusch, A., & Wojtek, B. （1981）. Meeting a deviant person: Subjective norms and affective reactions. *European Journal of Social Psychology*, 11, 1 – 25.

Heirman, W., & Walrave, M. （2012）. Predicting adolescent perpetration in cyberbullying: An application of the theory of planned behavior. *Psicothema*, 24, 614 – 620.

Huang, Y. Y. , & Chou, C. (2010). An analysis of multiple factors of cyberbullying among junior high school students in Taiwan. *Computers in Human Behavior*, 26, 1581 – 1590.

Kowalski, R. M. , Limber, S. P. , & Agatson, P. W. (2008). *Cyberbullying—bullying in the digital age.* Malden, Massachusetts: Blackwell.

Langos, C. (2012). Cyberbullying: The challenge to define. *Cyberpsychology, Behavior, and Social Networking*, 15, 285 – 289.

Lee, S. J. (2013). Parental restrictive mediation of children's internet use: Effective for what and for whom?. *New Media & Society*, 15, 466 – 481.

Liu, C. , Ang, R. P. , & Lwin, M. O. (2013). Cognitive, personality, and social factors associated with adolescents' online personal information disclosure. *Journal of Adolescence*, 36, 629 – 638.

Livingstone, S. , Haddon, L. , G   orzig, A. , & Olafsson, K. (2011). *Risks and safety on the internet: The perspective of European children: Full findings and policy implications from the EU kids online survey of 9 ~ 16 year olds and their parents in 25 countries.* London: London School of Economics.

Livingstone, S. , & Helsper, E. J. (2008). Parental mediation and children's internet use. *Journal of Broadcasting & Electronic Media*, 52, 581 – 599.

Lwin, M. O. , Stanaland, A. J. S. , & Miyazaki, A. D. (2008). Protecting children's privacy online: How parental mediation strategies affect website safeguard effectiveness. *Journal of Retailing*, 84, 205 – 217.

Madden, T. J. , Ellen, P. S. , & Ajzen, I. (1992). A comparison of the theory of planned behavior and the theory of reasoned action. *Personality and Social Psychology Bulletin*, 18, 3 – 9.

Menesini, E. , Nocentini, A. , Palladino, B. E. , Frisén, A. , Berne, S. , ... & Smith, P. K. (2012). Cyberbullying definition among adolescents: A comparison across six european countries. *Cyberpsychology, Behavior, and Social Networking*, 15, 455 – 463.

Mercer, S. H. , McMillen, J. S. , & DeRosier, M. E. (2009). Predicting change in children's aggression and victimization using classroom – level descriptive norms of aggression and pro – social behavior. *Journal of School Psychology*, 47, 267 – 289.

Mesch, G. (2009). Parental mediation, online activities, and cyberbullying. *Cyberpsychology & Behavior*, 12, 387 – 393.

Nathanson, A. I. (2001). Parent and child perspectives on the presence and meaning of parental television mediation. *Journal of Broadcasting & Electronic Media*, 45, 201 – 220.

Nathanson, A. I. (2002). The unintended effects of parental mediation of television on adolescents. *Media Psychology*, 4, 207 – 230.

Navarro, R. , Serna, C. , Martínez, V. , & Ruiz – Oliva, R. (2013). The role of Internet use and parental mediation on cyberbullying victimization among Spanish children from rural public schools. *European Journal of Psychology of Education*, 28, 725 – 745.

Nocentini, A. , Calmaestra, J. , Schultze – Krumbholz, A. , Scheithauer, H. , Ortega, R. , & Menesini, E. (2010). Cyberbullying: Labels, behaviours and definition in three European countries. *Australian Journal of Guidance and Counselling*, 20, 129 – 142.

Ojala, K. , & Nesdale, D. (2004). Bullying and social identity: The effects of group norms and distinctiveness threat on attitude toward bullying. *British Journal of Developmental Psychology*, 22, 19 – 35.

Pabian, S. , & Vandebosch, H. (2013). Using the theory of planned behaviour to understand cyberbullying: The importance of beliefs for developing interventions. *European Journal of Developmental Psychology*, 11, 463 – 477.

Patchin, J. W. , & Hinduja, S. (2006). Bullies move beyond the schoolyard: A preliminary look at cyberbullying. *Youth Violence and Juvenile Justice*, 4, 148 – 169.

Pedersen, S. , Grønhøj, A. , & Thøgersen, J. (2015). Following family or friends. Social norms in adolescent healthy eating. *Appetite*, 86, 54 – 60.

Perren, S. , & Gutzwiller – Helfenfinger, E. (2012). Cyberbullying and traditional bullying in adolescence: Differential roles of moral disengagement, moral emotions, and moral values. *European Journal of Developmental Psychology*, 9, 195 – 209.

Rinker, D. V. , & Neighbors, C. (2013). Social influence on temptation: Perceived descriptive norms, temptation and restraint, and problem drinking among college students. *Addictive Behaviors*, 38, 2918 – 2923.

Rosen, L. D. , Cheever, N. A. , & Carrier, L. M. (2008). The association of parenting style and child age with parental limit setting and adolescent Myspace behavior. *Journal of Applied Developmental Psychology*, 29, 459 – 471.

Salmivalli, C. , & Voeten, R. (2004). Connections between attitude, group norms, and behavior in bullying situations. *International Journal of Behavioral Development*, 28, 246 – 258.

Sentse, M. , Veenstra, R. , Kiuru, N. , & Salmivalli, C. (2015). A longitudinal multilevel study of individual characteristics and classroom norms in explaining bullying behaviors. *Journal of Abnormal Child Psychology*, 43, 943 – 955.

Slonje, R. , & Smith, P. K. (2008). Cyberbullying: Another main type of bullying? . *Scandinavian Journal of Psychology*, 49, 147 – 154.

Smith, P. K. , Mahdavi, J. , Carvalho, M. , Fisher, S. , Russell, S. , & Tippett, N. (2008). Cyberbullying: Its nature and impact in secondary school pupils. *Journal of Child*

Psychology and Psychiatry, 49, 376 – 385.

Tanrıkulu, T., Kınay, H., & Aricak, O. T. (2015). Sensibility development program a-gainst cyberbullying. *New Media & Society*, 17, 708 – 719.

Tokunaga, R. S. (2010). Following you home from school: A critical review and synthesis of research on cyberbullying victimization. *Computers in Human Behavior*, 26, 277 – 287.

Turow, J. (2001). Family boundaries, commercialism, and the Internet: A framework for research. *Journal of Applied Developmental Psychology*, 22, 73 – 86.

Vandebosch, H., & Van Cleemput, K. (2008). Defining cyberbullying: A qualitative re-search into the perceptions of youngsters. *Cyberpsychology & Behavior*, 11, 499 – 503.

Varjas, K., Talley, J., Meyers, J., Parris, L., & Cutts, H. (2010). High school students' perceptions of motivations for cyberbullying: An exploratory study. *Western Journal of Emergency Medicine*, 11, 269.

Walrave, M., & Heirman, W. (2011). Cyberbullying: Predicting victimisation and perpe-tration. *Children & Society*, 5, 55 – 72.

Whittaker, E., & Kowalski, R. M. (2015). Cyberbullying via social media. *Journal of School Violence*, 14, 11 – 29.

Ybarra, M. L., Diener – West, M., & Leaf, P. J. (2007). Examining the overlap in Inter-net harassment and school bullying: Implications for school intervention. *Journal of Adoles-cent Health*, 41, S42 – S50.

第四章

健康信息设计与健康宣导

随着信息传播技术的迅速发展与普及，多元化的媒体平台已经成为传播健康政策、制度和知识的重要渠道。如何有机地融合传统媒体和社交媒体并在健康信息设计和健康宣导中发挥它们各自的优势已经成为当前健康传播研究的主要问题。基于此，笔者系统地综述了两个关于健康信息设计与发展的核心理论模型，即拓展平行反应模型（extended parallel process model，EPPM）与详尽可能性模型（elaboration likelihood model，ELM），并深入分析了信息内容中的各个元素，探讨了边缘路径线索的设计及其对受众健康态度和行为的影响。实验法是一种考察健康宣导效果的主要研究方法，本章系统、全面地阐释了实验法的特点、优势和步骤，并结合不同媒体的特点，如社交媒体中信息的社会线索等，为健康传播实验研究在新媒体背景下的开展提供了方法依据。本章还基于拓展平行反应模型，从实证研究的视角比较和考察了恐惧诉求信息在不同媒体平台上的健康宣导效果，这不但为多元媒体融合背景下的健康宣导实践提供了理论依据和实证方案，还进一步地指导了中国的健康宣导及其效果研究。

第一节　健康信息设计相关理论

一、拓展平行反应模型

（一）恐惧诉求

恐惧诉求（fear appeal）信息经常被运用在健康宣导（health campaign）中，以试图改变受众的态度、意图与行为。许多关于恐惧诉求（fear appeal）的实证研究表明，恐惧诉求信息可以提高个体实施某个特定行为的意图并鼓励个体采纳某种健康行为（Sheeran, Harris, & Epton, 2014；Witte & Allen, 2000），因为"恐惧诉求是促使人们寻求帮助的最常用动机之一"（Bagozzi & Moore, 1994, p. 56）。恐惧诉求被定义为是一种具有说服力的传播策略，它试图引起人们的恐惧以促进其预防性动机和自我保护行动（Rogers & Deckner, 1975），通过生动地展示风险行为存在的极其严重甚至危及生命的负面后果，激励人们减少他们当前的风险行为并采取更安全的替代行为。国外的香烟包装上关于癌症与死亡的控烟图片健康警示（pictorial health warnings）以及国内描述交通事故的交通安全教育视频均为利用恐惧诉求信息说服人们实施更健康、更安全行为的经典例子。恐惧诉求也是健康公益广告（public service advertisements）中最常用的策略之一。在健康公益广告中，健康威胁、受伤与死亡的主题出现的频率非常高（Treise, Wolburg, & Otnes, 1999）。此外，恐惧诉求在增加广告的说服力以及提高受众对广告的兴趣、卷入度和回忆度方面也卓有成效（LaTour, Snipes, & Bliss, 1996）。有研究表明，与温暖的、积极的或者不含任何情绪的广告相比，受众更能记住以及回忆起那些描述恐惧的广告（Snipes, LaTour, & Bliss, 1999）。同时，参与健康宣导以及健康干预活动设计的相关人士也对恐惧诉求信息的说服力深信不疑（Peters, Ruiter, & Kok, 2014）。

Janis 和 Feshbach 在 1953 年进行了一项有关恐惧诉求的实验。他们招募了 200 名高中生，给他们随机分发了含有不同程度的恐惧诉求信息的口腔卫生健康宣导材料。根据所接收到的信息的恐惧诉求强烈程度，研究者把被试分为强烈恐惧诉求组、中等恐惧诉求组、轻度恐惧诉求组以及控制组，探索恐惧诉求信息对他们的情绪、反应，对口腔卫生健康宣导的态度以及口腔清洁行为的影响。此项研究作为第一项关于恐惧诉求的研究，在学术界引起了强烈的反响。研究发现，恐惧诉求与刷牙行为之间呈负相关关系，即个体接收的恐惧诉求越强烈，其刷牙的可能性越小。尽管这项研究因为数据分析的缺陷而饱受争议，且其后续的研究几乎均未能成功复制它的研究发现，但它给了健康传播研究人员和公共卫生管理者一个启示，即引起恐惧的信息也可能会适得其反，阻碍人们实施健康行为。

在第一个关于恐惧诉求的研究诞生以来的近七十年间，虽然关于它是否能够有效激发人们的健康行为的争论从未停止，但总体上，多年来的研究表明，引起恐惧的信息能够可靠且持续地引起人们的行为变化。五个使用不同统计方法的元分析得出了相同的结论：恐惧诉求能够促使态度、行为意图以及行为的改变（Boster & Mongeau，1984；Mongeau，1998；Sutton，1982；Tannenbaum et al.，2015；Witte & Allen，2000）。为了解释恐惧诉求信息的作用机制，从最初的恐惧获取驱动模型，到目前最新、最完善的拓展平行反应模型，社会科学学者发展出了一系列的理论模型，而健康传播实践活动，如健康宣导与健康干预活动的设计也随着理论的发展而臻于优化与完善。

（二）拓展平行反应模型的发展历史

1. 拓展平行反应模型的前身

多年来，许多社会科学学者都试图预测恐惧诉求在什么条件下会激发人们实施推荐的行为。恐惧获取驱动模型（fear – as – acquired drive model）（Hovland，Janis，& Kelly，1953；Janis，1967）的提出是研究者试图解释恐惧诉求机制的首次尝试。此驱动模型指出，恐惧诉求能引起人们的恐惧，而恐惧作为一种负面情绪，类似于饥饿、口渴等，是激发工具性反应的驱动力。就像人们会为了减轻饥饿、口渴等负面状态而做出行动一样，人们也会为了减轻恐惧而做出相应的行为。根据这一模型，恐惧既有促进作用（如采取自我保护措施），也有干扰作用（如回避）。恐惧获取驱动模型预测，人们被唤起的恐惧越多，态度变化则越大；但当这种情况到达一定程度时，人们会通过其他方式来减少恐惧，比如回避信息等。然而，恐惧唤起与态度改变之间的关系并没有得到实证结果的支持。此外，由于还存在结构描述不充分、调节变量不准确、模型不可验证等多种缺陷，该模型随后也被研究者们弃用了（Leventhal，1970）。

恐惧获取驱动模型存在的这些缺陷的启发，Leventhal（1970，1971）提出了恐惧诉求研究历史上另一个重要的理论模型——平行反应模型（parallel process model，PPM）。平行反应模型提出了两个单独且相互依赖的过程：危险控制（danger control）和恐惧控制（fear control）。他认为，在危险控制的过程中，人们会对威胁以及避免威胁的方法进行相关思考，并试图通过结合各种行为应对策略来减轻外部威胁，是一种认知上的适应过程；而在恐惧控制的过程中，信息带来的恐惧引发了人们的不适，为了控制恐惧感，人们会实施相应的反应策略，旨在减少其内部的情绪紧张，是一种情绪上的不适应过程。因为这些过程是同时进行的（即没有先后顺序），所以受众可能会对恐惧诉求信息做出两种完全不同的反应。尽管平行反应模型补充了恐惧获取驱动模型所缺少的认知过程——不同的反应促成了不同的行为——但它并没有说明何种刺激条件会导致受众产生不同的反应。

随后，Rogers（1975）提出的保护动机理论（protection motivation theory，PMT）进一步解释了恐惧诉求的认知过程。保护动机理论的原始模型和修正模型探讨了在认知结构上引发个人接受信息的中介变量。保护动机理论指出，人们会对威胁和应对措施进行认知评估。原始的保护动机理论（Rogers，1975）认为，在威胁评估过程中，人们会评估威胁的危害性、发生的概率以及信息中建议的应对措施的有效性。而后来的修正模型（Rogers，1983）则更注重应对评估，包括对应对措施的成本、回报以及自我效能的评估。总的来说，保护动机理论提出了恐惧诉求信息的四大要素：威胁发生的可能性、威胁的严重程度、推荐行为的有效性以及受众作出推荐行为的能力。保护动机理论简明扼要，它的目光不仅从整体的威胁强度细化到了组成整体威胁程度的两个因素上，还进一步明确了有助于信息接受的有效性因素，为健康传播从业人员在信息设计方面提供了更加准确的参考，以帮助引导受众产生理想的认知反应。

2. 拓展平行反应模型的提出

作为最新的恐惧诉求模型，Witte（1992）提出的拓展平行反应模型（extended parallel process model，EPPM）被认为是当代恐惧诉求研究历史上最为完善的理论模型。在检验恐惧诉求信息的有效性时，拓展平行反应模型可以较好地预测个体对恐惧诉求信息的反应。拓展平行反应模型在平行反应模型（Leventhal，1970；Leventhal，Safer，& Panagis，1983）的基础上，整合了保护动机理论（Rogers，1975，1983）所假设的两种认知评估过程：威胁评估（threat appraisal）和应对评估（coping appraisal）以及恐惧获取驱动模型（Hovland et al，1953；Janis，1967），阐明了个体对恐惧诉求信息的处理过程与结果（图4-1）。

恐惧诉求信息利用对健康的威胁来"恐吓"目标受众，目的是改变他们的行为。具体来说，恐惧诉求的目的是为了使受众接受信息中所提供的建议并采取相应的措施。一个成功的恐惧诉求信息应该包含威胁（threat）与效能（efficacy）两个要素。拓展平行反应模型假设，在处理恐惧诉求信息时，个体首先会进入威胁评估过程，从严重性（severity）和易感性（susceptibility）两个层面来评估健康威胁。威胁被定义为"无论人们知道与否都现实存在的危险或危害"（Witte，Cameron，McKeon，& Berkowitz，1996；p. 320）。在拓展平行反应模型中，首先，外部信息将激发个体对威胁的感知，这种感知会促使个体采取行动。严重性感知是指对威胁的严重程度的感知，而易感性感知是指对受到威胁的可能性的感知。严重性与易感性的结合使个体产生了对威胁的整体评估，从而引发了恐惧。如果威胁的影响可以忽略不计，或者发生的几率较低，信息将会被个体视为无关紧要而不予以理会，个体对恐惧诉求信息的处理就会因缺乏动力而停止。

其次，当感知威胁的程度足够高时，个体就会进入应对评估过程，根据反应效能（response efficacy）和自我效能（self-efficacy）来评估自身实施信息中所推荐行为的效能。效能是指实施避免威胁的行为的有效性、可行性和易操作性（Witte et al.，1996）。其中，反应效能是指个体认为信息中建议的行为可有效避免威胁的程度，自我效能是指个体执行信息中所建议的行为以避免威胁的能力。个人对感知效能的评估是拓展平行反应模型中第二次认知评估的过程，这个过程决定了目标受众对信息的反应类型。当感知效能的程度足够高时，个体会激活保护动机（protection motivation），启动危险控制，实施避免威胁的行为，并且相信自己有能力通过所建议的行为来避免威胁，从而改变个人的信念、态度、意图与行为；而当感知效能较弱时，个体会激活防御动机（defensive motivation），启动恐惧控制，引发一系列不适应信息的反应，如回避信息、抗拒信息、贬低信息等。

拓展平行反应模型拥有一个科学且容易理解的结构，能够调和前人研究发现中的各种矛盾的结论，解释了恐惧诉求何时有效、何时失败以及有效或失败的原因。拓展平行反应模型有助于指导许多健康宣导活动的设计与决策，因而吸引了许多健康传播研究者与公共卫生管理者的关注。在理论问世后的 10 年间，已有 50 多项实证研究对其进行了重复验证（Witte，Girma，& Girgre，2002）。当前，数以百计的实证研究与健康干预项目都以拓展平行反应模型作为理论指导。

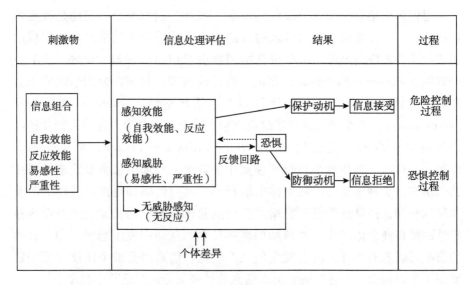

图 4 - 1　拓展平行反应模型

（三）拓展平行反应模型的组成因素

1. 恐惧

恐惧，指的是对个人而言重要的或者相关的威胁所引起的一种负面情绪反应。将恐惧和威胁联系在一起的现象在健康传播和公共卫生研究中十分常见（Thompson，Barnett，& Pearce，2009）。Witte 和 Allen（2000）认为，尽管恐惧和威胁在概念上不同，前者是一种情绪，后者是一种认知，但它们是相互关联、不可分割的。个体的感知威胁越高，其所体会到的恐惧越大。

恐惧可以通过生理唤起、口头语言或面部表情等方式进行表达。生理唤起可以表现为皮肤电导和心率的变化（Ordoñana，González - Javier，Espín - López，& Gómez - Amor，2009）。另外，同一则引起恐惧的信息也可能会令不同的人产生不同的生理反应，比如逃跑、发呆或者增加注意力等

（Bradley & Lang，2007）。自我报告（口头语言）可以表达个人对于恐惧的主观体验（Witte，1992）。与恐惧相关的情绪形容词，比如害怕（frightened）、焦虑（anxious）、恶心（nauseous）等，可以被用于测量自我报告的恐惧情绪（Rogers，1983）。生理唤起与自我报告之间存在相关关系（Mewborn & Rogers，1979；Rogers，1983）。Mewborn 和 Rogers（1979）认为，测量自我报告的恐惧比测量皮肤电导或心率更敏感，因为自我报告更能充分地反映个体整体的情绪状态，而生理唤起在恐惧的过程中可能会有很大的波动。在健康传播实证研究中，研究人员常常通过测量人们对特定健康威胁的害怕（frightened）、担心（scared）和焦虑（anxious）程度（e. g.，McMahan，Witte，& Meyer，1998）来测量恐惧。

2. 威胁

从概念上，拓展平行反应模型对威胁与感知威胁作了区分。作为信息的组成部分之一，威胁是一种信息特征，它提供了与严重性及易感性有关的事实内容或视觉内容。威胁的严重性与易感性经常在实验研究中作为信息的组成部分而被操纵（manipulate）。例如，在设计高威胁的实验刺激物时，吸烟的严重性通常通过使用癌变、腐烂和漆黑的肺部来呈现（Chun et al.，2018）；而流感的易感性则通常被描述为"具有极强的传染性，传播极快，即使是健康的人也有可能感染流感"（Roberto，Mongeau，Liu，& Hashi，2019）。而在低威胁的实验设置中，吸烟的后果可能会被轻描淡写地一笔带过（Chun et al.，2018）；而关于流感，提供给被试的信息可能是："每年感染流感的人数仅占总人口的5%"（Roberto et al.，2019）。

拓展平行反应模型假设信息中存在的威胁会启动个人的感知威胁（Witte，1992）。感知威胁是个人对消息中所含有的威胁进行的主观评估，它是一种认知结构。感知威胁包括两个维度：对威胁严重性的感知以及对威胁易感性的感知。如前所述，感知严重性是对威胁的大小及其后果的严重程度的认知；而感知易感性是对自己面临威胁的可能性的认知。在健康传播研究中，感知威胁的测量由对感知严重性与感知易感性的测量共同组成。为了测量感知严重性，在实验中，被试通常会被问及对威胁的危险性（how serious）、重要性（how significant）以及严重性（how severe）的评估；而感知易感性则通过被试对自身风险的评估来进行测量（Witte et al.，1996）。个人对感知严重性与感知易感性的评估结合起来构成了其感知威胁的总体水平。

在实际研究中，作为信息特征的威胁与作为认知结构的感知威胁之间的概念差异经常会被研究者所忽略，但这种概念的混淆通常不会构成明显的错误（Popova，2012），因为有元分析指出，信息中的威胁水平与信息接受者的感知威胁水平之间存在着正相关关系（Witte & Allen，2000）。但是，在相关实验研究中，研究人员依然需要进行操纵检查，测量威胁与感知威胁水平，评估感知威胁对结果变量的影响。

　　3. 效能

　　与威胁相似，拓展平行反应模型从概念上也对效能与感知效能做了区分。作为一种信息特征，效能指的是信息中由反应效能与自我效能组成的内容。在关于拓展平行反应模型的实验研究中，效能也经常被用作是可操纵的信息组件。对高效能的实验刺激物的设计将强调反应效能与自我效能，比如，在 Roberto 等人（2019）的实验中，关于流感疫苗的高效能信息设计包含了"可以在任何卫生服务点买到流感疫苗，如医生处、药房甚至杂货店，且流感疫苗对购买过医疗保险的人士是免费的"以及"注射流感疫苗是预防流感的最佳方式，它没有或极少有副作用"等描述。而在低效能的信息设计中，对于流感疫苗的描述是"昂贵的、无效的，并且有非常多的副作用"。然而需要注意的是，低效能信息的设计可能存在伦理缺陷（Muthusamy，Levine，& Weber，2009）。在健康宣导中向目标受众传递低效能的信息被认为等同于拒绝向他们提供有效的健康行为方案。鉴于伦理问题，有一些研究始终进行高效能的信息设计（e. g.，Witte & Morrison，1995），而也有一些研究先对被试的感知效能进行测量，然后再采用中位数分割法将被试分为高效能组与低效能组（e. g.，McMahan et al.，1998）。

　　感知效能是个人对推荐行为的有效性、可行性与简易性的认知，它包括两个维度：（1）感知反应效能，即一个人对于所推荐行为在避免威胁上的有效性的信念；（2）感知自我效能，即一个人对执行推荐行为的能力的信念。在实验中，被试通常会被问及其对推荐行为在预防健康威胁上的作用的评估，以测量其反应效能；而为了测量其自我效能，则需要让被试对进行推荐行为的容易和方便程度进行评估（Witte et al.，1996）。个人对感知反应效能与感知自我效能的评估结合起来构成了其感知效能的总体水平。

　　在关于拓展平行反应模型的实验中，加入效能信息的目的是为了操纵被试的感知效能水平。因此，为了验证信息操纵对感知效能的影响、达到信息操纵的效果，需进行操纵检查，即研究人员需要测量与评估被试是否在接受实验刺激物后产生了对应的感知效能。

4. 反应

拓展平行反应模型指出，人们在接收到恐惧诉求信息后可能会有三种类型的反应：危险控制、恐惧控制以及无反应。

危险控制是引发保护动机的认知过程。当一个人相信其出于自我保护的行为改变能够有效避免健康威胁时，这种认知过程就会发生。当处于危险控制时，人们将会采取与信息建议相符合的信念、态度、行为意图以及行为（Witte，1998）。而与危险控制不同，恐惧控制不是一种认知过程，而是一种情绪过程（Witte，1994）。当人们面临健康威胁，并且认为自己对此无能为力时，人们就会启动信息防御机制，旨在减少恐惧，而不是采取保护行为来减轻威胁。恐惧控制反应包括回避、否认和抗拒（Witte，1998）。另外，Rippetoe 和 Rogers（1987）指出，一厢情愿（wishful thinking）、宗教寄望（religious faith）、宿命论（fatalism）以及绝望（hopelessness）等也属于防御机制。

恐惧控制反应通常发生在潜意识层面，因此较难被测量（Popova，2012）。McMahan 等（1998）提出，恐惧控制反应可以通过测量防御性回避（defensive avoidance）、信息最小化（message minimization）和感知操纵（perceived manipulation）来进行测量。防御性回避是抗拒信息的一种动机，即一个人回避对健康威胁以及推荐行为的进一步思考；信息最小化指的是对信息重要性的否认，即一个人是否觉得该信息耸人听闻（exaggerated）、言过其实（overblown）或者夸大其词（overstated）；而感知操纵指的是对该信息的"诚实"程度的感知，即一个人是否觉得该信息是误导人的（misleading）、被操纵的（manipulative）或者是被曲解的（distorted）。

为了确定个人是处于危险控制过程还是恐惧控制过程，在最初，拓展平行反应模型提供了一个简单的临界值计算方法：用个人感知效能水平的值减去其感知威胁水平的值，如果得到正数，则认为其处于危险控制中；如果得到负数，则认为其处于恐惧控制中（Hullett & Witte，2001；Witte et al.，1996）。然而，此判断方法也存在缺陷。虽然这一计算方法非常简单方便，但它只考虑了个人感知效能水平与感知威胁水平在数值上的相对差异，忽略了其感知效能水平与感知威胁水平的绝对高低也会影响个人的行为模式。比如，以李克特五级量表为例，如果一个人的感知效能水平为5、感知威胁水平为4，而另一个人的感知效能水平为2、感知威胁水平为1，根据上述计算方法，这两个人感知效能水平与感知威胁水平数值的差都为1，都被认为处于危险控制中。但显然，前者采取推荐行为的动机应该比后者更强。

鉴于此，Witte 和 Allen（2000）提出了另外一种判断个人到底是处于危险控制过程还是恐惧控制过程的方式：根据威胁与效能的水平高低划分为四个象限。如图 4-2 所示，威胁与效能会交互影响人们的行为模式。

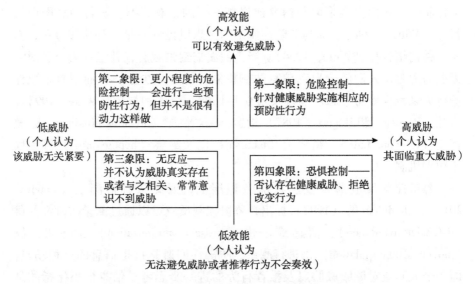

图 4-2　不同水平威胁与效能交互组合的四个象限

Popova（2012）认为，将传统的临界值计算法与上图的象限法结合起来是更为完善的判断个人是处于危险控制过程或是恐惧控制过程的有效方式。当一个人具有较高水平的感知威胁，并且其临界值（感知效能水平与感知威胁水平的值之差）较小时，那么他应该处于危险控制过程（第一象限）；而当他的感知威胁水平较低，且其临界值的较小时，那么他应该不会对威胁做出反应（第三象限）。判断个人在面对恐惧诉求信息时倾向于做出哪一种类型的反应对于健康传播研究人员进行健康宣导而言非常重要，这不仅为评估受众在健康宣导前后的状态提供了更精确的工具，还为其理论与假设的检验提供了参考（Popova，2012）。

（四）拓展平行反应模型的应用

拓展平行反应模型已经被广泛地运用于健康教育中。例如，Smith 等（2008）以及 Kotowski 等（2011）运用拓展平行反应模型设计和评估了恐惧诉求信息在促进人们采取听力保护措施上的效果。结果表明，接收到包含威胁和效能信息的人们将更倾向于采取听力保护措施。Goei 等（2010）运用拓展平行反应模型设计的恐惧诉求信息提高了人们进行哮喘病治疗的行为意图。他们发现，恐惧诉求信息可以同时唤起受众的威胁和效能感知，进而增强他们的行为意愿。在艾滋病防控方面，一些研究也表明了恐惧诉求信息能够有效促进安全套的使用行为，从而减少人们感染 HIV 的风险（e. g. , Chib, Lwin, Lee, Ng, & Wong, 2010；Witte, Berkowitz, Cameron, & McKeon, 1998；Witte et al. , 2002）。近年来，在中国公共卫生领域，学者对恐惧诉求与艾滋病行为干预之间的关系也进行了探讨，并肯定了恐惧诉求信息对减少艾滋病高风险行为的意义（e. g. , Jin et al. , 2017）。

目前，已有大量的实证研究表明，拓展平行反应模型为众多使用恐惧诉求信息的健康宣导活动提供了重要的理论依据。除了以上所述的保护听力、治疗哮喘以及预防 HIV 感染等健康行为以外，拓展平行反应模型也适用于诸如乳房自检（Chen & Yang, 2018；Kline & Mattson, 2000）、癌症筛查（Jones & Owen, 2006）、器官捐赠（Feeley, Marshall, & Reinhart, 2006）、戒酒（Wolburg, 2001；Zisserson, Palfai, & Saitz, 2007）、寻求精神疾病专业帮助（Chang, 2008；Egbert, Miraldi, & Murniadi, 2014）、接种 HPV 疫苗（Carcioppolo et al. , 2013；Krieger & Sarge, 2013）、体育锻炼（Bassett – Gunter, Latimer – Cheung, Martin Ginis, & Castelhano, 2014；Hatchell, Bassett – Gunter, Clarke, Kimura, & Latimer – Cheung, 2013）、蔬果摄入（Napper, Harris, & Klein, 2014）等行为的干预与促进。这一系列文献反映了拓展平行反应模型在与恐惧诉求有关的健康传播研究中具有广泛的适用性。

在设计、实施与评估基于恐惧诉求的健康宣导活动时，拓展平行反应模型几乎为其中的每一个步骤都提供了重要的理论指导，可以作为在健康宣导前评估目标受众状态和健康宣导信息效果的理论指南（Valente, 2002）。例如，在传播健康宣导信息传播前，研究人员可以测量目标受众对威胁和效能的感知、恐惧程度、当前的态度、信念、行为意图和行为。这可以帮助研究人员评估目标受众当前的状态——他们是否意识到了威胁，是否进行了防御性的主动反应，或者是否害怕并对威胁进行了否定。根据评估的状态可以制定适当的干预策略：如果目标受众没有意识到威胁，研究人员可以提高信息中的威胁程度；而如果受众已经感到了恐惧，着重体现效能的信息则会更合适（Muthusamy et al. , 2009）。

结合拓展平行反应模型，Basil 和 Witte（2012）在《健康传播信息设计》（*Health Communication Message Design*）一书中指出，有效的恐惧诉求信息设计应该强调受众对于特定健康威胁的易感性，以及该威胁的严重性，并在易感性与严重性之间取得平衡。更重要的是，信息中还需要为受众提供一种操作性强的反应方式，即提供效能——不仅需要提醒人们注意健康威胁，还需要给人们提供能避免威胁且行之有效的行动方案。在设计恐惧诉求信息之前，设计人员应该首先进行行为分析，识别出对公众而言最有可能改善的健康问题，并根据行为分析战略性地选择与公众最息息相关的健康行为，即结合公共卫生与流行病学，找出哪些行为会将人们置于最大的健康风险之中，从中识别出最容易改变的一种并选择合理的替代行为，进而提高健康宣导的可行性。

二、详尽可能性模型（elaboration likelihood model）

（一）概述

详尽可能性模型（elaboration likelihood model，ELM）由 Petty 和 Cacioppo（1981）提出。该模型认为，说服的效果取决于受众对相关信息处理（elaboration）（即思考）程度。具体而言，受众在处理信息时可能会进入两种说服认知过程：一种是系统思维，即中心路径（central routes）；而另一种是认知捷径，即边缘路径（peripheral routes）。这两种过程影响说服效果的因素各不相同。个人花费的认知精力，即信息处理的程度高低，决定了说服发生的途径（Schumann, Kotowski, Ahn, & Haugtvedt, 2012）。中心路径是更深层次的认知处理，它将新的信息与一个人固有的信念相结合，继而导致更进一步的信息检索行为。然而中心路径需要更多的认知精力，因此，当人们不太有能力或者不太有意愿进行信息处理时，他们就会寻找信息的表面或外部线索，这些线索可以帮助人们对信息进行快速的判断。不同的路径会受到不同因素的影响，其产生的说服效果也大相径庭，比如，当一个人采取中心路径处理信息、把其认知精力与资源用于处理信息的内容时，高质量的论据比低质量的论据更具有说服效果；然而，当一个人采取边缘路径处理信息、不关注信息内容时，他们更有可能因信息的外部特征而对信息做出评估和判断（Petty & Cacioppo, 1984）。接下来的章节将详细描述个人在进行信息处理时其程度的变化过程，并讨论影响信息处理程度的因素。

详尽可能性模型着重关注说服现象，是社会信息处理中双重加工过程现象的一种形式（Chaiken & Trope, 1999）。启发式—系统式模型则是另一种形式的说服性信息处理双重过程。详尽可能性模型和启发式—系统式模型之间的一个主要区别是，前者的预测基于充分性原则（认知精力的权衡与充分的判断），关注信息处理的过程；而启发式—系统式模型侧重于关注态度的变化——态度改变是处理说服性信息的最终结果（Bohner, Moskowitz, & Chaiken, 1995；Chaiken, Giner – Sorolla, & Chen, 1996）。尽管这两种模型有重要的区别，但它们的共同观点是：说服可以通过两种不同的途径实现，这两种途径涉及的信息处理程度各不相同。它们都将个人处理信息的能力看作是决策过程中的一个关键因素。

（二）信息处理的过程

1. 信息处理的本质

详尽可能性模型基于这样的一个问题：在不同的条件下，受众在多大程度上会对信息进行处理？这里的信息处理指的是个体进行与信息相关的思考。有时，受众会对其所接收到的信息进行深入的思考：密切关注这一信息、仔细查阅其中的论点与论据、考察其他与信息相关的内容（比如回忆其他相关的论点或得出自己的论点）等。但有时，受众不会对信息进行深入的思考，即在信息处理时会投入较少的精力。目前已有许多方法可以评估在特定环境中受众的信息处理方式（Petty & Cacioppo, 1986a）。最直接的方法是"罗列想法"——请受众在收到说服性信息后简单列出他们的想法（Cacioppo, Harkins, & Petty, 1981；Cacioppo, von Hippel, & Ernst, 1997），他们所列出的这些想法的数量可以大概反映出其信息处理的程度。

从直觉来看，在很少或没有进行信息处理的情况下，说服的效果可能微乎其微，毕竟受众没有真正投入认知精力去处理信息。然而，详尽可能性模型认为，尽管说服过程的效果会随着信息处理程度的变化而变化，但说服可以发生在任何程度的信息处理之下。为了揭示这些说服过程中的差异，详尽可能性模型提出了两种假设的说服路径：中心路径与边缘路径。

2. 中心路径与边缘路径

中心路径，指的是信息处理程度较高时的说服过程。使用中心路径通常需要受众对信息进行深思熟虑。边缘路径则指的是信息处理程度较低时的说服过程。边缘路径的使用通常是因为受众使用了一些简单的决策规则。比如，受众可能会被他们对信源的喜爱程度或信源的可信度等因素所左右，即，受众可能依赖于各种边缘路径线索而不是凭借对相关信息的深入思考作为态度和信念的指南。随着信息处理程度的减少，边缘线索可能会成为说服效果的决定性因素；而随着信息处理程度的增加，边缘线索对说服效果的影响则会减小。有实验研究表明，相比信息所提供的论据质量的变化，边缘线索数量的变化对说服效果有更大的影响，即信息的说服力在很大程度上是通过边缘路径而不是中心路径来实现的（Bless & Schwarz，1999）。

虽然原始的详尽可能性模型认为，说服的中心路径和边缘路径是相互排斥的。但后续的研究指出，中心路径和边缘路径只代表了信息处理程度从高到低的连续变化上两个端点的理想化情况。在一定的信息处理程度下，说服过程是中心路径和边缘路径的混合，具有复杂的效果（Petty & Wegener，1999）。

Petty 等（1981）研究了论据质量和信源专业度对说服效果的影响，明确了中心路径和边缘路径之间的区别。在这项研究中，信息主题与不同受众之间的相关性有很大的差异。对于一些受众来说，该信息主题与其息息相关（因此研究假设受众会进行深入的信息处理），而对另外一些受众来说，该信息主题可能与其没太多联系（因此研究假设受众会进行程度较低的信息处理）。这项研究还操纵了信息中论据的质量以及信源的专业度这两个因素。研究发现，与信息主题相关性较高的受众受到了信息论据质量的显著影响，他们更容易被强有力的论据所说服，但信源的专业度对他们的影响并不显著。而与信息主题相关性较低的受众则受到了信源专业度的影响，他们更容易被来自专业度高的信源的内容所说服。也就是说，当受众根据信息主题相关性进行信息处理时，信息的论据质量比信源专业度更能影响信息对他们的说服效果；但当受众没有投入大量认知精力去进行信息处理时，信源专业度作为边缘线索则会对说服效果产生更大的影响。正如这项研究所表明的，说服可以通过中心路径或边缘路径来实现。但影响说服效果的因素在不同情况下各不相同。

在健康传播领域，健康宣导是提高社会公共卫生水平和个人健康水平的重要策略之一（Flynn, Worden, Bunn, Connolly, & Dorwaldt, 2011）。人们之所以采取健康行为，很大程度上可能是受到了媒体宣传的影响（Flynn et al., 1997）。由于个人在日常生活中会接触到大量的信息，因此具有高度个人相关性及重要性的信息，人们才有可能深度查阅、考察和处理，而其他信息则会被通过边缘线索以及更少的认知精力投入进行处理。根据详尽可能性模型，当个人有动机和能力处理一个与重要议题有关的信息并接收到包含相关论据的信息时，他将更有可能投入精力对论据进行"集中处理"，并对信息内容进行认知阐述，以推进个人的行为决策。相反，当个人没有动机或没有能力去仔细处理信息时，那么他可能会使用不那么费力的方法或者借助边缘线索来评估信息内容。举例而言，生活中面临健康行为决策的人可能会被推动去处理包含强烈立场的信息，比如吸烟者面对反吸烟广告——吸烟风险较低的人可能不太愿意思考其中的论据。研究证明，有高吸烟风险的人群更喜欢富含事实论据的反吸烟信息，而吸烟风险较低的人群则对这类信息不太感兴趣；令低风险人群更感兴趣的信息是娱乐性较强、吸引眼球的内容，而高风险的人群则对这种类型的信息兴味索然（Slater & Rouner，1996）。另外，由于对处理信息的认知投入较低，使用边缘路径处理信息后所导致的认知结构变化可能不如中心路径所导致的变化更加稳定和持久。

　　详尽可能性模型认为，随着受众信息处理程度的变化（即说服途径的变化），信息所产生的说服效果也会有相应的变化。在高程度信息处理的条件下，个人对信息内容的深思熟虑将导致其态度的较大转变；而当信息处理程度较低时，影响个人态度形成的主要因素则是边缘线索（比如名人背书等）。因此，健康宣导活动常常利用边缘线索引导受众形成或改变态度（Bhutada，Menon，Deshpande，& Perri III，2012）。然而，研究发现，与在信息处理程度低的条件下形成的态度相比，在信息处理程度高的条件下形成的态度会更持久、更能对行为意图和行为做出预测（Haugtvedt，Schumann，Schneier，& Warren，1994；MacKenzie & Spreng，1992；Petty，Haugtvedt，& Smith，1995；Verplanken，1991）。Petty、Cacioppo 和 Schumann（1983）指出，当态度是在高相关性信息主题的条件下形成（即受众倾向于进行高程度的信息处理）时，态度和行为意图的相关性更强。Cacioppo、Petty、Kao 和 Rodriguez（1986）发现，与认知需求较低的人相比，认知需求较高（即信息处理动机强）的人表现出更强的态度—行为意图和态度—行为一致性。由于说服过程中存在的差异以及不同的说服途径会产生不同的结果，探究影响受众信息处理程度的因素显得尤为重要。

（三）影响信息处理程度的因素

　　有两大类因素会影响受众信息处理的程度：一个是受众进行信息处理的动机，另一个是受众进行信息处理的能力。高程度的信息处理要求动机与能力同时存在，如果受众有动机进行与信息相关的思考，却没有足够的能力，则不会进行高程度的信息处理；同样地，如果受众有能力进行深度思考，但没有足够的动机，同样也不会进行高程度的信息处理。

1. 影响信息处理动机的因素

个人相关性（personal relevance）。对受众信息处理动机影响最大的因素是信息主题与受众个人的相关性。信息主题与受众越相关，受众对该信息进行深思熟虑的动机就越强（Petty & Cacioppo，1979）。在详尽可能性模型的研究中，信息—个人相关性通常也被看作是受众对信息主题的"参与程度"。在相关性高的条件下，可以说受众"高度参与"了该信息主题。但在其他说服研究中，"参与程度"也被用于概括受众与信息主题之间的关系，比如个人对问题重要性的判断、对问题立场的态度等。例如，如果一位女士有乳腺癌的家族史，那么她更有可能会对一些关于乳房自检的说服性信息进行主动思考（Rothman & Schwarz，1998）。

认知需求（need for cognition）。影响受众信息处理动机的第二个因素是受众对认知的需求水平，它指的是"个人参与和享受思考的倾向"（Cacioppo & Petty，1982，p. 116）。这种倾向因人而异：有一些人喜欢需要投入巨大认知精力的活动，比如喜欢探索解决问题的新方案或喜欢处理需要大量思考的问题；而另一些人则不然（Cacioppo, Petty, Feinstein, & Jarvis, 1996；Petty, Briñol, Loersch, & McCaslin, 2009）。大量研究表明，认知需求会影响信息处理的可能性。在收到说服性信息后，高认知需求的人比低认知需求的人更有可能报告更多与信息相关的想法（Smith, Haugtvedt, & Petty, 1994）；而他们也更容易受到信息论据质量的影响（Axsom, Yates, & Chaiken, 1987；Green, Garst, Brock, & Chung, 2006）。可以说，高认知需求的人比低认知需求的人更有动力去进行与信息相关的思考（Cacioppo et al.，1996）。

2. 影响信息处理能力的因素

分心（distraction）。分心是指伴随着说服性信息出现的某些分散注意力的刺激或任务，比如（实验条件下的）噪声、闪光、冗余信息等。分心会干扰个人与信息相关的思考，有时候会增强说服效果，有时候则会降低说服效果。有研究指出，如果受众倾向于进行有利于说服的信息处理（即倾向于支持说服性信息所带的立场），那么分心则会通过干扰信息处理过程降低信息的说服效果；如果受众倾向于进行对说服不利的信息处理（即倾向于反对说服性信息所带的立场），那么分心则会通过干扰信息处理过程提高信息的说服效果（Baron，Baron，& Miller，1973；Buller & Hall，1998；Petty & Brock，1981）。从另一个角度看，当信息中的论据质量比较高的时候（即容易引起受众对信息产生积极的想法），分心会通过干扰受众的信息处理过程而削弱信息的说服力；反之，当信息的论据质量比较低的时候（即容易引起受众对信息产生消极的想法），分心则会通过干扰受众的信息处理过程而增强信息的说服力（Albarracín & Wyer，2001；Eisenstadt，Leippe，Rivers，& Stambush，2003；Jeong & Hwang，2012；Miarmi & DeBono，2007；Petty，Wells，& Brock，1976）。比如，Kang、Cappella 和 Fishbein（2006）关于反毒品广告的研究发现，广告里生动的图像分散了受众处理论据质量较低信息时的注意力，削弱了低质量论据对信息效果的负面影响，从而增强了广告的说服力。

先验知识（prior knowledge）。影响受众信息处理能力的第二个因素是受众对说服性信息主题的先验知识。先验知识越广泛，受众就越有能力进行与信息相关的思考。有研究表明，随着受众先验知识的增加，更多与信息相关的思考会开始出现（Alba & Hutchinson，1987），同时论据质量对说服效果的影响也会增强，而边缘线索对说服效果的影响则会被减弱（Laczniak，Muehling，& Carlson，1991；Wood，1982；Wood & Kallgren，1988；Wood，Kallgren，& Preisler，1985）。另外，当拥有广泛先验知识的受众遇到与自身态度相反的信息时，他们会容易产生与信息相反的观点，因此很难被说服。但是，这些受众也更容易受到信息论据质量的影响，因此，当传播立场与受众自身态度相反的信息时，增加信息论据的质量和力度可能会提高对知识渊博的受众的说服力，但这种方式对知识贫乏的受众而言影响不大。

显然，通过影响受众信息处理的动机或能力，许多因素会对受众信息处理的可能性造成影响。随着信息处理可能性的变化，不同路径的说服过程也会发生变化：随着信息处理程度的提高，边缘线索对说服效果的影响逐渐减弱，而论据质量相应地发挥出更大的作用。影响说服效果的具体因素取决于受众在被说服的过程中对信息采用的是中心路径还是边缘路径。因此，接下来的部分将分别对信息处理程度相对较高或相对较低的情况下影响说服效果的因素进行讨论。

（四）高程度信息处理对说服效果的影响：说服的中心路径

1. 评估方向的关键作用

在高程度信息处理的条件下，说服效果很大程度上取决于受众对信息的论据进行深思熟虑后的结果。概括而言，当信息处理程度较高时，说服效果将取决于受众对信息的（正面或负面）评估：即如果受众对信息的看法是正面的，那么信息会成功地使受众的态度往期望的方向上改变；反之，该信息则可能无法成功说服受众。因此衍生出一个需要被探讨的重要问题：在高程度信息处理的阶段，哪些因素影响着受众对信息总体的评估方向？

2. 评估方向的影响因素

亲态度和反态度的信息（pro – attitudinal versus counter – attitudinal messages）是影响受众对信息评估方向的因素之一，即受众最初的态度和说服性信息所主张的立场之间的差异会影响其信息处理的方向。当信息主张的立场与受众已有的立场倾向相同时——即说服信息对于受众而言是亲态度的时候——受众通常会对信息持正面的看法。反之，受众倾向于对说服信息持负面的看法（Petty & Cacioppo，1986b）。

论据力度（argument strength）是另一个影响受众对信息的评估方向的因素，即在高程度信息处理的条件下，受众会仔细查阅信息中的论据。可想而知，受众在查阅信息中的论据时所引起的反应越积极，信息就越有说服力。如果信息中包含有力的论据和合理的推论，那么该信息的说服效果就会大大增强；反之，如果受众发现信息中存在虚假或不准确的论据，那么该信息就会失去说服力。也就是说，在高程度信息处理的条件下，信息中论据的质量和力度会影响受众进行信息处理的方向以及说服的效果（Lee，2008；Levitan & Visser，2008；Park，Levine，Westermann，Orfgen，& Foregger，2007）。

（五）低程度信息处理对说服效果的影响：说服的边缘路径

1. 启发式原则的关键作用

在低程度信息处理的条件下，信息的说服效果更大程度上受到简单决策规则或启发式原则的影响。这些原则是由一些边缘线索所激活的，而且在此过程中受众只需要进行很少的信息处理活动。在较低程度的信息处理条件下，受众仅仅根据信息简单的外部特征（如受众对信源的偏好或感知可信度）就可以形成对信息的判断。

2. 启发式原则的影响因素

可信启发式（credibility heuristic）。信源的可信度是启发式原则的主要影响因素之一，指的是受众认为来自该信源的信息可信程度（Chaiken，1987；Cialdini，1987）。当信息处理程度较低时，可信度作为边缘线索，对说服效果有较大的影响（Andreoli & Worchel，1978）。

喜爱启发式（liking heuristic）。受众对信源的喜爱程度是启发式原则的第二种影响因素，指的是受众倾向于同意他们喜欢的信源的观点，或认为来自自己喜欢的信源的信息通常都是正确的（Chaiken，1987；Cialdini，1987）。随着信息处理程度的降低，受众对信源的喜爱程度对信息说服效果的影响会增加。

共识启发式（consensus heuristic）。启发式原则的第三种影响因素是受众所感知到的其他人对信息的反应，即如果周围的其他人均相信该信息，那么受众也会倾向于采信该信息（Chaiken，1987；Cialdini，1987）。当使用这种启发性原则时，感知到他人对信息的赞同可能会增强信息的说服力（Axsom et al.，1987）。有研究显示，当受众无意中听到其他人对信息持怀疑或否定态度时，他们则较难被该信息所说服（Landy，1972；Mercier & Strickland，2012；Silverthorne & Mazmanian，1975）。

（六）基于详尽可能性模型的说服性信息设计

由于说服过程会随着受众信息处理程度的变化而有所不同，因此研究者应该根据受众的信息处理程度的不同而相应地对说服信息做出调整。对于进行高程度信息处理的受众来说，有效说服的关键是强有力的论据，因为在高程度信息处理的条件下，受众会密切关注信息的论据。尤其是在信息立场与受众原有态度相悖的情况下，说服性信息需要提供大量强有力的论据才可以避免受众对于信息的抵触。而对于进行低程度信息处理的受众来说，边缘线索对说服效果的影响大于论据质量。在这种情况下，说服性信息的设计应该考虑启发式原则，比如通过展示信源的专业度等方式来增强信息的说服性。

在健康传播领域，详尽可能性模型为在各种语境下设计行之有效的健康传播策略提供了方向。随着移动通信技术的兴起，互联网逐渐成为人们快速、高效的信息访问方式。为受众量身定制的数字健康干预内容可以根据用户的特征、兴趣等为其提供个性化的信息、建议和支持，从而促使个人态度和后续行为的改变。

根据详尽可能性模型，为受众定制的数字健康干预内容更有可能促进其态度的转变和随之而来的行为改变，因为它们增加了健康干预信息内容的感知个人相关性，从而增加了人们进行信息处理的动机（Morrison，2015）。定制的健康干预内容也可能包含更少的"噪声"，由此减少了用户的认知负荷，使得他们能够将注意力集中在最重要的与个人相关的健康信息上（DiClemente, Marinilli, Singh, & Bellino, 2001）。

参考文献

Alba, J. W. , & Hutchinson, J. W. (1987). Dimensions of consumer expertise. *Journal of Consumer Research*, 13, 411 – 454.

Albarracín, D. , & Wyer Jr, R. S. (2001). Elaborative and nonelaborative processing of a behavior – related communication. *Personality and Social Psychology Bulletin*, 27, 691 – 705.

Andreoli, V. , & Worchel, S. (1978). Effects of media, communicator, and message position on attitude change. *Public Opinion Quarterly*, 42, 59 – 70.

Axsom, D. , Yates, S. , & Chaiken, S. (1987). Audience response as a heuristic cue in persuasion. *Journal of Personality and Social Psychology*, 53, 30 – 40.

Bagozzi, R. P. , & Moore, D. J. (1994). Public service advertisements: Emotions and empathy guide prosocial behavior. *Journal of Marketing*, 58, 56 – 70.

Baron, R. S. , Baron, P. H. , & Miller, N. (1973). The relation between distraction and persuasion. *Psychological Bulletin*, 80, 310 – 323.

Basil, M. , & Witte, K. (2012). Health risk message design. In H. Cho (Ed.), *Health communication message design: Theory and practice* (pp. 41 – 58). Thousand Oaks, CA: SAGE.

Bassett – Gunter, R. L. , Latimer – Cheung, A. E. , Martin Ginis, K. A. , & Castelhano, M. (2014). I spy with my little eye: Cognitive processing of framed physical activity messages. *Journal of Health Communication*, 19, 676 – 691.

Bhutada, N. S. , Menon, A. M. , Deshpande, A. D. , & Perri III, M. (2012). Impact of celebrity pitch in direct – to – consumer advertising of prescription drugs. *Health Marketing Quarterly*, 29, 35 – 48.

Bless, H. , & Schwarz, N. (1999). Sufficient and necessary conditions in dual – process models: The case of mood and information processing. In S. Chaiken & Y. Trope (Eds.), *Dual – process models in social psychology* (pp. 423 – 440). New York: Guilford.

Bohner, G. , Moskowitz, G. B. , & Chaiken, S. (1995). The interplay of heuristic and systematic processing of social information. *European Review of Social Psychology*, 6, 33 – 68.

Boster, F. J. , & Mongeau, P. (1984). Fear – arousing persuasive messages. In R. N. Bostrom & B. H. Westley (Eds.) , *Communication yearbook* 8 (pp. 330 – 375). Newbury Park, CA: SAGE.

Bradley, M. , & Lang, P. J. (2007). Emotion and motivation. In J. T. Cacioppo, L. G. Tassinary, & G. G. Berntson (Eds.) , *Handbook of psychophysiology* (3rd ed. , pp. 581 – 607). New York, NY: Cambridge University Press.

Buller, D. B. , & Hall, J. R. (1998). The effects of distraction during persuasion. In M. Allen & R. W. Preiss (Eds.) , *Persuasion: Advances through Meta – analysis* (pp. 155 – 173). Cresskill, NJ: Hampton.

Cacioppo, J. T. , & Petty, R. E. (1982). The need for cognition. *Journal of Personality and Social Psychology*, 42, 116 – 131.

Cacioppo, J. T. , Harkins, S. G. , & Petty, R. E. (1981). The nature of attitudes and cognitive responses and their relationships to behavior. In R. E. Petty, T. M. Ostrom, & T. C. Brock (Eds.) , *Cognitive responses in persuasion* (pp. 31 – 54). Hillsdale, NJ: Lawrence Erlbaum.

Cacioppo, J. T. , Petty, R. E. , Feinstein, J. A. , & Jarvis, W. B. G. (1996). Dispositional differences in cognitive motivation: The life and times of individuals varying in need for cognition. *Psychological Bulletin*, 119, 197 – 253.

Cacioppo, J. T. , Petty, R. E. , Feinstein, J. A. , & Jarvis, W. B. G. (1996). Dispositional differences in cognitive motivation: The life and times of individuals varying in need for cognition. *Psychological Bulletin*, 119, 197 – 253.

Cacioppo, J. T. , Petty, R. E. , Kao, C. F. , & Rodriguez, R. (1986). Central and peripheral routes to persuasion: An individual difference perspective. *Journal of Personality and Social Psychology*, 51, 1032 – 1043.

Cacioppo, J. T. , von Hippel, W. , & Ernst, J. M. (1997). Mapping cognitive structures and processes through verbal content: The thought – listing technique. *Journal of Consulting and Clinical Psychology*, 65, 928 – 940.

Carcioppolo, N. , Jensen, J. D. , Wilson, S. R. , Collins, W. B. , Carrion, M. , & Linnemeier, G. (2013). Examining HPV threat – to – efficacy ratios in the extended parallel process model. *Health Communication*, 28, 20 – 28.

Chaiken, S. (1987). The heuristic model of persuasion. In M. P. Zanna, J. M. Olson, & C. P. Herman (Eds.) , *Social influence: The ontario symposium*, vol. 5 (pp. 3 – 39). Hillsdale, NJ: Lawrence Erlbaum.

Chaiken, S. , & Trope, Y. (Eds.). (1999). *Dual – process theories in social psychology.*

New York: Guilford.

Chaiken, S. , Giner - Sorolla, R. , & Chen, S. (1996). Beyond accuracy: Defense and impression motives in heuristic and systematic information processing. In P. M. G. J. A. Bargh (Ed.), *The psychology of action: Linking cognition and motivation to behavior* (pp. 553 - 578). New York, NY, US: Guilford Press.

Chang, C. (2008). Increasing mental health literacy via narrative advertising. *Journal of Health Communication*, 13, 37 - 55.

Chen, L. , & Yang, X. (2018). Using EPPM to evaluate the effectiveness of fear appeal messages across different media outlets to increase the intention of breast self - examination among Chinese women. *Health Communication*, 34, 1 - 8.

Chib, A. I. , Lwin, M. O. , Lee, Z. , Ng, V. W. & Wong, P. H. P. (2010). Learning AIDS in Singapore: Examining the effectiveness of HIV/AIDS efficacy messages for adolescents using ICT. *Knowledge Management & E - Learning: An International Journal*, 2, 169 - 187.

Chun, S. , Park, J. , Heflick, N. , Lee, S. , Kim, D. , & Kwon, K. (2018). The moderating effects of self - esteem and self - efficacy on responses to graphic health warnings on cigarette packages: A comparison of smokers and nonsmokers. *Health Communication*, 33, 1013 - 1019.

Cialdini, R. B. (1987). Compliance principles of compliance professionals: Psychologists of necessity. In M. P. Zanna, J. M. Olson, & C. P. Herman (Eds.), *Social influence: The ontario symposium*, vol. 5 (pp. 165 - 184). Hillsdale, NJ: Lawrence Erlbaum.

DiClemente, C. C. , Marinilli, A. S. , Singh, M. , & Bellino, L. E. (2001). The role of feedback in the process of health behavior change. *American Journal of Health Behavior*, 25, 217 - 227.

Egbert, N. , Miraldi, L. B. , & Murniadi, K. (2014). Friends don't let friends suffer from depression: How threat, efficacy, knowledge, and empathy relate to college students'; intentions to intervene on behalf of a depressed friend. *Journal of Health Communication*, 19, 460 - 477.

Eisenstadt, D. , Leippe, M. R. , Rivers, J. A. , & Stambush, M. A. (2003). Counterattitudinal advocacy on a matter of prejudice: Effects of distraction, commitment, and personal importance. *Journal of Applied Social Psychology*, 33, 2123 - 2152.

Feeley, T. H. , Marshall, H. M. , & Reinhart, A. M. (2006). Reactions to narrative and statistical written messages promoting organ donation. *Communication Reports*, 19, 89 - 100.

Flynn, B. S. , Worden, J. K. , Bunn, J. Y. , Connolly, S. W. , & Dorwaldt, A. L. (2011). Evaluation of smoking prevention television messages based on the elaboration likelihood model. *Health Education Research*, 26, 976 - 987.

Flynn, B. S. , Worden, J. K. , Secker - Walker, R. H. , Pirie, P. L. , Badger, G. J. , & Carpenter, J. H. (1997). Long - term responses of higher and lower risk youths to smoking prevention interventions. *Preventive Medicine*, 26, 389 - 394.

Goei, R. , Boyson, A. R. , Lyon - Callo, S. K. , Schott, C. , Wasilevich, E. , & Cannarile, S. (2010). An examination of EPPM predictions when threat is perceived externally: An asthma intervention with school workers. *Health Communication*, 25, 333 - 344.

Green, M. C. , Garst, J. , Brock, T. C. , & Chung, S. (2006). Fact versus fiction labeling: Persuasion parity despite heightened scrutiny of fact. *Media Psychology*, 8, 267 - 285.

Hatchell, A. C. , Bassett - Gunter, R. L. , Clarke, M. , Kimura, S. , & Latimer - Cheung, A. E. (2013). Messages for men: The efficacy of EPPM - based messages targeting men's physical activity. *Health Psychology*, 32, 24 - 32.

Haugtvedt, C. P. , Schumann, D. W. , Schneier, W. L. , & Warren, W. L. (1994). Advertising repetition and variation strategies: Implications for understanding attitude strength. *Journal of Consumer Research*, 21, 176 - 189.

Hovland, C. I. , Janis, I. L. , & Kelley, H. H. (1953). *Communication and persuasion: psychological studies of opinion change.* New Haven, CT: Yale University Press.

Hullett, C. R. , & Witte, K. (2001). Predicting intercultural adaptation and isolation: An application of the EPPM to uncertainty/anxiety reduction theory. *International Journal of Intercultural Relations*, 25, 125 - 139.

Janis, I. L. (1967). Effects of fear arousal on attitude change: Recent developments in theory and experimental research. In L. Berkowitz (Ed.), *Advances in experimental social psychology* (Vol. 3, pp. 166 - 244). New York: Academic Press.

Janis, I. L. , & Feshbach, S. (1953). Effects of fear - arousing communications. *The Journal of Abnormal and Social Psychology*, 48, 78 - 92.

Jeong, S. H. , & Hwang, Y. (2012). Does multitasking increase or decrease persuasion? Effects of multitasking on comprehension and counterarguing. *Journal of Communication*, 62, 571 - 587.

Jin, S. S. , Bu, K. , Chen, F. F. , Xu, H. F. , Li, Yi. , Zhao, D. H. , & Wang, L. (2017). Correlates of condom - use self - efficacy on the EPPM - based integrated model among Chinese college students. *Biomedical and Environmental Sciences*, 30, 97 - 105.

Jones, S. C. , & Owen, N. (2006). Using fear appeals to promote cancer screening—are we scaring the wrong people? *International Journal of Nonprofit and Voluntary Sector Marketing*, 11, 93 - 103.

Kang, Y. , Cappella, J. , & Fishbein, M. (2006). The attentional mechanism of message sensation value: Interaction between message sensation value and argument quality on message effectiveness. *Communication Monographs*, 73, 351 – 378.

Kline, K. N., & Mattson, M. (2000). Breast self – examination pamphlets: A content analysis grounded in fear appeal research. *Health Communication*, 12, 1 – 21.

Kotowski, M. R., Smith, S. W., Johnstone, P. M., & Pritt, E. (2011). Using the Extended Parallel Process Model to create and evaluate the effectiveness of brochures to reduce the risk for noise – induced hearing loss in college students. *Noise and Health*, 13, 261 – 271.

Krieger, J. L., & Sarge, M. A. (2013). A serial mediation model of message framing on intentions to receive the human papillomavirus (HPV) vaccine: Revisiting the role of threat and efficacy perceptions. *Health Communication*, 28, 5 – 19.

Laczniak, R. N., Muehling, D. D., & Carlson, L. (1991). Effects of motivation and ability on ad – induced cognitive processing. In R. Holman (Ed.), *Proceedings of the 1991 conference of the American academy of advertising* (pp. 81 – 87). New York: D'Arcy Masius Benton & Bowles.

Landy, D. (1972). The effects of an overheard audience's reaction and attractiveness on opinion change. *Journal of Experimental Social Psychology*, 8, 276 – 288.

LaTour, M. S., Snipes, R. L., & Bliss, S. J. (1996). Don't be afraid to use fear appeals: An experimental study. *Journal of Advertising Research*, 36, 59 – 68.

Lee, E. J. (2008). When are strong arguments stronger than weak arguments? Deindividuation effects on message elaboration in computer – mediated communication. *Communication Research*, 35, 646 – 665.

Leventhal, H. (1970). Findings and theory in the study of fear communication. In L. Berkowitz (Ed.), *Advances in experimental social psychology* (Vol. 5, pp. 119 – 186). New York: Academic Press.

Leventhal, H. (1971). Fear appeals and persuasion: The differentiation of a motivational construct. *American Journal of Public Health*, 61, 1208 – 1224.

Leventhal, H., Safer, M. A., & Panagis, D. M. (1983). The impact of communications on the self – regulation of health beliefs, decisions, and behavior. *Health Education Quarterly*, 10, 3 – 29.

Levitan, L. C., & Visser, P. S. (2008). The impact of the social context on resistance to persuasion: Effortful versus effortless responses to counter – attitudinal information. *Journal of Experimental Social Psychology*, 44, 640 – 649.

MacKenzie, S. B., & Spreng, R. A. (1992). How does motivation moderate the impact of central and peripheral processing on brand attitudes and intentions? *Journal of Consumer Research*, 18, 519 – 529.

McMahan, S. , Witte, K. , & Meyer, J. A. （1998）. The perception of risk messages regarding electromagnetic fields: Extending the extended parallel process model to an unknown risk. *Health communication*, 10, 247 – 259.

Mercier, H. , & Strickland, B. （2012）. Evaluating arguments from the reaction of the audience. *Thinking and Reasoning*, 18, 365 – 378.

Mewborn, C. R. , &Rogers, R. W. （1979）. Effects of threatening and reassuring components of fear appeals on physiological and verbal measures of emotion and attitudes. *Journal of Experimental Social Psychology*, 15, 242 – 253.

Miarmi, L. , & DeBono, K. G. （2007）. The impact of distractions on heuristic processing: Internet advertisements and stereotype use. *Journal of Applied Social Psychology*, 37, 539 – 548.

Mongeau, P. （1998）. Another look at fear arousing messages. In M. Allen & R. Press （Eds. ）, *Persuasion: Advances through Meta – analysis* （pp. 53 – 68）. Cresskill, NJ: Hampton Press.

Morrison, L. G. （2015）. Theory – based strategies for enhancing the impact and usage of digital health behaviour change interventions: A review. *Digital Health*, 1, 1 – 10.

Muthusamy, N. , Levine, T. R. , & Weber, R. （2009）. Scaring the already scared: Some problems with HIV/AIDS fear appeals in Namibia. *Journal of Communication*, 59, 317 – 344.

Napper, L. E. , Harris, P. R. , & Klein, W. M. （2014）. Combining self – affirmation with the extended parallel process model: The consequences for motivation to eat more fruit and vegetables. *Health Communication*, 29, 610 – 618.

Ordoñana, J. R. , González – Javier, F. , Espín – López, L. , & Gómez – Amor, J. （2009）. Self – report and psychophysiological responses to fear appeals. *Human Communication Research*, 35, 195 – 220.

Park, H. S. , Levine, T. R. , Westermann, C. Y. K. , Orfgen, T. , & Foregger, S. （2007）. The effects of argument quality and involvement type on attitude formation and attitude change: A test of dual – process and social judgment predictions. *Human Communication Research*, 33, 81 – 102.

Peters, G. J. Y. , Ruiter, R. A. , & Kok, G. （2014）. Threatening communication: A qualitative study of fear appeal effectiveness beliefs among intervention developers, policymakers, politicians, scientists, and advertising professionals. *International Journal of Psychology*, 49, 71 – 79.

Petty, R. E. , & Brock, T. C. （1981）. Thought disruption and persuasion: Assessing the validity of attitude change experiments. In R. E. Petty, T. M. Ostrom, & T. C. Brock （Eds. ）, *Cognitive responses in persuasion* （pp. 55 – 79）. Hillsdale, NJ: Lawrence Erlbaum.

Petty, R. E. , & Cacioppo, J. T. (1979). Issue involvement can increase or decrease persua-sion by enhancing message – relevant cognitive responses. *Journal of Personality and Social Psychology*, 37, 1915 – 1926.

Petty, R. E. , & Cacioppo, J. T. (1981). *Attitudes and persuasion: Classic and contemporary approaches.* Dubuque, IA: Brown.

Petty, R. E. , & Cacioppo, J. T. (1984). The effects of involvement on responses to argument quantity and quality: Central and peripheral routes to persuasion. *Journal of Personality and Social Psychology*, 46, 69 – 81.

Petty, R. E. , & Cacioppo, J. T. (1986a). *Communication and persuasion: Central and pe-ripheral routes to attitude change.* New York: Springer – Verlag.

Petty, R. E. , & Cacioppo, J. T. (1986b). The elaboration likelihood model of persuasion. In L. Berkowitz (Ed.), *Advances in experimental social psychology* (pp. 123 – 205). New York: Academic Press.

Petty, R. E. , & Wegener, D. T. (1999). The elaboration likelihood model: Current status and controversies. In S. Chaiken & Y. Trope (Eds.), *Dual – process theories in social psy-chology* (pp. 41 – 72). New York: Guilford.

Petty, R. E. , Briñol, P. , Loersch, C. , & McCaslin, M. J. (2009). The need for cogni-tion. In M. R. Leary & R. H. Hoyle (Eds.), *Handbook of individual differences in social be-havior* (pp. 318 – 329). New York: Guilford.

Petty, R. E. , Cacioppo, J. T. , & Goldman, R. (1981). Personal involvement as a determinant of argument – based persuasion. *Journal of Personality and Social Psychol-ogy*, 41, 847 – 855.

Petty, R. E. , Cacioppo, J. T. , & Schumann, D. (1983). Central and peripheral routes to advertising effectiveness: The moderating role of involvement. *Journal of Consumer Re-search*, 10, 135 – 146.

Petty, R. E. , Haugtvedt, C. P. , & Smith, S. M. (1995). Elaboration as a determinant of attitude strength: Creating attitudes that are persistent, resistant, and predictive of behav-ior. In R. E. Petty & J. A. Krosnick (Eds.), *Attitude strength: Antecedents and conse-quences* (pp. 93 – 130). Mahwah, NJ: Lawrence Erlbaum.

Petty, R. E. , Wells, G. L. , & Brock, T. C. (1976). Distraction can enhance or reduce yielding to propaganda: Thought disruption versus effort justification. *Journal of Personality and Social Psychology*, 34, 874 – 884.

Popova, L. (2012). The extended parallel process model: Illuminating the gaps in re-search. *Health Education & Behavior*, 39, 455 – 473.

Rippetoe, P. A. , & Rogers, R. W. (1987). Effects of components of protection – motivation theory on adaptive and maladaptive coping with a health threat. *Journal of Personality and Social Psychology*, 52, 596 – 604.

Roberto, A., Mongeau, P., Liu, Y., & Hashi, E. (2019). "Fear the flu, not the flu shot": A test of the extended parallel process model. *Journal of Health Communication*, 24, 829 – 836.

Rogers, R. W. (1975). A protection motivation theory of fear appeals and attitude change. *The Journal of Psychology*, 91, 93 – 114.

Rogers, R. W. (1983). Cognitive and physiological processes in fear appeals and attitude change: A revised theory of protection motivation. In J. Cacioppo & R. Petty (Eds.), *Social psychophysiology* (pp. 153 – 176). New York: Guilford.

Rogers, R. W., & Deckner, C. W. (1975). Effects of fear appeals and physiological arousal upon emotion, attitudes, and cigarette smoking. *Journal of Personality and Social Psychology*, 32, 222 – 230.

Rothman, A., & Schwarz, N. (1998). Constructing perceptions of vulnerability: Personal relevance and the use of experiential information in health judgments. *Personality and Social Psychology Bulletin*, 24, 1053 – 1064.

Schumann, D. W., Kotowski, M. R., Ahn, H. Y., & Haugtvedt, C. (2012). The elaboration likelihood model: A 30 – year review. In S. Rodgers & E. Thorson (Eds.), *Advertising theory* (pp. 51 – 68). NY: Routledge.

Sheeran, P., Harris, P. R., & Epton, T. (2014). Does heightening risk appraisals change people's intentions and behavior? A meta – analysis of experimental studies. *Psychological Bulletin*, 140, 511 – 543.

Silverthorne, C. P., & Mazmanian, L. (1975). The effects of heckling and media of presentation on the impact of a persuasive communication. *Journal of Social Psychology*, 96, 229 – 236.

Slater, M. D., & Rouner, D. (1996). Value – affirmative and value – protective processing of alcohol education messages that include statistical evidence or anecdotes. *Communication Research*, 23, 210 – 235.

Smith, S. M., Haugtvedt, C. P., & Petty, R. E. (1994). Need for cognition and the effects of repeated expression on attitude accessibility and extremity. *Advances in Consumer Research*, 21, 234 – 237.

Smith, S. W., Rosenman, K. D., Kotowski, M. R., Glazer, E., McFeters, C., Keesecker, N. M., & Law, A. (2008). Using the EPPM to create and evaluate the effectiveness of brochures to increase the use of hearing protection in farmers and landscape workers. *Journal of Applied Communication Research*, 36, 200 – 218.

Snipes, R. L. , LaTour, M. S. , & Bliss, S. J. (1999). A model of the effects of self – efficacy on the perceived ethicality and performance of fear appeals in advertising. *Journal of Business Ethics*, 19, 273 – 285.

Sutton, S. R. (1982). Fear – arousing communications: A critical examination of theory and research. In J. R. Eiser (Ed.), *Social psychology and behavioral medicine* (pp. 303 – 337). London: Wiley.

Tannenbaum, M. B. , Hepler, J. , Zimmerman, R. S. , Saul, L. , Jacobs, S. , Wilson, K. , & Albarracín, D. (2015). Appealing to fear: A meta – analysis of fear appeal effectiveness and theories. *Psychological Bulletin*, 141, 1178.

Thompson, L. E. , Barnett, J. R. , & Pearce, J. R. (2009). Scared straight? Fear – appeal anti – smoking campaigns, risk, self – efficacy and addiction. *Health, Risk & Society*, 11, 181 – 196.

Treise, D. , Wolburg, J. M. , & Otnes, C. C. (1999). Understanding the "social gifts" of drinking rituals: An alternative framework for PSA developers. *Journal of Advertising*, 28, 17 – 31.

Valente, T. W. (2002). *Evaluating health promotion programs* (1st ed.). New York: Oxford University Press.

Verplanken, B. (1991). Persuasive communication of risk information: A test of cue versus message processing effects in a field experiment. *Personality and Social Psychology Bulletin*, 17, 188 – 193.

Witte, K. (1992). Putting the fear back into fear appeals: The extended parallel process model. *Communications Monographs*, 59, 329 – 349.

Witte, K. (1994). Fear control and danger control: A test of the extended parallel process model (EPPM). *Communications Monographs*, 61, 113 – 134.

Witte, K. (1998). Fear as motivator, fear as inhibitor: Using the extended parallel process model to explain fear appeal successes and failures. In P. A. Andersen & L. K. Guerrero (Eds.), *Handbook of communication and emotion: research, theory, applications, and contexts* (pp. 423 – 450). San Diego, CA: Academic Press.

Witte, K. , & Allen, M. (2000). A meta – analysis of fear appeals: Implications for effective public health campaigns. *Health Education & Behavior*, 27, 591 – 615.

Witte, K. , Berkowitz, J. M. , Cameron, K. A. , & McKeon, J. K. (1998). Preventing thespread of genital warts: Using fear appeals to promote self – protective behaviors. *Health Education and Behavior*, 25, 571 – 585.

Witte, K. , & Morrison, K. (1995). The use of scare tactics in AIDS prevention: The case of juvenile detention and high school youth. *Journal of Applied Communication Research*,

23, 128 – 142.

Witte, K. , Cameron, K. A. , McKeon, J. , & Berkowitz, J. （1996）. Predicting risk be-
haviors: Development and validation of a diagnostic scale. *Journal of Health Communica-
tion*, 1, 317 – 341.

Witte, K. , Girma, B. , & Girgre, A. （2002）. Addressing underlying mechanisms to HIV/
AIDS preventive behaviors in Ethiopia. *International Quarterly of Community Health Educa-
tion*, 21, 163 – 176.

Wolburg, J. M. （2001）. The "risky business" of binge drinking among college students: Using
risk models for PSAs and anti – drinking campaigns. *Journal of Advertising*, 30, 23 – 39.

Wood, W. （1982）. Retrieval of attitude – relevant information from memory: Effects on sus-
ceptibility to persuasion and on intrinsic motivation. *Journal of Personality and Social Psy-
chology*, 42, 798 – 810.

Wood, W. , & Kallgren, C. A. （1988）. Communicator attributes and persuasion:
Recipients' access to attitude – relevant information in memory. *Personality and Social Psy-
chology Bulletin*, 14, 172 – 182.

Wood, W. , Kallgren, C. A. , & Preisler, R. M. （1985）. Access to attitude – relevant infor-
mation in memory as a determinant of persuasion: The role of message attributes. *Journal of
Experimental Social Psychology*, 21, 73 – 85.

Zisserson, R. N. , Palfai, T. P. , & Saitz, R. （2007）. "No – contact" interventions for un-
healthy college drinking: Efficacy of alternatives to person – delivered intervention approa-
ches. *Substance Abuse*, 28, 119 – 131.

第二节　实验法

一、引言

实验是一种能让研究人员探索事物之间的因果关系的定理研究方法。
在新闻传播研究中，实验方法主要用于检验特定信息刺激与一个人的心理
或行为反应之间的因果关系（Babbie, 1986）。

实验的基本目标是判断两个变量之间的因果关系，所以在社会科学
研究中，实验的概念多取其狭义的层面。就此而言，实验法也就具有了
以下四个特点：（1）实验法是在"非自然状态"下对研究对象进行观

测；（2）在实验研究中，必须在两个变量之间建立因果关系假设；（3）实验研究可以从复杂的环境中分离出一些特定的因素，从而分析这些特定因素的作用；（4）在社会科学研究中使用实验法基本上是在实际生活情境中进行的，多为实地实验。

实验法的主要优势表现在以下三个方面。第一，实验法是纵贯式的研究，在一段时间内进行，可在多个时间点进行测量以研究变量的动态变化。但是，其他研究方法（如问卷调查、深度访谈等）只能在一个时间点获得测量值，不能直接观察变量的变化。第二，在实验中，研究者可以通过提供实验刺激（即操控自变量）来观察因变量的变化，还可以通过比较实验组和控制组来评估实验效果。因此，通过实验法验证的因果关系更具说服力。第三，经过严格的设计，实验法能够比其他方法更有效地减少干扰变量，从而帮助研究者获得更准确客观的结果。

虽然实验法在西方健康传播研究中已经成为考察健康传播策略和评估信息传播效果的主要研究方法，但目前中国的新闻传播学研究中却鲜有实验法的踪影。这可能与实验法的复杂性有关，因为只有在充分熟悉和掌握实验法的设计程序和原理的基础上，通过巧妙的设计以达到最终的实验目的，才可以科学地运用这一方法来开展研究。因此，本节将从健康传播研究的视角出发，系统地介绍实验法的具体程序以及常见的设计方案。最后，本节内容还将基于新媒体的时代背景，探讨了实验法在健康策略设计与评估中的重要意义。

二、实验法的程序和步骤

（一）实验设计及要素

实验法是在高度控制的条件下，通过操纵某些因素来检验各因素之间是否存在某种因果关系的一种研究方法。作为一种具体的研究方法，实验法包含三个基本要素：（1）自变量和因变量；（2）前测与后测；（3）实验组和对照组（Babbie，1986）。

1. 自变量与因变量

实验的目的通常是研究自变量和因变量的因果关系。自变量被认为是引起自变量变化的变量，所以将其称之为自变量。在新闻传播学的实验研究中，自变量常被称为实验刺激（stimuli）。在实验中，实验刺激大都是二分法的，即有或没有刺激。此外，实验刺激的程度也可能导致实验结果的差异。以恐惧诉求信息为例，信息中是否包含恐惧因素，或者其中恐惧因素程度的高和低将直接影响被试的健康预防行为。

有无数的自变量和因变量可以使用实验法来进行探索。在一个实验中，一个变量可以是自变量；在另一个实验中，它可以成为因变量。自变量和因变量都必须根据具体实验的目的进行操作。而这种操作化界定又涉及大量的观察方法，如问卷调查、视觉跟踪、生理反应等。

此外还应注意，两个变量之间存在相关关系，并不一定证明它们之间存在因果关系。只有当两个变量之间的关系同时满足以下三个条件时，才能断定这种关系为因果关系：

（1）两个变量之间存在共变关系，即一个变量会随着另一个变量而变化；

（2）二者之间的关系不是由其他因素引起的，存在着直接的相互作用，即因变量的变化是由自变量的变化引起的；

（3）两个变量的产生和变化有明确的时间顺序，作用的传导顺序较为明确，即一个在前，另一个在后。

2. 前测与后测

实验法特别适用于因果假设的检验，它的基本分析逻辑是：假使我们推测自变量的作用是引起因变量变化的原因，为了检验这一假设，被试者首先需要接受因变量的水平测量，即前测（pretest）；然后，受试者再接受实验刺激（即操控自变量）；最后，再次测量因变量水平，即后测（posttest）。因变量水平之前和之后两次测量之间的差异被视为自变量对因变量产生的作用。

以探索网络游戏与暴力倾向的关系的实验为例，研究者首先可以用一份问卷对被试者的暴力程度进行前测。然后，使被试者接触和参与网络游戏，该过程结束后再发送一份与前测相同的问卷请被试填答，由此来获得他们在触及网络游戏后的暴力程度。如果第二次问卷中被试的暴力程度与第一次相比有显著的提高，就可以说这个网络游戏能提高被试的暴力倾向。

3. 实验组与控制组

消除实验本身影响的首要方法就是引入控制组（control group）。实验室实验中很少有只观察接受刺激的实验组（experimental group）的情况，研究者往往也要对未接受刺激的控制组进行观察。对照组各方面情况与实验组相同，只是其成员不接受实验刺激。在大多数情况下，对照组也称为参考组。

以探索网络游戏和暴力倾向的关系的实验为例，研究人员邀请两组被试分别接受实验。一开始，要求每组被试都填写用以测量其暴力程度的问卷作为前测，接着，对实验组的被试进行特定暴力网络游戏接触的操作，对控制组的被试则提供不包含暴力内容的游戏以作为安慰剂，最后再对两组被试分别进行后测。比较两组前后测结果之间的差异就可以得出网络游戏对暴力倾向的影响。

通过对比控制组，研究人员可以发现实验本身的效果。如果后测显示控制组全体所表现的暴力倾向提高程度与实验组一样，那么暴力程度的提高显然是实验本身或其他外在因素所导致的，而不是网络游戏的作用。相反，如果只有实验组的暴力程度提高了，或实验组比控制组的暴力程度提高得更为显著，那么此差异应该被视作网络游戏的效果。原因是因为实验变量是两组之间的唯一区别。

（二）被试的选择

与问卷调查法一样，实验法也涉及选择实验对象或样本的问题。样本是否具有代表性对于实验研究而言十分重要。大多数的社会研究者都在高校环境中进行社会科学实验，其被试多为大学生，但大学生并不代表一般大众。因此，这可能会影响实验结果推广到更广泛的人群中去。然而，和描述研究相比，这种潜在的缺陷在解释性的实验研究中不太明显。

除了结果推广受到限制之外，选取被试的一个很重要的原则就是实验组与控制组要具有可比性。要想实现这一点，可以使用以下两种方法。

（1）随机指派（randomization）。在招募到全部被试者以后，研究者可以随机将被试分派到实验组或控制组，以接受不同的实验刺激，形成随机指派。例如，如果实验招募了100名被试，那么就可以通过随机指派将这100名被试随机组成两组概率样本，每组样本由总体的半数组成（即50个被试者）。经过这样的操作之后，每一个样本都能反映总体的特征，所以这两组样本之间可以相互印证。

（2）匹配（matching）。被试的指派或分组也可以通过匹配来实现。例如在100名被试中，有52名被试是男性青年，就可以随机把26人分派到实验组，另外26人分派到控制组。同样地，对于剩下的48名女性青年被试，每组可以各分派24人。

无论使用什么样的方法来分配被试，都是为了保证实验组的整体平均特征与控制组相同。例如，两组被试者应有大致相同的年龄、性别、收入、教育程度构成等。此外，无论两个组是通过随机指派还是通过匹配的方法形成的，都应对他们进行可比性检验，一般的做法是对两组中与因变量相关的变量进行比较。同样以探索网络游戏与暴力倾向关系的实验为例，在给予实验刺激之前，应尽可能地保证实验组和控制组的被试之间在性格特征等相关变量上是相似的。或者也可以先对所有被试进行因变量的前测，然后再把他们分派到实验组或控制组中，以确保两组被试整体的初始暴力倾向无显著差异。此外，从方法论上来讲，相较于匹配法，运用随机指派的方法来保证实验组和控制组的可比性至少存在两个优势：

（1）在匹配方法中研究者很难就哪些变量是"重要变量"这一问题达成一致认同；

（2）大多数统计技术都是用于分析随机化实验的结果的。如果不使用随机指派，就很难用这些统计方法来对实验结果进行分析。

（三）实验法的操作步骤

实验研究的过程与问卷调查的一般过程一样，都是以选题为始，以得出结论为终。只是由于实验研究方法在对象选择、研究设计以及变量测量方面与其他资料收集方法有较大的区别，因而实验法在具体步骤上还是有需要我们深入认识的特别之处的（Blackstone，2018）。具体如下：

（1）确定研究的对象；

（2）建立理论框架，提出因果假设；

（3）按可比性原则建立实验组与控制组；

（4）明确实验中需要控制的变量或刺激物（即自变量）和实验要观察的结果（即因变量）；

（5）针对因变量制定一个合适的测量方案，如问卷调查、特定行为等；

（6）随机地把被试分派到实验组或控制组，然后根据实验目的，就因变量对实验组与控制组进行前测（事实上，在严格随机化的前提下，前测并不是必需的）；

（7）对实验组实施实验刺激（即让自变量出现并发挥作用）；

（8）就因变量对实验组与控制组进行后测；

（9）运用统计分析方法检验假设，从而判断自变量与因变量之间是否存在因果联系。

虽然实验法的程序基本上可以用以上的步骤来进行概括，但是在某些具体的实验过程中，可能存在多个自变量或因变量的情况，这就要求研究者对实验设计有更深的理解和把握。接下来，我们将介绍几种常规的实验设计。

（四）常用的实验设计

在社会科学研究中使用实验法时，研究者通常会面临着错综复杂的问题，这要求研究者必须根据不同的研究问题和研究目的进行不同的实验设计。实验设计不同，能够排除的非实验刺激所带来的影响也有所不同。

1. 单一实验组实验

单一实验组实验是只有实验组而没有控制组的一种简单实验方法，它符合因果联系的基本分析逻辑。因为仅有一组对象，在自变量出现前可视为实验中的"控制组"，在自变量出现并起作用后它便成为"实验组"。因此，单一实验组的实验逻辑是将前测与后测之间的差异（或称为差分）完全归因于实验刺激。显然，这种方法只能在因变量很少受到除实验刺激以外的其他因素影响时才能考虑使用（见图4-3）。其主要实验步骤为：对唯一的实验组先进行前测，进而再施加实验刺激，最后对其进行后测。

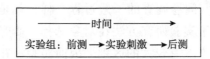

图4-3 单一实验组实验

2. 一实验组一控制组实验

一实验组一控制组实验是最基本的实验设计，也被称为经典实验设计，它包括了实验设计所涉及的全部要素：自变量、因变量、前测、后测、实验组和控制组。在各项要素都具备的经典实验中，我们不仅可以得到来自实验刺激本身所带来的影响，也可以将除刺激以外的其他因素所带来的影响纳入考虑（见图4-4）。其主要的实验步骤为：实验组方面，先进行前测，然后施加实验刺激，最后再对其进行实验后测；至于控制组，则进行前侧与后测，但在整个过程中不提供实验刺激。

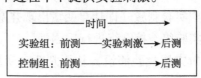

图4-4 一实验组一控制组实验

3. 一实验组二控制组实验

一实验组二控制组实验常被称为索罗门三组实验，它是在经典实验设计的基础上再增加一个控制组后形成的。此设计旨在消除前测对实验结果的潜在干扰。因为多加入的控制组并未进行前测，所以研究者通过比较两个控制组的测量结果便可排除除实验刺激以外的其他变量以及前测的干扰，从而得出实验刺激的实际效果（见图4-5）。其主要实验步骤为：实验组方面，既对其进行前测，在接受到实验刺激后又对其进行后测；控制组方面，组一不接受实验刺激，单纯进行前、后测。组二则不进行前测，直接给予实验刺激后进行后测。

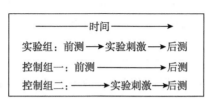

图4-5 一实验组二控制组实验

4. 一实验组三控制组实验

一实验组三控制组实验也经常被称为是索罗门四组实验。在第一控制组和第二控制组的基础上，该实验设计又添加了第三控制组。这一控制组仅进行后测，既无前测也无实验刺激。这样做的目的是为了排除实验外部因素所带来的影响，力求观测出在内外控制都十分精确的条件下所得出的实验效果（见图4-6）。其主要实验步骤为：实验组方面，对其进行前测，在给予实验刺激后，又对其进行后测；控制组方面，组一不接受实验刺激，仅单纯进行前、后测。组二不接受前测，直接给予实验刺激并进行后测。组三则不接受前测与实验刺激，仅接受后测。

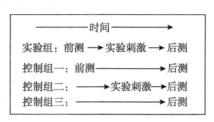

图4-6 一实验组三控制组实验

应该强调的是，如果能够真正做到随机指派，实验只需要有后面两组（即将控制组二变为实验组，将控制组三变为控制组）就足以应付实验本身的影响了。因为被试是被随机地分配到实验组和控制组中，因此在初始阶段，两组被试在因变量上就具备了可比性，也就没有必要在实施实验刺激前进行前测了。于是，实验设计的逻辑可以简化为图 4 - 7 所示情形。此时建立控制组的目的只是为了排除可能出现的外部因素的影响。可以简单地通过使用实验组的后测与控制组的后侧之间的差异来计算实验刺激的效果，即实验性刺激的效果 = 实验组的后测—对照组的后期控制。

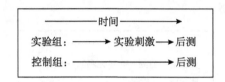

图 4 - 7　不用前测的一实验组一控制组实验

三、关于效度的评价

以实验法来检验诸如暴力程度这样的问题时，我们有可能会遇到两个效度方面的问题：（1）内在无效度（internal invalidity），即实验结论没有正确地反映实验本身；（2）外在无效度（external invalidity），即实验结论不能很好地推广到现实世界。

由于实验者和实验对象都是有意识的人，因此很容易影响实验的内在效度。第一，对实验者而言，其一方面可能会不自觉地只关注那些与假设一致的现象，而忽略不一致的现象，从而使实验结果偏离实际情况；另一方面实验者可能会不自觉地诱导实验对象，使其表现迎合实验期望，故而实验结果也会偏离实际情况。第二，对实验对象而言，其一方面有可能会因为自己时刻明确自身实验对象的身份而不自觉地"规范"自己的行为，从而使实验结果偏离实际情况；另一方面，当实验对象在知晓实验的目的后，其心理可能会发生某种微妙的变化，从而使实验结果产生偏差。此外，无论多细致人微的实验设计都无法完全避免干扰变量的影响，社会环境中的各类因素，如天气、时间、个人的情绪等都可能会对人们的态度和行为产生影响。因此如果在一个实验中除了实验者所操纵的实验变量外，还存在大量干扰因素可能影响因变量的话，那么实验结果将可能出现偏差，该项实验的内在效度也因此较差。上文所描述的经典实验设计和索罗门三组实验设计为解决内在无效度问题提供了思路。

实验的外部效度是判断实验结果是否能够推广的重要指标。如果实验结果仅适用于某个范围（例如某个年龄段、地区、职业等），而不能扩展到对其他类似事物或现象的解释，则表明其外在效度较差。通常影响外在效度的主要因素可能有：实验情境过分控制而忽略了真实的情境，导致研究结论在复杂的现实条件面前缺乏解释力甚至失语；也可能是实验对象过分单一，而缺乏代表性。所罗门四组实验设计为消减上述第一种因素（即外部因素）的影响提供了思路。而要消除第二种因素的影响则需要尽可能地以"可推广"原则来选取样本。

四、实验法在新媒体时代健康传播研究中的运用

在新媒体时代背景下的健康传播研究中，实验法通常被运用于设计不同媒体平台上的健康传播策略并评估这些策略的效果。虽然从根本上讲，这与传统媒体时代的实验研究并没有较大的差异，但在新媒体时代，研究者在运用实验法时除了应该遵循上述我们所探讨的程序和原则以外，还应该对健康传播策略在不同媒体平台上的效果进行比较评估，这既有利于发展科学有效的健康传播策略，在实验范式上也更加贴合健康传播的研究旨意。

此外，我们还应该对各媒体平台的特征和可能影响健康传播策略效果的因素进行更深层次的比较和考察。例如，基于社交媒体所进行的戒烟传播策略的实验研究，除了可以像以传统媒体为载体进行的戒烟传播一样，考察传播内容中信息风格、信息框架对戒烟行为的影响以外，还可以探讨社交媒体平台中的社会线索（social cues）的作用，如系统界面中显示的社交媒体用户的评分，社交网络中朋友的数量，社交信息的点赞、评论和转发的数量等是否能够对受众的信息可信度的感知有显著影响，或者是否能对受众的信息接受度产生积极的效果（Borah & Xiao，2018；Jin，Phua，& Lee，2015；Shi，Poorisat，& Salmon，2018）等。

在新媒体时代，对健康传播策略的效果评估方式相比传统媒体更加多元。除了用实验法来考察被试在接受相关健康宣导信息后的态度和行为的变化以外，用户在网络中的信息处理行为，如评论、分享等也成为健康传播策略效果评估中新的影响因素，要对这些因素进行考察，就需要使用计

算传播方法来对这些数据进行抓取和分析。具体的研究范式及研究意涵我们将在下一章展开讨论。

参考文献

Borah, P., & Xiao, X.（2018）. The importance of "Likes"：The interplay of message framing, source, and social endorsement on credibility perceptions of health information on Facebook. *Journal of Health Communication*, 23, 399 –411.

Babbie, E.（1986）. *The practice of social research*. California：Wadsworth Publishing. Blackstone.

Blackstone, A.（2018）. *Principles of sociological inquiry-qualitative and quantitative methods*. Washington, DC：Saylor Foundation.

Jin, S. V., Phua, J., & Lee, K. M.（2015）. Telling stories about breastfeeding through Facebook：The impact of user-generated content（UGC）on pro – breastfeeding attitudes. *Computers in Human Behavior*, 46, 6 –17.

Shi, J., Poorisat, T., & Salmon, C. T.（2018）. The use of social networking sites （SNSs）in health communication campaigns：review and recommendations. *Health Communication*, 33, 49 –56.

第三节　恐惧诉求信息在不同媒体平台的健康宣导效果研究

一、引言

本节将详细介绍笔者近年完成的一项实证研究，该研究基于上文所讨论的拓展平行反应模型（the extended parallel processing model, EPPM），探究了恐惧诉求信息在传统媒体和社交媒体这两个不同的平台上对中国女性乳房自检意愿的影响效果的差异。具体来说，本研究设计了一个 $2 \times 2 \times 2$ 的多因子实验来考察在不同媒体的平台（即传统媒体与社交媒体）上，恐惧诉求信息的威胁、效能水平对中国女性进行健康检查行为意愿的影响。该研究不但探索了恐惧诉求信息中的威胁、效能对女性乳房自检行为意愿的主效应，而且还探讨这两个因素是如何交互影响行为意愿的。此外，研究还比较了这些信息在传统媒体和社交媒体上的健康宣导效果。此研究为如何将健康信息设计理论和实验研究方法融合起来开展实证研究提供了参考。

二、研究背景

乳腺癌已成为当前最严重的癌症之一，且患乳腺癌的成年女性死亡率极高。根据世界卫生组织（2013）的数据，乳腺癌是 2012 年女性中被确诊最多的癌症，全球新增病例约为 138 万，与其他类型的癌症相比，乳腺癌导致了 45.8 万人的死亡，被列为 2012 年导致人类死亡的第五大原因。

在中国，乳腺癌已成为最常见的癌症，也是中国女性癌症相关死亡的第四大原因。在过去的 20 年里，中国的乳腺癌发病率不断上升，全国发病率是全球的两倍（Wang et al.，2015）。每年，中国的病例占所有乳腺癌新发病例的 12.2%，死亡病例占全球乳腺癌死亡病例的 9.6%（Fan et al.，2014）。虽然中国女性患乳腺癌的风险很高，但她们大多数却对乳腺癌知之甚少。许多学者指出，乳房自检是早期发现乳腺癌的重要手段，它可以降低乳腺癌患者的死亡率。他们认为，为了降低死亡率，有必要通过健康教育计划和乳房健康意识宣导来增加中国女性对乳腺癌和乳房自检的了解（Liu，Xia，Isaman，Deng，& Oakley，2010；Thomas，et al.，2002）。

在中国，大部分关于乳腺癌的宣导活动都集中于线下，比如邀请女性名人参加社会公益活动以吸引公众对这一问题的关注。然而，目前仍未开展过利用恐惧诉求来促进中国女性乳腺癌预防行为的宣导活动。许多研究表明，恐惧诉求可以有效地促进个人的健康行为（Tannenbaum，et al.，2015；Witte & Allen，2000）。因此，根据现有的文献，本研究旨在实现两个目的：首先，基于拓展平行反应模型，检验描述乳腺癌风险和预防措施的恐惧诉求信息与女性进行乳房自检的意愿之间的因果关系；其次，比较恐惧诉求信息在传统媒体和社交媒体上的健康宣导效果。

三、理论框架

（一）拓展平行反应模型（EPPM）

基于拓展平行反应模型的恐惧诉求信息已被广泛应用于公共卫生和广告宣导中。许多研究已经认识到了恐惧诉求信息在刺激行为改变方面所起到的作用（Goei et al. , 2010；Kotowski, Smith, Johnstone, & Pritt, 2011；Smith et al. , 2008）。在对恐惧诉求的元分析中，Witte 和 Allen（2000）指出，拓展平行反应模型中的变量既能够直接也能交互影响受众的态度、行为意愿和行为。在 Tannenbaum 等（2015）进行的另一项元分析中，研究者测试了恐惧诉求信息的效果，发现了恐惧诉求在行为改变上的作用。此外，他们还发现精心设计的含有效能和威胁的恐惧诉求信息比其他信息更具说服力。与个人主义文化相比，在集体主义文化中运用恐惧诉求信息推广建议行动（recommended actions）会更有效。因此，本研究以拓展平行反应模型为理论框架，旨在探索有效的健康促进信息以提高中国女性乳房自检的意愿。

本研究建立在 Witte（1992）发展的拓展平行反应模型的基础上，调查受众对恐惧诉求刺激的反应。拓展平行反应模型作为一种信息设计理论，通过运用恐惧诉求信息为有效的传播提供了指导框架。在设计用于说服特定人群的信息时，设计者应该考虑放入吸引受众注意力的威胁，从而提醒他们注意潜在的危险，然后再提出能帮助避免这些威胁的建议。当威胁和可行的建议相结合时，受众将被激励去执行保护性的行为（protective behaviors）以规避威胁。但在实际的操作过程中，研究者还应该重点关注这些信息的呈现方式以及对威胁和效能的控制，因为这些因素可能会导致不良结果，比如信息拒绝和无效响应（Witte, 1998）。总的来说，拓展平行反应模型对态度、行为意愿和行为反应的预测是建立在人们对两个关键结构的评估之上的，即对威胁和效能的评估（Witte, 1992）。

首先，拓展平行反应模型将威胁定义为人们身边存在的危害或危险（Witte, Cameron, McKeon, & Berkowitz, 1996）。然而值得注意的，研究者不应该将威胁和能促使人们做出反应的实际伤害混为一谈。威胁这一概念关注的是人们对危险的主观感知。具体而言，感知威胁包括两个核心要素：感知严重性（severity）和感知易感性（susceptibility）（Witte et al. , 1996）。Witte（1992）定义的感知严重性是指基于个人信念的对于威胁严重程度的衡量，而感知易感性是指个人对经历威胁的可能性的感知。这两个方面一起形成了感知威胁，决定着受众对恐惧诉求信息所作出的反应。

其次是效能，它被定义为个人对成功执行建议行为以避免威胁的信心（Witte, 1998）。效能包括两个维度：感知自我效能（self‑efficacy）和感知反应效能（response efficacy）（Witte et al. , 1996）。前者被定义为个人对自身执行信息中建议行为的能力评估，后者指的是个人对建议行为在对抗威胁时的效果评估（Rogers，1975，1983）。根据拓展平行反应模型的观点，感知效能决定了受众反应的性质（Maloney et al.，2011）。

拓展平行反应模型的应用可以分为两个步骤。首先，信息中所呈现威胁的部分会引起受众的注意。其次，当受众浏览含有威胁的信息时，对于行为后果威胁程度的中度到重度的评估会引起恐惧的感受（Easterling & Leventhal，1989）。最后，受众将进入评估过程的下一阶段，以探索和评估推荐的解决方案。

在理想情况下，当受众对效能的感知高于对威胁的感知时，他们将会进入危险控制过程（danger control process）。在这个过程中，受众会改变他们的感知、态度、行为意愿甚至实际行为，根据信息中所建议的行动来应对威胁（Witte et al.，1996）。相比之下，当受众无法采取保护性行为或者认为这种行为无效时，他们将会进入恐惧控制过程（fear control process）以处理恐惧的情绪。具体而言，当恐惧诉求引发高感知威胁和低感知效能时，受众通常会采取防御性回避或防御性反应行为（Witte，1994）。因此，威胁和效能这两个概念对于某些保护性行为的执行而言至关重要。

许多关于恐惧诉求的实证研究已经表明，恐惧诉求信息可以增强受众的感知威胁和感知效能，从而促进行为意愿并鼓励个人实施健康行为（Sheeran，Harris，& Epton，2014；Witte & Allen，2000）。比如，Rogers 和 Mewborn（1976）发现，信息的威胁或效能水平的增加能提高人们实施建议行为的意愿。此外，包含高威胁水平和有效预防措施的信息会使受众在戒烟和预防性病方面采取所建议的应对措施的意愿更强烈（Rogers & Mewborn，1976）。McMahan 等（1998）研究了恐惧诉求的效果，并发现信息效能对减少电磁辐射暴露的意愿具有主效应。再者，威胁和效能之间的交互效应表明，与高威胁—低效能、低威胁—高效能和低威胁—低效能的信息条件相比，受到高威胁—高效能信息刺激的受众更有意愿参与保护性行为。另外，Smith 等（2008）和 Kotowski 等（2011）利用拓展平行反应模型评估了恐惧诉求信息在促进人们使用助听器方面的效果。研究结果显示，受到描述威胁和效能的信息刺激的人比没有受到这些信息刺激的人更有可能使用助听器。最近对拓展平行反应模型的一项研究同样表明，恐惧诉求信息可以引起人们对威胁和效能的感知，进而促进人们对建议的预防哮喘行为的参与意愿（Goei et al.，2010）。

　　根据威胁与效能对行为意愿的主效应和交互效应的不同结果，Witte 和 Allen（2000）以及 Sheeran 等（2014）提出了两种不同的模型。首先，根据原始的拓展平行反应模型，在行为结果方面，高威胁—高效能的信息条件优于其他三种组合情况。具体而言，拓展平行反应模型指出，低威胁信息加上任何程度的效能信息都不太可能激发个人对恐惧诉求的反应，因为低威胁信息无法激发个人对信息的关注。其次，接受高威胁—低效能信息的人也不太会愿意执行建议的行为，因为这种信息会促使个人进入恐惧控制过程，并形成防御性回避（Sheeran et al.，2014；Witte，1992；Witte & Allen，2000）。另外，Witte 和 Allen（2000）提出了一个修正的拓展平行反应模型——加性模型（additive model）。在此模型中，威胁和效能的影响是分开且独立的，因此两者的水平越高，说服力越强。换句话说，威胁和效能都有主效应，且威胁和效能之间的交互作用是叠加的。在各种组合中，更高水平的威胁和效能会形成更高水平的说服力（Sheeran et al.，2014；Witte & Allen，2000）。基于这一模型，高—高组合条件的信息能够引发最高的行为意愿。而高—低组合条件的信息的说服力大于低—低组合条件的信息。一些研究比较了这两种模型，发现在预测人们的行为改变方面，加性模型比原始的 EPPM 更为准确。但是这些研究使用的是美国的样本且聚焦于特定职业的人，如学校的工作人员和医生（Goei et al.，2010；Roberto & Goodall，2009）。Tannenbaum 等（2015）指出，恐惧诉求的效果会因文化背景、受众职业和疾病类型而异。因此，本研究试图通过探索恐惧诉求对中国女性乳房自检意愿的影响对这两种模型加以检验——拓展平行反应模型和加性模型。

（二）在不同媒体平台中的恐惧诉求信息

　　一般来说，健康传播从业者通常在传统媒体上开展基于恐惧诉求的公共卫生宣导（如印刷小册子）以激励受众实施建议的行为。然而，在过去十多年里，社交媒体已经成为生产和交换大量健康信息的平台（Chen & Shi，2015；Shi & Chen，2014；Wang，Shi，Chen，& Peng，2016），许多健康传播从业者也已经利用社交媒体进行了健康宣导和健康促进（Capurro et al.，2014；Wang et al.，2016）。与传统媒体相比，在社交媒体上开展健康宣导更具成本效益，也更环保。此外，健康宣导信息通过社交媒体能够迅速接触到大量的受众（Fritzsche，2012）。

　　令人惊讶的是，一方面，许多研究者并不相信社交媒体会对受众的态度和行为产生影响（e.g.，Benea，2014）。因为社交媒体上的内容通常是由普通用户而不是由专业记者生产的，因此，许多人在完全认可社交媒体信息的真实性方面犹豫不决。事实上，在中国，大多数人都认为社交媒体上的信息不如传统媒体上的可靠和可信，而由于近年来大量谣言在社交媒体平台上产生并持续传播，进一步加深了这种怀疑（Li & Zhang，2017），因此削弱了社交媒体平台上的信息对个人观点和行为的影响（Yang，Chen，& Feng，2016）。而另一方面，一些学者认为，与传统媒体相比，社交媒体更符合双向传播的规范（e.g.，Fritzsche，2012）。因此，社交媒体被认为是一个更具互动性、对话性、真实性和可信性的信息传播平台（e.g.，Seltzer & Mitrook，2007），这些特点使得在社交媒体上的信息更具有影响力。考虑到以上因素，利用不同媒体平台进行健康宣导的效果可能会有所不同。

基于上述文献综述，本研究提出以下研究假设和研究问题。

研究假设一：信息的威胁和效能水平将会产生交互效应，因此受到含有高威胁和高效能的信息刺激的中国女性进行乳房自检的意愿最高。

研究问题一：在解释恐惧诉求信息的效果方面，拓展平行反应模型和加性模型相比如何？

研究问题二：在传统媒体和社交媒体平台上的恐惧诉求信息对女性进行乳房自检的意愿的效果如何？

四、研究方法

（一）被试

本研究使用滚雪球抽样的方法，通过互联网招募了年龄在 25～50 岁（$M=37.48$，$SD=7.59$）的中国女性被试。总共有 488 名被试参与了本研究。由于 25 岁以上的女性患乳腺癌的风险较高，因此本研究只选择了 25～50 岁的女性参与研究。

（二）实验设计

本研究是一个 2×2×2 的因子实验，采用组间设计，所有的被试被随机分成八组。这些小组随后被分配到八个不同的实验条件下。本研究采用了随机分配的方法以确保实验组之间的同质性，从而避免任何潜在的偏差。实验条件是通过组合两种恐惧诉求信息创造的，由两个因素组成，每个因素各包含两个层次：威胁（低，高）和效能（低，高）；以及涉及两个媒体渠道：传统媒体——印刷小册子，和社交媒体——微博。自 2009 年推出至今，微博已经成为中国最受欢迎的社交媒体网站之一（Miles & Zhang，2012）。截至 2013 年第一季度，微博的注册用户已超过 5 亿（Huang，Wu，& Huang，2017），因此本研究选取微博作为社交媒体的代表平台。本研究将对被试进行一项后测来测量其在接受信息刺激后进行乳房自检的意愿。

（三）实验步骤

共有 488 名中国女性参与了本研究。为了最大限度地减少与时间因素相关的影响、个体差异和环境的干扰，被试会在周末收到八个实验专用超链接中的其中一个。在每个超链接所引向的网络问卷中，被试首先需要完成资格评估。本研究通过使用人口统计学问题，如询问被试的年龄、性别和国籍，来排除不符合实验标准的被试。只有 25 岁以上的中国女性才可以继续进行网络问卷调查。在确认了被试的资格后，为了获得她们的许可，本研究给每位被试均发送了一个在线知情同意书。同时，为了隐藏实验的真实目的，在同意书中，本研究的研究目的被描述为探究被试对乳腺癌的态度。

此后，被试将会在收到的网络问卷中看到八张图片（即刺激物）中的其中一张。被试只能在观看图片之后才能进入到问卷的最后阶段。另外，被试还需要报告她们进行乳房自检的意愿，以及对刺激物的感知威胁和效能水平。最后，在完成问卷后，被试将收到一份在线汇报表，这份汇报表澄清了本研究的真正目的，即使用网络问卷进行实验研究以探究刺激物的威胁和效能水平对进行乳房自检意愿的影响。

（四）实验刺激

刺激物为含有不同水平的威胁和效能的信息，分别以印刷小册子与微博图片的形式进行呈现。每张图片上呈现的信息都包含威胁与效能成分，有低水平与高水平之分，且在两种媒体渠道上进行了展示。所有的威胁信息都包含严重性和易感性的内容，所有效能信息都包含自我效能和反应效能两方面的内容。通过在社交媒体或传统媒体上交叉使用两种信息和四种不同的威胁—效能程度，本研究创建了八张图片。这些图片信息包括：（1）在传统媒体上的高威胁和高效能信息；（2）在传统媒体上的高威胁和低效能信息；（3）在传统媒体上的低威胁和高效能信息；（4）在传统媒体上的低威胁和低效能信息；（5）在社交媒体上的高威胁和高效能信息；（6）在社交媒体上的高威胁和低效能信息；（7）在社交媒体上的低威胁和高效能信息；（8）在社交媒体上的低威胁和低效能信息。随后，这些图片被分别嵌入八份网络问卷中。

（五）测量

研究采用了经调整后的风险行为诊断量表（risk behavior diagnosis scale）对在实验中使用的刺激物的威胁和效能水平进行了测量（Witte，Meyer，& Martell，2001）。刺激物的威胁水平是通过六个项目来进行测量的，被试需要用1分（非常不同意）到5分（非常同意）对以下说法的同意程度进行打分：（1）该图片显示我有患乳腺癌的风险；（2）看完该图片后，我认为我可能会患乳腺癌；（3）该图片显示我容易患乳腺癌；（4）该图片显示乳腺癌是一个严重的威胁；（5）该图片显示乳腺癌是有害的；（6）该图片显示乳腺癌对健康的影响备受人们关注。计算所有项目的均值以建立对威胁水平的衡量指标，其中较高的分数表示刺激物具有较高的威胁水平（$M = 2.75$，$SD = 1.37$，Cronbach's $\alpha = .93$）。

相似地，为了测量效能，被试需要用1分（非常不同意）到5分（非常同意）对以下说法的同意程度进行打分：（1）根据图片，进行乳房自检是预防乳腺癌的有效方法；（2）该图片显示乳房自检可以有效帮助摆脱乳腺癌；（3）该图片显示乳房自检有助于避免患上乳腺癌；（4）该图片教我如何一步一步地进行乳房自检以预防乳腺癌；（5）根据图片，通过乳房自检来预防乳腺癌是很容易的；（6）看完图片后，我可以进行乳房自检以预防乳腺癌。计算所有项目的均值以建立对效能水平的衡量指标，其中较高的分数表示刺激物具有较高的效能水平（$M = 2.99$，$SD = 1.52$，Cronbach's $\alpha = .96$）。

另外，根据以往关于拓展平行反应模型和行为意愿的研究（Kotowski et al.，2011），本研究采用了三个项目对被试进行乳房自检的意愿进行了测量，被试需要用1分（非常不同意）到5分（非常同意）对以下说法的同意程度进行打分：（1）我打算进行乳房自检；（2）我将尝试进行乳房自检；（3）我计划进行乳房自检（$M = 2.92$，$SD = 1.28$，Cronbach's $\alpha = .92$）。

（六）操纵检验

由于本研究是采用组间设计对八个独立实验组中的个体进行比较，因此应该对刺激物的威胁和效能水平进行评估。为了检验被试对刺激物的威胁和效能水平的感知，本研究进行了独立样本 t 检验。结果表明，被试对高威胁刺激物（$M = 3.86$，$SD = .93$）的威胁水平感知显著高于低威胁刺激物（$M = 1.65$，$SD = .64$），这意味着本研究创建的高威胁刺激物的威胁水平显著高于低威胁刺激物，$t(486) = 30.37$，$p < 0.01$。相似地，被试对高效能

刺激物（$M = 4.32$，$SD = .73$）的效能水平感知也显著高于低效能刺激物（$M = 1.67$，$SD = .72$），t（486）$= 40.49$，$p < 0.01$。

五、研究结果

以年龄为协变量，本研究采用了协方差分析（ANCOVA）的方法检验了刺激物的威胁和效能水平对被试进行乳房自检的意愿的影响。结果显示，刺激物的威胁水平具有显著的主效应，受到高威胁信息刺激的被试进行乳房自检的意愿较高（$M = 3.63$，$SD = 1.19$），而那些受到低威胁信息刺激的被试进行乳房自检的意愿较低（$M = 2.21$，$SD = .94$），F（1，479）$=$ 453.56，$p < .001$，partial$\eta^2 = .49$。此外，实验结果还显示，刺激物的效能水平具有显著的主效应，这表明受到高效能信息刺激的被试（$M = 3.71$，$SD = 1.13$）比受到低效能信息刺激的被试（$M = 2.14$，$SD = .91$）更倾向于进行乳房自检，F（1，479）$= 555.47$，$p < .001$，partial$\eta^2 = .54$。

另外，研究结果还显示威胁与效能之间存在显著的交互效应，F（1，479）$= 31.80$，$p < .001$，partial$\eta^2 = .06$。图4-8给出了均值的曲线图。对这个交互效应的检验表明，相较于受到高威胁—低效能信息（$M = 2.65$，$SD = .78$）、低威胁—高效能信息（$M = 2.81$，$SD = .76$）或低威胁—低效能信息（$M = 1.64$，$SD = .72$）刺激的个体，受到高威胁—高效能信息刺激的个体有更强烈的意愿进行乳房自检（$M = 4.58$，$SD = .63$）。换句话说，当向被试呈现包含高威胁和高效能的信息时，被试进行乳房自检行为的意愿最高，因此研究假设一得到了支持。此外，研究还显示，高威胁—低效能信息和低威胁—高效能信息的说服效果都显著高于低威胁—低效能信息。这些数据符合拓展平行反应模型和加性模型，但与加性模型更加一致。

研究问题二探究的是恐惧诉求信息在传统媒体和社交媒体之间的说服效果比较。结果表明，威胁×媒体的交互效应（F（1，479）$= .04$，$p = .84$，partial$\eta^2 = .0001$）、效能×媒体的交互效应（F（1，479）$= 1.38$，$p = .24$，partial$\eta^2 = .003$）、威胁×效能×媒体的交互效应（F（1，479）$= .49$，$p = .48$，partial$\eta^2 = .001$）均不显著。因此，这两种不同的媒体渠道在恐惧诉求信息的说服效果上没有显著差异（见表4-1，表4-2，图4-8）。

表 4 - 1 被试乳房自检意愿的描述性统计结果

威胁	效能	媒体	N	Mean	SD
低	低	小册子	61	1.68	0.70
		微博	61	1.60	0.73
		总计	122	1.64	0.71
	高	小册子	61	2.88	0.83
		微博	61	2.73	0.69
		总计	122	2.81	0.76
	总计	小册子	122	2.27	0.97
		微博	122	2.16	0.91
		总计	244	2.21	0.94
高	低	小册子	61	2.67	0.77
		微博	61	2.65	0.80
		总计	122	2.66	0.78
	高	小册子	61	4.71	0.52
		微博	61	4.45	0.72
		总计	122	4.58	0.64
	总计	小册子	122	3.70	1.22
		微博	122	3.57	1.18
		总计	244	3.64	1.20
总计	低	小册子	122	2.16	0.88
		微博	122	2.11	0.93
		总计	244	2.14	0.91
	高	小册子	122	3.81	1.15
		微博	122	3.61	1.11
		总计	244	3.71	1.13
	总计	小册子	244	2.99	1.31
		微博	244	2.86	1.27
		总计	488	2.92	1.29

表 4 - 2 威胁 × 效能 × 媒体对乳房自检意愿的协方差分析结果

变量	df	F	η^2	p
年龄	1.00	0.78	0.00	0.38

续表

变量	df	F	η^2	p
威胁	1.00	453.56	0.49	0.00
效能	1.00	555.47	0.54	0.00
媒体	1.00	3.76	0.01	0.05
威胁×效能	1.00	31.80	0.06	0.00
威胁×媒体	1.00	0.04	0.00	0.84
效能×媒体	1.00	1.38	0.00	0.24
威胁×效能×媒体	1.00	0.49	0.00	0.48
误差	479			

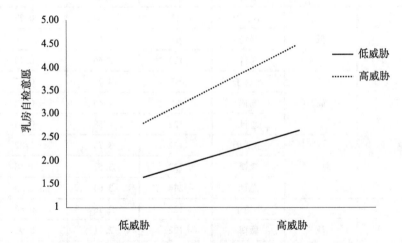

图4-8　威胁与效能在影响乳房自检意愿上的交互效应

六、讨论

本研究的目的在于通过拓展平行反应模型，探索在不同媒体渠道中所提供的关于乳腺癌的风险和预防的信息与人们进行乳房自检的意愿之间的因果关系。具体而言，本研究测试了在传统媒体和社交媒体这两种不同的媒体平台上接触高/低威胁和高/低效能信息的女性进行乳房自检的意愿。

首先，本研究探究了威胁的主效应。根据拓展平行反应模型，当信息中的威胁水平较高时，人们通常会对这些信息做出更积极的反应，这随后会增加他们执行某种行为的意愿。本研究的结果与以往的研究发现相一致

（e. g.，Goodall & Reed，2013；Kotowski et al.，2011）。这再次证实了基于拓展平行反应模型的预测，即受到高威胁信息刺激的个人会有更高的意愿执行所建议的行为。

其次，对于效能所显示出的显著主效应也支持了拓展平行反应模型的预测能力。这些结果也与以往的研究发现相一致。以往的研究表明，效能是预测个体执行建议行为的意愿的一个重要因素，尤其是当他们的恐惧情绪被唤起的时候（e. g.，Askelson et al.，2015；Carcioppolo et al.，2013）。

再次，研究结果显示威胁和效能之间存在显著的交互效应。此外，受到高威胁和高效能组合信息刺激的女性进行乳房自检的意愿最高。这符合拓展平行反应模型和加性模型（Witte，1992；Witte & Allen，2000），这些模型假设人们收到高威胁和高效能的信息时，最有可能对信息中所提供的建议做出响应。另外，交互效应的结果也与之前的研究发现相一致，这些研究同样得出了威胁和效能水平对行为意愿的具有交互效应的结果（e. g.，Basil，Basil，Deshpande，& Lavack，2013；McKay，Berkowitz，Blumberg，& Goldberg，2004；McMahan et al.，1998）。

又次，根据表4-1，除了高威胁和高效能信息最有说服力之外，高威胁和低效能的信息以及低威胁和高效能的信息均比低威胁和低效能的信息更有说服力。因此，这些数据符合拓展平行反应模型和加性模型，但后者在解释恐惧诉求信息的效果方面有更好的解释力（Roberto & Goodall，2009；Witte & Allen，2000）。

最后，尽管之前的一项元分析研究显示媒体类型（文本与视频/图片）并不影响恐惧诉求的说服效果（Tannenbaum et al.，2015），但是先前只有非常有限的研究调查了不同媒体渠道的影响。因此，本研究的主要贡献之一是检验了恐惧诉求信息在传统媒体和社交媒体这两种媒体渠道中说服效果的差异程度。结果表明，威胁×媒体、效能×媒体和威胁×效能×媒体的交互效应均不显著。换句话说，恐惧诉求信息在社交媒体上的说服效果与在传统媒体没有显著差异。这些发现与Newbold和Campos（2011）的回顾性研究相一致，后者指出，传统媒体和社交媒体上呈现的健康宣导提供了相似的行为结果。更重要的是，根据这项研究发现，健康传播从业者可以在社交媒体上发布恐惧诉求信息开展基于恐惧的公共卫生宣导活动。因为与传统媒体相比，在社交媒体上开展健康宣导活动更具可行性，实施成本也更低（Schein，Wilson，& Keelan，2010）。

七、研究总结

本研究对理论和实践做出了双重贡献。在理论上，本研究是第一个比较传统媒体和社交媒体平台上恐惧诉求信息效果的研究，对拓展平行反应模型进行了发展和创新，表明了传统媒体和社交媒体上的恐惧诉求信息对健康检测行为有相似的效果。此外，近期许多的研究利用拓展平行反应模型来检验恐惧诉求对各类健康行为的影响，比如听力保护（Kotowski et al.，2011；Smith et al.，2008）、工作场所安全（Basil et al.，2013）、预防 HPV（Carcioppolo et al.，2013）、预防床虱（Goodall & Reed，2013）等，而本研究也扩展了拓展平行反应模型在中国女性乳房自检这一健康议题方面的应用，为完善拓展平行反应模型的学术文献作出了贡献。

就实践意义而言，本研究的结果表明，未来针对中国女性进行乳房自检的健康宣导活该提供高威胁和高效能信息，以增加女性进行乳房自检的意愿。此外，媒体平台和威胁或效能之间的非显著交互效应表明，社交媒体上恐惧诉求信息的说服效果与传统媒体上的健康宣导没有显著差异。因此，应该鼓励公共卫生管理者与健康促进从业者在社交媒体上开展基于恐惧的健康宣导活动，以促进个人实施保护健康的行为。相关的健康宣导内容应该含有高水平的威胁和效能，以提高信息在促进女性进行乳房自检意愿上的效果。

当然本研究也存在一些局限和不足。第一，像大多数研究一样，当前的研究对拓展平行反应模型进行了检验，但侧重于危险控制过程，没有考虑恐惧控制过程和防御性回避。未来的研究应该测量和探索恐惧控制和危险控制。第二，本研究在实验中仅仅考察了整体的威胁和效能对群体的差异。未来的研究应该根据不同水平的严重性、易感性、自我效能和反应效能对群体差异进行详细的检验。第三，尽管本研究旨在检验和比较传统媒体和社交媒体上恐惧诉信息的效果，但实际实验却是在网络环境中进行的，这可能会使实验结果产生误差。未来的研究应该在线下环境中复制这个实验来验证这些发现。第四，本研究仅考察了恐惧诉求信息的说服力。然而，其他一些有说服力的信息，比如情感诉求和增益框架，也可能会有效地激励中国女性进行乳房自检。未来的研究可以检验其他说服信息在促进中国女性乳房自检意愿方面的效果。第五，本研究考察的是被试进行乳房自检的行为意愿，而不是他们的实际行为。虽然以往的研究已经为行为意愿可能转化为实际行为提供了证据（Peters，Ruiter，& Kok，2013），但未来的研究可以进一步检验行为意愿转化为实际乳房自检行为的程度。

参考文献

Askelson, N. M. , Chi, D. L. , Momany, E. T. , Kuthy, R. A. , Carter, K. D. , Field, K. , & Damiano, P. C. (2015). The importance of efficacy using the extended parallel process model to examine factors related to preschool – age children enrolled inmedicaid – receiving preventive dental visits. *Health Education & Behavior*, 42, 805 – 813.

Basil, M. , Basil, D. , Deshpande, S. , & Lavack, A. M. (2013). Applying the extended parallel process model to workplace safety messages. *Health Communication*, 28, 29 – 39.

Benea, I. A. (2014). Influences of social media on the tourism and hospitality industry. Vienna, Austria: Signature.

Capurro, D. , Cole, K. , Echavarría, M. I. , Joe, J. , Neogi, T. , & Turner, A. M. (2014). The use of social networking sites for public health practice and research: A systematic review. *Journal of Medical Internet Research*, 16, 79.

Carcioppolo, N. , Jensen, J. D. , Wilson, S. R. , Collins, W. B. , Carrion, M. , & Linnemeier, G. (2013). Examining HPV threat – to – efficacy ratios in the extended parallel process model. *Health Communication*, 28, 20 – 28.

Chen, L. , & Shi, J. (2015). Social support exchanges in a social media community for people living with HIV/AIDS in China. *AIDS Care*, 27, 693 – 696.

Easterling, D. V. , & Leventhal, H. (1989). Contribution of concrete cognition to emotion: Neutral symptoms as elicitors of worry about cancer. *Journal of Applied Psychology*, 74, 787 – 796.

Fan, L. , Strasser – Weippl, K. , Li, J. J. , St Louis, J. , Finkelstein, D. M. , Yu, K. D. , & Goss, P. E. (2014). Breast cancer in China. *The Lancet Oncology*, 15, 279 – 289.

Fritzsche, S. (2012). When being present is not enough: A study on the influence of companies' Facebook activities on negative user – generated inputs and response strategies (Master's thesis). University of Twente, Enschede, Netherlands.

Goei, R. , Boyson, A. R. , Lyon – Callo, S. K. , Schott, C. , Wasilevich, E. , & Cannarile, S. (2010). An examination of EPPM predictions when threat is perceived externally: An asthma intervention with school workers. *Health Communication*, 25, 333 – 344.

Goodall, C. E. , & Reed, P. (2013). Threat and efficacy uncertainty in news coverage about bed bugs as unique predictors of information seeking and avoidance: An extension of the EPPM. *Health Communication*, 28, 63 – 71.

Huang, Y. H. C. , Wu, F. , & Huang, Q. (2017). Does research on digital public relations indicate a paradigm shift? An analysis and critique of recent trends. *Telematics and Informatics*, 34, 1364 – 1376.

Kotowski, M. R. , Smith, S. W. , Johnstone, P. M. , & Pritt, E. (2011). Using theEPPM to create and evaluate the effectiveness of brochures to reduce the risk for noise – induced hearing loss in college students. *Noise and Health*, 13, 261 – 271.

Li, X. , & Zhang, G. (2017). Perceived credibility of Chinese social media: Toward an integrated approach. *International Journal of Public Opinion Research*, 1, 1 – 24.

Liu, C. Y. , Xia, H. O. , Isaman, D. M. , Deng, W. , & Oakley, D. (2010). Nursing clinical trial of breast self – examination education in China. *International Nursing Review*, 57, 128 – 134.

Maloney, E. K. , Lapinski, M. K. , & Witte, K. (2011). Fear appeals and persuasion: A review and update of the extended parallel process model. *Social and Personality Psychology Compass*, 5, 206 – 219.

McKay, D. L. , Berkowitz, J. M. , Blumberg, J. B. , & Goldberg, J. P. (2004). Communicating cardiovascular disease risk due to elevated homocysteine levels: Using the EPPM to develop print materials. *Health Education & Behavior*, 31, 355 – 371.

McMahan, S. , Witte, K. , & Meyer, A. (1998). The perception of risk management regarding electromagnetic fields: Extending the extended parallel process model to an unknown risk. *Health Communication*, 10, 247 – 259.

Miles, P. C. , & Zhang, L. (2012). China turns to tweeting: Exploring the problematic use of tweeting in China. *International Journal of Business and Social Science*, 3, 91 – 94.

Newbold, K. B. , & Campos, S. (2011). *Media and social media in public health messages: A systematic review*. Hamilton, ON: McMaster Institute of Environment and Health.

Peters, G. J. Y. , Ruiter, R. A. , & Kok, G. (2013). Threatening communication: A critical re – analysis and a revised meta – analytic test of fear appeal theory. *Health Psychology Review*, 7, S8 – S31.

Roberto, A. J. , & Goodall, C. E. (2009). Using the extended parallel process model to explain physicians' decisions to test their patients for kidney disease. *Journal of Health Communication*, 14, 400 – 412.

Rogers, R. W. (1975). A protection motivation theory of fear appeals and attitude change1. *Journal of Psychology*, 91, 93 – 114.

Rogers, R. W. (1983). Cognitive and physiological processes in fear appeals and attitude change: A revised theory of protection motivation. In J. Cacioppo & R. Petty (Eds.), *Social psychophysiology* (pp. 153 – 176). New York: Guilford Press.

Rogers, R. W. , & Mewborn, C. R. (1976). Fear appeals and attitude change: Effects of a threat's noxiousness, probability of occurrence, and the efficacy of the coping responses. *Journal of Personality and Social Psychology*, 34, 54 – 61.

Schein, R. , Wilson, K. , & Keelan, J. E. (2010). *Literature review on effectiveness of the use of social media: A report for peel public health*. Brampton, ON: Peel Public Health.

Seltzer, T. , & Mitrook, M. A. (2007). The dialogic potential of weblogs in relationship building. *Public Relations Review*, 33, 227 – 229.

Sheeran, P. , Harris, P. R. , & Epton, T. (2014). Does heightening risk appraisals change people's intentions and behavior? A meta – analysis of experimental studies. *Psychological Bulletin*, 140, 511.

Shi, J. , & Chen, L. (2014). Social support on Weibo for people living with HIV/AIDS in China: A quantitative content analysis. *Chinese Journal of Communication*, 7, 285 – 298.

Smith, S. W. , Rosenman, K. D. , Kotowski, M. R. , Glazer, E. , McFeters, C. , Keesecker, N. M. , & Law, A. (2008). Using the EPPM to create and evaluate the effectiveness of brochures to increase the use of hearing protection in farmers and landscape workers. *Journal of Applied Communication Research*, 36, 200 – 218.

Tannenbaum, M. B. , Hepler, J. , Zimmerman, R. S. , Saul, L. , Jacobs, S. , Wilson, K. , & Albarracín, D. (2015). Appealing to fear: A meta – analysis of fear appeal effectiveness and theories. *Psychological Bulletin*, 141, 1178.

Thomas, D. B. , Gao, D. L. , Ray, R. M. , Wang, W. W. , Allison, C. J. , Chen, F. L. , & Li, W. (2002). Randomized trial of breast self – examination in Shanghai: Final results. *Journal of the National Cancer Institute*, 94, 1445 – 1457.

Wang, H. , Yu, C. , Gao, X. , Welte, T. , Muscarella, A. M. , Tian, L. , & Lee, B. (2015). The osteogenic niche promotes early – stage bone colonization of disseminated breast cancer cells. *Cancer Cell*, 27, 193 – 210.

Wang, X. , Shi, J. , Chen, L. , & Peng, T. Q. (2016). An examination of users' influence in online HIV/AIDS communities. *Cyberpsychology, Behavior, & Social Networking*, 19, 314 – 320.

Witte, K. (1992). Putting the fear back into fear appeals: Reconciling the literature. *Communication Monographs*, 59, 329 – 349.

Witte, K. (1994). Fear control and danger control: A test of the extended parallel process model. *Communication Monographs*, 61, 113 – 134.

Witte, K. (1998). Fear as motivator, fear as inhibitor: Using the extended parallel process model to explain fear appeal successes and failures. In P. A. Andersen & L. K. Guerrero (Eds.), *Handbook of communication and emotion: Research, theory, applications, and* contexts (pp. 423 – 450). San Diego, CA: Academic Press.

Witte, K. , & Allen, M. (2000). A meta – analysis of fear appeals: Implications for effective public health campaigns. *Health Education & Behavior*, 27, 591 – 615.

Witte, K. , Cameron, K. A. , McKeon, J. , & Berkowitz, J. (1996). Predicting risk behaviors: Development and validation of a diagnostic scale. *Journal of Health Communication*, 1, 317 – 341.

Witte, K. , Meyer, G. , & Martell, D. (2001). *Effective health risk messages: A step – by – step guide.* SAGE.

World Health Organization. (2013). *Latest world cancer statistics global cancer burden rises to 14. 1 million new cases in 2012: Marked increase in breast cancers must be addressed.* Retrieved from https: //www. iarc. fr/en/mediacentre/pr/2013/pdfs/pr223_E. pdf

Yang, X. , Chen, L. , & Feng, Q. (2016). Risk perception of food safety issue on social media. *Chinese Journal of Communication*, 1, 1 – 15.

第五章
大数据与网络健康信息的传播

随着信息传播技术的高速发展，社交媒体已经成为人们讨论健康问题、分享相关观点和交换健康信息的重要场所。与此同时，这些信息交流活动均留下了"痕迹"——包括大众对疾病或健康养生的认知和态度，以及他们进行信息获取和分享所留下的传播轨迹等各种形式的社交媒体大数据，这为非介入式观察提供了可能性。这些社交媒体大数据打破了传统健康传播研究的壁垒，使研究者不但可以迅速、准确地把握大众对某一特定疾病的认知和态度，而且还可以通过分析社交媒体中健康信息的传播与扩散来评估健康传播的范围和效果。关于本章的内容，在理论方面，作者对常运用于考察网络社会关系和信息传播与扩散的弱关系理论（weak ties theory）以及探讨信息内容的特征与认知、态度和行为的启发式—系统式模型（heuristic–systematic model，HSM）进行了系统的综述，并将其放在新媒体语境中进行阐释，从而更好地比较线上和线下健康信息传播的异同。在研究方法上，本章对社会网络分析法的特点和具体操作进行了全面的描述，充分展示了该方法在分析与探讨公众舆论和信息传播路径上的优势，还强调了网络结构这一全新的视角对新媒体时代健康传播研究的重要意义。最后，作者还将理论与方法结合起来进行了实证探索，使用社会网络分析对网络中癌症信息的传播进行了可视化呈现，并基于启发式—系统式模型考察了健康信息在社交媒体中传播与扩散的影响，这为未来的大数据健康传播研究方向提供了重要的指引。

第一节 大数据视域下的健康传播理论

一、基于大数据的健康传播研究

随着以移动互联网、社交媒体、云计算、物联网等为代表的信息技术的快速发展，社会生产以及日常生活中各种行为所产生的数据正在经历井喷式的增长。一方面，虚拟网络社会的形成、发展与创新彻底改变了人们的生活方式，使用虚拟网络成为人们日常生活中不可分割的一部分；另一方面，物理世界中数字化进程的不断推进，如物联网、云计算技术的兴起，也进一步推动了现实世界向网络社会形态的快速转化。这种信息化的社会发展所带来的必然结果，是海量数据的持续生成和不断累积。在这样的背景下，"大数据"一词应运而生。

大数据概念的提出，最初是由于需要处理的数据量过大，超出了一般设备的数据处理能力，使得数据的加工与提炼无法通过传统的方法进行，因此工程师们必须改进数据处理的工具，大数据处理技术随之诞生（Manovich，2012）。雅虎的开源软件平台 Hadoop 便是其中的代表之一，这类技术的出现使人们可以处理的数据量呈指数级增长。随着信息处理和分析技术的不断演进，大量数据的可视化和可分析化也为传统的社会科学研究带来了革新。在新闻传播学领域，大数据作为一种新的研究范式被应用于解决各种传播现象和问题。Parks（2014）认为，虽然目前传播学领域中的大数据研究仍然处于起步阶段，且在此阶段的大数据研究或许将很难经得起时间的考验，但是这些早期的探索都必然会为以后大数据研究的概念化与研究方法的不断进步做出前瞻性的贡献。

大数据在健康传播研究领域的应用并不单纯只是方法或者方法论维度的创新。事实上，和传播学其他分支领域一样，大数据对健康传播研究而言是一种研究范式的变革。换句话说，大数据的出现为健康传播研究提供了更广阔的研究视域和研究路径。近年来，许多健康传播实证研究使用社会网络分析、主题建模等方法来考察社交媒体中健康信息的传播与扩散（Kim，2015；Han & Wang，2015）、虚假癌症信息的转发（Chen，Wang，& Peng，2018）、公众对特定健康宣导的线上讨论（Emery et al.，2014）以及评估用于帮助诊疗的数据价值（Fiore‐Gartland & Neff，2015；Maiers，2017）等。Kim（2015）通过分析受众对《纽约时报》中与健康话题相关的新闻的阅读行为发现，具有高信息效用和积极情绪的新闻文章拥有更高的阅读数和转发数。一项针对中国新浪微博的研究表明，除了健康信息本身的内容特征之外，受众的网络关系的属性特征也会影响健康信息的扩散（Han & Wang，2015）。Emery和同事们（2014）对2012年3月美国疾病控制预防中心发起的名为"来自吸烟者的建议"的戒烟运动效果进行了考察，发现使用恐惧情绪的广告对受众有显著影响。

在健康传播研究中，大数据与计算技术虽然已经开始被运用于探索社交媒体中的健康信息传播路径，且个别研究还通过使用信息内容特征或用户个人属性对健康信息的扩散进行了预测，但是这些研究通常都以数据为导向，且缺乏较强的理论依据。甚至有学者认为，大数据使传播研究抛弃了理论框架，鲜有研究能将大数据研究对象和问题回归到经典的传播学理论。

一直以来，关于大数据研究的争论从未停歇。曾有较为极端的观点认为，随着"大数据革命"的到来，传统社会科学已经过时，或者至少不再需要社会科学的理论和模型。"有了足够的数据，数字本身就会开口说话"（Anderson，2008）。也有人声称，在大数据时代，简单的相关性就足够了，假设检验和因果分析将不再是推动科学发展的必要条件（Mayer‐Schönberger & Cukier，2013）。对于这些观点，Parks（2014）表示了反对，他批评道，持有这种立场是挑衅的，大多都是为了服务自身的经济利益。Parks一方面承认了大规模数据集的独特价值，但另一方面他也强调，学界应认识到所选取的数据本身总是至少会反映出一个隐含的理论模型，且对数据进行解释的迫切需求将会继续引领学者进行因果分析和实验。Halavais（2015）也对这种过激的观点提出了强烈的批评，他认为这种观点首先忽视了理论重要的启发式功能，即解释社会结构和变化的能力；其次，在任何足够大的数据集中，几乎都有可能找到一些虚假关联。比如2013年谷歌流感趋势预测的失败就应该被视为对"大数据乌托邦"的有力挑战（Lazer，Kennedy，King，Vespignani，2014）；最后，他认为完全依赖数据的关联和映射的思维模式过于天真，因为这样任何非理论的论断都难以被证实。尽管大规模的数据可以对研究发现进行归纳，但它也仅是代表了理解理论的一个过程。

数据可以为我们描述现象"是什么"，但传播学者需要做的不仅仅是描述现象，还应该解释现象背后的"为什么"。比如仅凭对受众阅读新闻的行为数据进行描述性的统计，就可以了解受众对健康话题新闻的阅读、讨论及转发的行为偏好（Kim，2015）。但是这些数据并不能解释这些行为偏好背后的深层次原因，这也进一步证明了数据很难拥有与理论同等效力的启发式功能（Halavais，2015），虽然我们期待随着算法等技术的改进，有朝一日数据可以拥有解释社会结构和变化的深层次原因的能力，但在大数据研究发展刚刚起步的今天，基于大数据的健康传播研究仍然应该回归理论。

前文虽然已经讨论了理论驱动对大数据健康传播研究的重要性，但我们必须承认，到目前为止，并没有专门的理论是针对大数据健康传播或网络健康信息传播的。基于此，本节内容将阐述和分析经常被运用于探索健康信息传播与扩散的弱关系理论与启发式—系统式模型，这两个理论分别从用户关系结构、信息内容及其发布者的维度考察了网络健康信息的传播与扩散，这为未来的相关研究提供了重要的参考。

二、弱关系理论

（一）弱关系理论（weak ties theory）的提出

格兰诺维特（Granovetter，1973，1982，1983）在早期的社会关系研究中指出，劳动力市场中，求职者和空缺职位的匹配并不能完全依靠人力资本理论来解释。他提出，求职者和雇主之间的人际网络关系是增加求职双方信息充分性的社交过程和条件。格兰诺维特对美国社会中人们的求职过程进行考察指出，社会关系可分为强弱两个方面，弱关系（weak ties）的使用在求职过程中比强关系（strong ties）更具优势。相比强关系中社交范围的重叠性和社会阶层的相似性，弱关系的社会关系网络更为广泛，跨越了不同的社会群体、拥有不同的社交圈，更有可能接触到新颖的、非重叠的求职信息，因此其更能帮助求职人员获得信息从而求职成功。这就是著名的"弱关系假设或弱关系理论"（Granovetter，1973）。

该理论被提出以后，许多学者对劳动力市场与社会关系进行了进一步的分析和探讨。其中，Lin（1982）对"弱关系理论"进行了拓展和修正。他认为，弱关系的优越性不仅仅体现在能够提供新颖的、非重叠的信息，更重要的是弱关系可以帮助求职者接触到目标人群，如雇佣单位的高层人士等。此后，有越来越多的学者在不同的文化语境和求职环境中对弱关系理论进行验证，但他们发现，在很多情况下，弱关系不一定能比强关系更能帮助到求职者。Wegener（1991）在对德国职业流动的调查中发现，"弱关系理论"仅适用于高层人士，而对于底层人士则无法发挥作用。Yakubovich（2005）通过对俄罗斯劳动力市场的研究发现，求职人员更多地依靠弱关系而找到工作。边燕杰（1999）对中国社会的求职过程进行了多次深入的调查。他指出，与西方国家不同的是，中国社会关系的核心是人情交换而不是信息交流。因此，不论在哪个经济时期，强关系在中国劳动力市场中都比弱关系更能发挥优势。

弱关系理论在不同的文化和语境中呈现出了多样化的演绎，为了深入地理解弱关系理论的逻辑依据，我们必须把它放进社会关系（social ties）这个更大的理论概念中加以分析和讨论。

（二）社会关系（social ties）

前文中我们所讨论的弱关系指的是强度较弱的社会关系（social ties），而社会关系是社会网络理论的一个核心概念。格兰诺维特在他的研究中并没有明确定义社会关系。对社会关系这一概念，有学者给出了自己的定义："关系指人与人之间、组织与组织之间由于交流和接触而存在的一种纽带联系"，关系不一定是积极的、对称的，它本质上是一种促进人们之间恩惠交换的联系（边燕杰，1999）。Haythornthwaite（2002）认为，社会关系是社交网络理论的一个核心概念，是一种基于各种资源（如情感、信息、服务、物资等）交换的人际交往。在一个社交网络中，人与人所建立的关系被称为社会关系，比如亲属关系、朋友关系、同事关系、同学关系、邻里关系等。

1. 关系强度

社会关系具有许多不同的特点，依据这些特点，社会关系被分成不同的类型。例如，基于费孝通的"差序格局"理论，华人的社会关系可以分为：亲缘关系、地缘关系和业缘关系。黄光国等（2004）则将社会关系分为情感关系、工具关系和混合关系三种。但绝大多数的学者依然认为关系强度是社会关系最重要的属性，在以关系强度作为划分标准的情况下，无论是格兰诺维特还是边燕杰都把社会关系分为强关系和弱关系。Granovetter（1973）指出，"关系强度从时间层次上来看是一个线性的存在，是一种基于互动频率、感情强弱、亲密程度、互惠交换的综合特征"。此外，他还提出了以社交圈子的重叠程度为依据来判断关系强度的方法，即当关系较强时，重叠程度较大，反之则重叠程度较小。

同样地，Marsden 和 Campbell（1984）也提出了测量关系强度的方法，该方法包括以下几个维度：接触频率、亲密程度、互惠性、信赖性和持久性。而 Wellman 和 Wortley（1990）则以亲密程度、自愿程度和多重性这三个因素来评估关系强度。边燕杰（1999）也以中国人际关系中存在的亲密性、相互信任度和互惠性这三大特点提出了测量方案。

综合以上测量方式，如果交往双方在情感上不亲密、日常交往频率低且交往模式主要是正式的，那么两者的关系通常被认为是弱关系。相反，强关系的双方交往频率和亲密程度较高，而且更愿意相互进行自我表露和提供互惠服务（Granovetter，1982；Wellman & Gulia，1999；Haythornthwaite，2002）。在现实生活中，弱关系通常指的是熟人、同事和商业伙伴之间的关系。而强关系则指的是亲密朋友和家庭成员之间的关系（Marsden & Campbell，1984；Haythornthwaite，2002）。

2. 弱关系的特点和作用

弱关系具有广泛性、异质性和中介性等主要特点。除了关系亲密的配偶、亲属、朋友以外，其他人之间都有可能形成弱关系。也就说，个体很容易与其他广泛的陌生人群建立弱关系（Friedkin，1982）。此外，弱关系的主体通常有较强的异质性，他们在文化、思想、教育、兴趣、社会阶层等方面都存在着巨大的差异，拥有不同的社交圈子和社会关系（Liu & Duff，1972）。最后，弱关系还可以在不同群体之间扮演桥梁的角色，为不同的群体建立纽带，维持不同群体成员之间的相互联系（Ryberg & Larsen，2008）。

弱关系的特点使其在信息传播和人际交往中发挥着重要作用。首先，弱关系的广泛性允许信息能在一个更大的范围内得到广泛的传播。在这样的关系结构中，信息传递不仅传播速度快而且成本低、效率高，有利于信息的大规模扩散。其次，弱关系的异质性决定了关系主体之间所能触及的信息有很大的差异，因此在弱关系中进行信息的传递更容易使人们产生新的观点、获取重要的知识。另外，相比于强关系，弱关系的中介作用决定了它能够更好地连接起不同社交范围内的信息沟通与传递，促进信息在不同群体之间的流通。人们可以通过弱关系从其他群体中获取有效的信息并共享给自己群体中的成员，而信息又能够通过群体之间的桥梁再度扩散至别的群体，信息的传播范围因此得以无限扩大，其他群体中的信息能够源源不断地与自己群体中的信息产生交换和传递（Montgomery，1992）。

就个人而言，弱关系的中介属性可以使个人接收到以往无法接触到的新信息，或帮助个人接收原本难以获取的重要信息（Levin & Cross，2004）。在人际交往方面，弱关系可以帮助个体迅速地拓展社会网络，从而形成更广泛和松散的社会群体，能够较好地组织各种集体活动（Hampton，2003）。基于弱关系所形成的群体对群体内成员之间的相互规范和约束性较小，这有利于新群体的形成。对有特定健康问题或被污名化的疾病的患者而言，基于弱关系的社会网络在一定程度上可以避免来自他人的歧视，这有利于增强群体成员间的信任感，进而减少他们的压力（Walther，2002）。

3. 强关系的特点和作用

强关系社交网络具有长期性、稳定性和高信度的特点。强关系通常是关系主体通过长期交流和沟通等方式建立起来的。而且在强关系网络中的任意双方一般都有至少一个以上的共同联系人，这使双方的关系相对稳定和紧密（Keister，1999）。这个稳定且紧密的关系一旦建立后，关系双方通常相互信任并互惠互助（Somma，2009）。

与弱关系一样，强关系在信息传递与建立人际关系方面也发挥着重要作用。首先，强关系的双方通常有较高的积极性去交换信息（Granovetter，1982；Wellman & Wortley，1990；Lin & Bian，1991），人们更倾向与自己相似的人进行互动和沟通（Granovetter，1982）。因此，强关系可能会被看作是最容易获得信息的途径（Williamson，1998），它能在信息传递的过程中减少机会风险并促进复杂知识的传递（Podolny & Baron，1997），在长期对某一特定议题相关的信息和知识的交换过程中尤为如此。此外，强关系更注重稀缺资源的交换。例如在劳动力过剩时期的英国，强关系就比弱关系发挥了更重要的作用（Grieco，1987）。也就是说，当工作机会的信息引起人们的高度重视但却并不易得到时，强关系常常比弱关系更重要（Bian &

Ang，1997）。在人际关系方面，基于强关系所建立的群体相对比较稳定，而且成员之间通常相互信任、理解和包容（Nelson，1989），能够相互提供诸如情感、精神慰藉等帮助（Haythornthwaite，1996）。

（三）网络传播中的社会关系

随着互联网的普及，信息传播技术逐渐成为人们工作与生活中的重要组成部分（Boase，Horrigan，Wellman，& Rainie，2006），"网络传播（computer – mediated communication）"的概念随之被提出，用以描述基于互联网远程通信的人际交流。这种新的传播形式促进了人们的日常交流和信息交换（Barnes，2002；Derks，Fischer，& Bos，2008；Walther，1996）。

自网络传播的概念出现以后，许多学者开始研究网络传播对人际交往的影响（Haythornthwaite，2005；Walther，1996）。早期的研究认为，基于互联网的人际传播模式是淡漠且缺乏情感互动的（Baron，1984；Short，Williams，& Christie，1976）。首先，根据社会临场感理论（social presence theory），网络传播相较于面对面的交流方式而言，所提供的沟通渠道和社会线索（social cues）较少，这容易导致人们较少的关注在网络上的交流（Short，Williams，& Christie，1976）。因此，基于网络传播的人际交往双方之间的感受比较淡漠（Hiltz，Jonson，& Turoff，1986）。Culnan 和 Markus（1987）提出的线索缺乏理论（cues – filtered – out theory）也指出，网络传播仅仅基于电子书面互动，这意味着如面部表情、手势、姿态等的社会线索和非书面线索的不足。因此，网络传播被认为是任务导向型或工作导向型的传播方式，而非以社交为目的的传播方式（Culnan & Markus，1987）。此外，一些研究还指出，如果人们花费大量时间参与各类互联网社交活动，那么他们将很有可能会与现实的社会关系相隔绝，如亲戚、朋友等（Haythornthwaite，2005）。

然而，与之相反的观点则认为，网络传播在人际交往中能起到促进作用（Tidwell & Walther，2002；Walther，1996）。Bambina（2007）指出，网络传播是一种新的人际交流方式，人们可以通过网络聚集起来，交流与分享个人经历，这不但可以拓展人们的社交圈子（Howard，Rainie，& Jones，2002），还能够增强已经建立起来的社会关系（Lind & Zmud，1995）。的确，互联网为人们提供了更多的渠道以保持现有的社会关系，例如与家庭成员、亲戚和朋友之间的关系（Hampton & Wellman，2002）。基于此，学者们开始审视早期的网络传播概念和理论。Walther（1996）提出了超人际互动（hyperpersonal interaction）的概念，认为社会线索的缺乏不一定会阻碍社会交往。相反地，基于文本的网络社交可能会给交流者一个能够进行选择性自我暴露的机会，从而塑造一个良好的形象（Walther，1996；Walther & Boyd，2002）。因此，网络传播中的人际交往可能有更多的情感交流，甚至比传统的面对面人际交往更容易建立亲密关系。总而言之，网络传播的出现影响了人际交往和互动，进而也引起了社会关系的变迁（Boase，Horrigan，Wellman，& Rainie，2006）。

与 20 世纪中期相比，如今个人在与亲属或朋友的见面上普遍花费很少的时间，因为他们大量的时间都用于坐在电脑荧屏前。然而，新媒体已经被广泛地使用于维持和发展社会关系（Putnam，2000）。大量的研究已经开始探究网络传播如何建立或者影响社会关系。这些研究认为，网络传播不仅仅可以满足和巩固现有的社会关系，而且还可以创建新的社会关系（Boase，Horrigan，Wellman，& Rainie，2006；Licoppe & Smoreda，2006）。

1. 网络弱关系

网络传播在创建和维系弱关系上扮演着一个十分重要的角色。网络上的弱关系可以通过各种各样的信息传播工具来建立（Constant，Sproull，& Kiesler，1996；Haythornthwaite，2005）。互联网成为人们便利的信息传播手段，它为人们与现实生活中陌生的或者地理位置上遥远的人的信息传递与分享提供了可能，也为人们建立关联提供了便利（Haythornthwaite，2002）。根据线索缺乏理论，Sproull 和 Kiesler（1991）指出，网络提供的是一个缺乏"非文本线索"的虚拟环境，这可以使人们减少来自面对陌生人的恐惧，促进弱关系的建立（Constant，Sproull，& Kiesler，1996）。此外，Haythorn-thwaite（2002）也认为，网络有助于弱关系的维持，通过网络传播，人们更容易联系到朋友的朋友或者曾经的熟人等。此外，值得注意的是弱关系双方往往只通过一、两个平台进行社会交往，这些平台主要包括论坛、公告栏、电子邮件等（Haythornthwaite，2002，2005；Miyata，2006）。

2. 网络强关系

尽管早期的网络传播研究指出，网络传播很难创建或维持强关系（Walther，1996），但已有许多实证研究发现，强关系在一定条件下是可以在网络空间中被创建和维系的。

Walther（1995）指出，如果关系主体有充分的时间在互联网上频繁地交流，那么他们同样可以建立起亲密关系。此外，弱关系双方也可以通过增加交往频率或使用多种信息传播工具的方式来将他们的关系发展为强关系（Haythornthwaite，2000，2002）。Popielarz（2000）指出，虚拟社区将拥有相同兴趣的人聚集在一起，他们关注着相似的问题，因此更容易发展为亲密的社会关系。McKenna 和他的同事（2002）也发现，因为网络的匿名性，人们倾向于在网络传播中进行自我表露，或与网友讨论一些私密话题，这将有利于强关系的建立。

除了创建强关系网络传播也可以帮助维持强关系。亲密的朋友和家庭成员通常使用社交媒体或短信进行互动以强化他们之间的关系（Haythornthwaite & Wellman，2002）。与弱关系相比，维持强关系的双方更倾向于使用更多的私人沟通渠道去相互交流，如即时通信工具、电话和手机短信等（Haythornthwaite，2005；Kim，Kim，Park，& Rice，2007）。

3. 潜关系

除了弱关系和强关系以外，在网络空间中还存在着潜关系（latent ties）。潜关系指的是潜在但尚未被激活的社会关系（Haythornthwaite，2002）。潜关系通常存在于各种媒体平台中，如电子邮件通讯录、微博关注者、论坛等（Haythornthwaite，2005）。此外，通过线上的联系和交流或者线下面对面的交往，这些潜关系也可以被激活并发展成为弱关系甚至强关系（Haythornthwaite，2002，2005）。

（四）弱关系理论在健康传播研究中的应用

在健康传播领域，弱关系理论被广泛运用于探讨健康类信息，特别是社会支持信息的交换与传播（Burleson，Albrecht，Goldsmith，& Sarason，1994；Bambina，2007；Chen & Shi，2015）。Wellman 和 Wortley（1990）通过问卷调查探究了关系强度和社会支持的提供之间的关系。研究发现，与弱关系相比，处于强关系中的双方相互之间提供了更多种类的社会支持，特别是情感支持、陪伴以及物质帮助等。Derose 和 Varda（2009）研究发现，虽然社会支持通常是在亲密的人际关系中进行传播与交换的，但处于弱关系的双方也会相互提供社会支持，尤其是信息支持，且弱关系双方通常能够提供更多新颖的信息和有效的资源。

随着互联网的发展与普及，网络传播为人们交换社会支持提供了良好的渠道（Neuhauser & Kreps，2003）。许多疾病患者或关注健康问题的人将寻求社会支持的场所从线下转移到了线上。就像面对面互动一样，网络传播给人们提供了一个可以相互分享思想、情感和获取社会支持的平台

（Sarasohn - Kahn，2008）。因此，许多研究开始聚焦于网络社会关系对社会支持信息传播的影响。他们把线上的社会支持社区看作是一个巨大而松散的弱关系网络（Walther & Boyd，2002；Wright & Bell，2003）。Walther 和 Boyd（2002）通过研究发现，这种弱关系网络能够促进异质化信息的交流以及敏感议题的讨论。弱关系双方通常拥有不同的社交圈子，这就意味着相比于强关系，在他们之间更能够相互提供多样化的帮助，比如拓展新知识、获得新思路等（Haythornthwaite，2002；Granovetter，1973，1982，2005）。Madden 和 Fox（2006）通过研究弱关系网络中的社会支持信息发现，线上弱关系网络往往能够提供更多的情感支持，因为线上社会支持社区通常聚集了有着相同身心问题和疾病经历的人，这些人通常更能理解社区成员之间的痛苦与不幸，因此能给彼此提供更多的情感慰藉。

当然，在线上社会支持的提供中，弱关系也存在其局限性。虽然弱关系中的双方能相互提供有用的信息和精神支持，但 Houston 等（2002）发现，网络弱关系中，双方之间很难相互提供物质支持。Wright 等（2003）指出，疾病患者通常需要从某些熟悉他们健康状况的人那里获得持久的社会支持。但是弱关系中双方的交流通常只依赖于单一的平台（如网络论坛），一旦这个论坛关闭或者由于其他原因无法继续使用，那么双方之间的弱连接就会被自动切断，这无疑影响了社会支持信息传播的连续性。

除了弱关系之外，网络空间中还有如强关系等许多不同类型的社会关系，这些关系同样可能会影响社会支持的传播。网络中存在的强关系一般有以下两种情况：第一，现实世界里存在的主要社会关系，例如家庭成员、亲密朋友等，这些人通过网络信息传播工具相互交流，使线下的强关系延续至线上（Kim，Kim，Park，& Rice，2007）。第二，单纯依靠网络传播，通过频繁联系而逐渐发展、形成并建立起来的强关系（Haythornthwaite，2002，2005）。Haythornthwaite（2005）在研究中指出，和线下的强关系一样，网络上处于强关系中的双方通常能在相互之间提供更多的情感支持、物质支持和陪伴。Bambina（2007）采用社会网络分析的方法探索了网络社会关系对社会支持传播的影响，使用了亲密度和相互依赖程度来测量关系强度。研究显示，不同强度的社会关系将促进不同类型的社会支持信息的传播。Chen 和 Shi（2015）对在线艾滋病社群中社会支持信息的传播进行探索后发现，网络强关系比弱关系更有利于信息支持和情感支持的传播，这与 Granovetter（1973）的弱关系理论并不一致，研究者认为这可能是语境的变迁所导致的差异。

三、启发式—系统式模型（heuristic – systematic model）

（一）基本原则与核心要素

启发式—系统式模型是由 Chaiken 在 1980 年提出的。该模型与详尽可能性模型（elaboration likelihood model）同属于双重加工理论（dual process theories），被广泛地运用于解释人们对信息所做出的态度或行为层面的反应（Chaiken，1980；Davis & Tuttle，2013；Petty & Cacioppo，1986）。该模型认为信息处理是态度形成或转变的先导因素，因此提出了人们在获取信息后可能采取的两种基本信息处理模式，并对风险或事物进行了评估和判断（Chaiken，Liberman，& Eagly，1989）。

简单而言，在启发式—系统式模型中包含系统式和启发式两种信息处理方式。首先，系统式信息处理模式（systematic processing model）是一种全面的、以分析为导向的信息处理模式，主要指人们在获取信息后对信息进行细致的评估、审查，并整合信息中所有的重要内容后再做出判断的过程。尽管这种信息处理过程可能在不同语境或者内容中存在形式上的差异，但从根本意义上讲，系统式信息处理都是核心数据的搜寻、分析与整合的集合。与之相反，启发式信息处理（heuristic processing model）是一种片面的、简单的信息处理模式，是人们在获取信息后所采用的一种简单的决策规则或认知启发法，具体是指人们以一种简单的决策规则或某些认知启发线索来获取对风险或事物的判断。例如，人们在处理一则由公共卫生领域的专家提供的疾病防控信息时可能会忽略信息内容中的论点和论据，仅凭启发式线索——"专家"，便信任与接受信息内容从而形成或改变其态度（Chaiken et al.，1989）。

启发式—系统式模型指出，人们对信息处理模式的选择有两个基本原则（Chaiken，1980，1987；Chaiken et al.，1989）。首先，模型的"最小付出原则"认为，人们通常会尝试以最容易、最高效的方式获得态度决策（Allport，1954）。换言之，在处理信息时，人们通常更倾向于采用一种省力且轻松的方式，即启发式信息处理。而只有当人们有足够的认知能力和动力时，系统式信息处理模式才可能会被激发。

就认知能力而言，个体对不同事物的认知存在着十分显著的差异，并且受到了一系列因素的影响和制约。例如，文化程度可能影响个人对信息的理解能力。当然，即使文化程度较高的人群也可能缺乏对某些特定事物（如不同的疾病、科技等）的基本知识，这同样也影响着人们对信息的理解能力。此外，缺乏足够的信息处理时间也可能导致人们无法有效地对信息进行认知与思考，使人们无法深入理解信息的论点和证据，从而在对信息做出评估和判断的过程中更依赖于启发式线索（Wood，Rhodes，& Biek，1995）。

其次，对动机的要求则可以被模型的另一个原则——"充足原则"所解释。该原则指出，人们有时可能会对信息内容付出更多的认知与思考从而获得较高的评估信心。"充足原则"认为，人对一个事物的判断存在两种自信水平，即真实信心与期待信心，这两种信心的差距决定了信息处理的动机。具体而言，当有足够的认知能力时，人们会通过信息处理以实现真实信心与期待信心水平之间的平衡，而系统式信息处理模式对个人的真实信心水平的提高远超于启发式信息处理模式。当两种信心水平差距较小时，人们的真实信心水平比较容易达到期待信心的水平，因此人们只需采取启发式信息处理模式对信息进行理解即可。而当两种自信水平差距较大时，启发式信息处理模式往往难以让人们的真实信心到达期待信心的水平，因此，人们将进入系统式信息处理模式以大幅地提高自己的真实信心水平，从而减少两种信心的差距（Zuckerman & Chaiken，1998）。

（二）启发式信息处理模式（heuristic processing）

启发式信息处理模式对脑力劳动并没有过多的要求，而且较少依赖于对信息进行深入思考的能力。事实上，启发式信息处理被认为是一种相对简单且可自动诱发的信息处理方式，因为它的出现不需要以动机和能力作为前提。具体而言，启发式信息处理是在信息处理时聚焦于简单的、能够迅速被认识和理解的线索，例如信息传递者的声誉和知名度、论点或论据的数量、内容的长度、其他受众对信息的反馈等。这些线索与个人已有的常识、经验与规则（也被称为启发式规则）相关联，形成了启发式的决定策略。就像其他的知识结构一样，启发式规则是已被习得并且储存在个人的记忆中的，是早已存在且固有的。与此同时，这些规则也是能够随时被提取和调用的（Higgins，1989；Smith & DeCoster，2000）。此外，启发式规则的使用可能是有意识或无意识的。人们可以有意识地决定调用启发式规则来对事物做出评价和判断，但在很多情况下，启发式规则也可能在人们无意识的情况下发挥着作用。

"我的朋友是值得信任的"，"专家比普通人知道的更多"，"论据越长质量越高"，这些都是启发式规则的例子。这些简单的、直觉性的规则指导着人们根据一些边缘性的线索对事物进行迅速且高效的判断，形成态度并激发行为。总体而言，启发式信息处理被认为是一种经济、高效的信息处理方式，它不要求过高的认知能力和脑力劳动，而是追求尽可能迅速地做出合理的判断和决定。这种信息处理模式所形成的态度通常并不稳定，对相反观点的排斥和对抗相对较弱，而且较难诱发后续的相关行为反应。

（三）系统式信息处理模式（systematic processing）

系统式信息处理模式是指人们在信息处理时通过细致的观察、深入的思考以及清晰的逻辑，试图对所有信息进行全面的理解，从而对事物做出合理的判断和选择，进而形成态度并激发行为的信息处理方式。举个例子，在对一则疾病防控信息进行系统式信息处理时，人们会对信息内容进行全面的阅读和理解，考虑疾病发生的风险、防控方式的有效性以及其后果等，从而建立起系统的观点和客观的态度。系统式信息处理模式对脑力劳动和认知思考的要求较高，需要人们花费一定的时间和精力对所接触的信息进行深入分析，这就对个人的认知能力和动机提出了更高的要求。因此，与启发式信息处理模式的启发规则和线索不同，系统式信息处理模式依赖于信息本身的内容。也就是说，信息本身的论点和论据决定了人们的态度与行为。系统式信息处理模式所形成的态度通常比较稳定，对相反观点存在一定的免疫性，而且更容易诱发后续相关的行为反应。

（四）动机（Motivations）

启发式—系统式模型指出，有三种主要的动机能够决定人们采取何种信息处理方式，这三种动机分别是：准确动机、防御动机和印象动机。

准确动机指的是对形成或持有客观、有效的态度或信念的欲望（Chaiken，Giner - Sorolla，& Chen，1996）。这种动机的最大特点是渴望对信息进行全面和深入的考察，从而获得客观、公正的观点。准确动机可以诱发启发式或系统式信息处理模式。当有足够的能力和动机时，人们将系统地处理信息从而减少他们对事物判断的不确定性。然而，即使在个人认知能力不足的情况下，准确动机也能促使人们尝试通过启发式线索和规律（如认为较长的信息更为准确）处理信息，即采取启发式信息处理模式，以减少对事物的不确定性。

防御动机指的是保持自我定义的态度或信念不变的欲望（Chen，

Shechter, & Chaiken, 1996）。所谓自我定义的态度和信念，事实上涉及个人的价值观、社会身份或个人特征。具有防御意识的人通常会努力维持自己固有的世界观和价值观，或者通过选择性地处理信息来捍卫自身已经形成的根深蒂固的思想。这个过程反映了诸如自我参与和个人承诺等的自我关注变量对信息处理的影响（Chen & Chaiken, 1999）。虽然与准确动机一样，防御动机既能够诱发启发式也能诱发系统式信息处模式，但与之不同的是，防御动机通常诱发的信息处理方式不是开放性的，而是选择性的。具体而言，当动机和能力较低时，人们可以通过选择性地使用启发式规则（如某种与自我价值观相一致的信息是正确的，而与之相悖的信息则是错误的）来捍卫自己的观点和信念，并产生与自我定义态度相一致或兼容的结论，对于那些与预期结果相悖的内容则进行否定或完全忽略；当拥有足够的动机和认知能力时，人们将会进行系统式信息处理以发现与自我定义不一致或不兼容的信息，并找出其存在的问题和缺陷，而对与自我定义同类或一致的信息做出正面的判断（Chaiken & Ledgerwood, 2011）。

印象动机指的是表达社会认可和接受的态度或信念的欲望（Chaiken et al., 1996）。防御动机和印象动机都可能导致信息处理的偏见，但印象动机主要关注的是在特定语境中人际交往的后果。具有印象动机的人通常会通过对信息的选择性处理以实现个人当前的社交目的。这个过程反映了诸如沟通目标和从属关系等的印象参与相关变量对信息处理的影响（Chen & Chaiken, 1999）。与其他两种动机相似，印象动机也能够诱发启发式或系统式信息处理模式，它通常诱发选择性的信息处理方式。当人们的动机和能力较低时，出于建立良好社会印象的考虑，人们将可能采用"分歧最小化""随遇而安"等启发式规则来处理信息，从而实现与他人的良性互动。相反，当人们拥有足够的动机和认知能力时，他们会进行系统式信息处理，选择性地对能够推进特定社交目标的信息进行深入分析，以便将期望的印象传达给他人（Chaiken & Ledgerwood, 2011）。

综上所述，人们进行信息处理的三种动机提出了三种不同的信息处理目标，且都能够诱发启发式或系统式的信息处理模式。此外，这三种动机并非是孤立存在的，人们在信息处理时可能同时存在多种动机。

（五）启发式—系统式模型与详尽可能性模型的比较

启发式—系统式模型与详尽可能性模型在解释信息处理机制时具有相似之处。这两个模型都提出了两种相反的信息处理模式：启发式（边缘路径）和系统式（中心路径）（Chaiken & Maheswaran，1994；Petty & Wegener，1999）。当人们缺乏认知能力或动机时，人们通常依赖于启发式线索或者边缘信息线索，如论据长度、信息的平台、信息发布者的可信性等以理解信息并对信息进行评估和判断（Chen & Chaiken，1999；Petty & Cacioppo，1986）。相反地，有足够的认知能力和动机去处理信息的人则更有可能使用如论据的质量等系统式或中心路径的方法去处理信息并对信息进行评估和判断。

尽管启发式—系统式模型与详尽可能性模型有相似之处，但这两种理论在定义个人如何选择和使用两种信息处理方式的模式上有所不同。Petty和Cacioppo（1986）提出，边缘或中心信息处理模式是互斥的，是二元对立、非此即彼的。即，一个人如果使用中心信息处理模式，就不会再同时使用边缘信息处理模式，反之亦然。虽然早期的说服研究认为，当人们进行系统的信息处理时，启发式线索通常不会影响个人的态度（Petty，Cacioppo，& Heesacker，1981；Wood，Kallgren，& Preisler，1985），但启发式—系统式模型指出，这仅仅只是两种信息处理模式所产生的其中一种可能性结果。事实上，启发式信息处理可以与系统式信息处理同时发生。Chaiken和Maheswaran（1994）认为这两种信息处理模式在同时作用的情况下能产生三种不同的效应，包括衰减，增强与偏差。

首先，衰减效应指的是系统式的信息处理削弱或者减小了启发式信息处理的效果。换言之，当系统式信息处理水平较高时，启发式处理对个人判断的影响会被削弱。这可能是由于信息内容或论点与可用的启发式线索相互矛盾所导致的。相反地，当系统式信息处理产生了与启发式信息处理一致的判断和结论时，则会产生增强效应，此时态度的形成与改变是由启发式和系统式处理共同主导的。这强调了系统式信息处理与启发式信息处理对个人的判断可产生独立且可叠加的影响（Maheswaran & Chaiken，1991；Maheswaran，Mackie，& Chaiken，1992）。

其次，启发式—系统式模型所提出的两种信息处理模式不仅可能同时发生，而且还可能通过相互作用而对个人的判断产生交互效应。具体而言，启发式信息处理可能会影响人们对信息所提供的论据的有效性和可信度的感知，从而使系统式信息处理的效果产生偏差，这也被称为偏差效应（Chaiken et al.，1989）。Chaiken和Maheswaran（1994）通过多因子实验对此进行了验证。他们向被试展示了一种新式的电话应答机，通过操控：

（1）准确动机，即与个人自身的相关性（强与弱）；（2）启发式线索，即平台可靠性（高与低）；（3）论据质量（强、弱与含糊）将被试分配到 2 × 2 × 3 的十二个不同的实验条件中。研究发现，准确动机较弱的被试通常会忽略论据质量，他们的态度和观点仅受到来自启发式线索即平台可靠性的影响。但是准确动机较强的被试通常会同时进行系统式和启发式信息处理。当他们阅读了启发式线索与论据强度相矛盾的信息时（即高可信度平台与说服力较弱的论据或低可信度平台与说服力较强的论据），只有系统式信息处理发挥了作用，这支持了衰减效应假设，表明系统式信息处理可以覆盖启发式信息处理的效果。与之相反，当启发式线索与论据强度一致时（即高可信度平台与说服力较强的论据或低可信度平台与说服力较弱的论据），两种信息处理模式都能独立影响被试的态度和观点，这支持了增强效应假设。

最后，当准确动机较高的被试阅读含糊信息时，启发式和系统式信息处理方式也会同时发挥作用。但启发式线索（即平台可信度）除了直接影响个人的态度外，还对系统式信息处理的效果产生影响，从而作用于个人观点与态度。具体而言，可信度高的平台能对系统式信息处理的效果产生积极的影响，而可信度低的平台则对系统式信息处理的效果产生负面作用，这便支持了偏差效应假设。需要指出的是，当论据内容相对含糊或可能存在多种不同解释时，更可能引起偏差效应（Bohner, Moskowitz, & Chaiken, 1995）。

（六）启发式—系统式模型的应用

启发式—系统式模型已经被广泛地运用于传播学的研究中。Luo 等人（2013）使用启发式—系统式模型对网络钓鱼诈骗现象进行探讨后发现，网络信息的论据强度和信源可信度能够与信息受众的被害情况呈正相关关系。Zhang 与其同事（2014）基于启发式—系统式模型考察了消费者在线购物时对产品评论的态度。他们发现，作为系统式线索的网络评论感知信息性（perceived informativeness）和感知说服力（perceived persuasiveness）以及作为启发式线索的信息源可靠性与评论的感知数量都能促进参与者对网络评论的积极态度，增强他们的产品购买意图，而且信源可靠性与评论的感知数量还能增强系统式线索的作用。Ryu 和 Kim（2015）研究了启发式和系统式两种不同的信息处理模式的影响因素后发现，信息的生动性和可信度与启发式信息处理呈正相关关系，而信息质量、个人的认知能力和动机能促进人们对风险预防信息进行系统式处理。

在健康传播研究中，许多学者也对于启发式—系统式模型进行了验证和拓展。Jung 和他的同事（2016）使用启发式—系统式模型探索了人们对网络饮食健康信息的感知可信度。他们指出，信息的准确性能够提高人们对相关网站的感知可信度，而且当人们认为这些饮食健康信息与他们息息相关时，这种效果更加显著；而当人们对这些信息缺乏基本知识时，信源的专业度则发挥了更大的作用。Yang，Chen 和 Feng（2016）基于启发式—系统式模型探讨了社交媒体中的信息对人们的食品风险认知的影响。研究指出，启发式和系统式信息处理方式都能提高人们的食品风险认知，而对食品安全信息的关注与信源可信度决定了人们信息处理的方式。Park（2018）使用多因子实验考察了信息框架（即启发式信息和系统式信息）与信源（医院网站或草根博客）在人们对流感和流感疫苗的认知与态度上所产生的影响。他发现，被试的信息理解能力和动机能够影响他们对流感以及流感疫苗的认知与态度，而且当被试阅读了来自医院网站的启发式信息后，他们对流感疫苗的预防效果的认可也随之增强了。

近年来，随着社交媒体的兴起与发展，一些学者开始将启发式—系统式模型拓展至网络信息传播与扩散的语境中。Liu 和他的同事（2012）用启发式—系统式模型考察了信息源特征和信息多样性对微博信息转发的影响。他们指出，信源的真实性、专业性、权威性和信息中所包含的多媒体数量能够直接决定微博信息的转发量。Zhang 等（2014）基于启发式—系统式模型探索了微博信息内容与发送者的特征对微博信息转发的影响。研究结果显示，信息内容与发送者特征都能影响信息的转发，但信息内容发挥着更主要的作用。也就是说，微博用户更加倾向于使用系统式的方式处理微博信息。Shi 等（2018）也使用启发式—系统式模型考察了系统式线索（如信息内容的丰富性）、启发式线索（包括信源的可靠性、信息接收者的价值观）以及关系强度等对信息传播行为的影响。他们发现，信息接受者自身的特征因素和关系因素最能决定其信息传播行为，而信息源的相关因素则发挥了比较小的作用。此外，基于大数据分析与计算技术，笔者和研究团队还使用了启发式—系统式模型对微博中癌症信息扩散的深度和广度进行了探讨，分析了微博信息扩散的启发式和系统式影响因素。该研究的具体内容将在本章的最后一节中介绍。

参考文献

边燕杰.（1999）.社会网络与求职过程.国外社会学，4.

黄光国，& 胡先缙.（2004）.面子：中国人的权力游戏.北京：中国人民大学出版社.

Allport, G. W.（1954）. *The nature of prejudice.* Reading, MA：Addison – Wesley.

Anderson, C.（2008）. The end of theory：The data deluge makes the scientific method obsolete. Retrieved fromhttp：//www. wired. com/science/discoveries/magazine/ 16 – 07/pb_theory.

Bambina, A.（2007）. *Online social support：The interplay of social networks and computer – mediated communication.* New York, NY：Cambria Press.

Barnes, S.（2002）. The mobile commerce value chain：Analysis and future developments. *International Journal of Information Management*, 22, 91 – 108.

Baron, N. S.（1984）Computer mediated communication as a force in language change. *Visible Language*, 18, 118 – 141.

Bian, Y., & Ang, S.（1997）. Guanxi networks and job mobility in China and Singapore. *Social Forces*, 75, 981 – 1005.

Boase, J., Horrigan, J. B., Wellman, B., & Rainie, L.（2006）. *The strength of Internet ties.* Washington, DC：Pew Internet & American Life Project.

Bohner, G., Moskowitz, G. B., & Chaiken, S.（1995）. The interplay of heuristic and systematic processing of social information. *European Review of Social Psychology*, 6, 33 – 68.

Burleson, B. R., Albrecht, T. L., Goldsmith, D. J., & Sarason, I. G.（1994）. Introduction：The communication of social support. In B. R. Burleson, T. L. Albrecht, & I. G. Sarason（Eds.）, *Communication of social support：Messages, interactions, relationships, and community*（pp. xi – xxx）. Thousand Oaks, CA：SAGE.

Chaiken, S.（1980）. Heuristic versus systematic information processing and the use of source versus message cues in persuasion. *Journal of Personality and Social Psychology*, 39, 752 – 766.

Chaiken, S.（1987）. The heuristic model of persuasion. In M. P. Zanna, J. M. Olson, & C. P. Herman（Eds.）, *Ontario symposium on personality and social psychology. Social influence：The Ontario symposium*（pp. 3 – 39）. Hillsdale, NJ, US：Lawrence Erlbaum Associates.

Chaiken, S., Giner – Sorolla, R., & Chen, S.（1996）. Beyond accuracy：Defense and impression motives in heuristic and systematic information processing. In P. M. Gollwitzer & J. A. Bargh（Eds.）, *The psychology of action：Linking cognition and motivation to behavior*（pp. 553 – 578）. New York：Guilford Press.

Chaiken, S., & Ledgerwood, A.（2011）. A theory of heuristic and systematic information processing. *Handbook of Theories of Social Psychology*, 1, 246 – 266.

Chaiken, S., & Maheswaran, D. (1994). Heuristic processing can bias systematic process-ing: Effects of source credibility, argument ambiguity, and task importance on attitude judgment. *Journal of Personality and Social Psychology*, 66, 460.

Chaiken, S., Liberman, A., & Eagly, A. H. (1989). Heuristic and systematic information processing within and beyond the persuasion context. In J. S. Uleman & J. A. Bargh (Eds.), *Unintended thought* (pp. 212 – 252). New York, NY: Guilford Press.

Chen, L. & Shi, J. (2015). Social support exchanges in a social media community for people living with HIV/AIDS in China. *AIDS Care – Psychological and Socio – medical Aspects of AIDS/HIV*, 27, 693 – 696.

Chen, L., Wang, X., & Peng, T. Q. (2018). Nature and diffusion of gynecologic cancer – related misinformation on social media: Analysis of tweets. *Journal of Medical Internet Research*, 20, e11515.

Chen, S., & Chaiken, S. (1999). The heuristic – systematic model in its broader context. In S. Chaiken & Y. Trope (Eds.), *Dual – process theories in social psychology* (pp. 73 – 96). New York, NY: The Guilford Press.

Chen, S., Shechter, D., & Chaiken, S. (1996). Getting at the truth or getting along: Ac-curacy – versus impression – motivated heuristic and systematic processing. *Journal of Personality and Social Psychology*, 71, 262.

Constant, D., Sproull, L., & Kiesler, S. (1996). The kindness of strangers: The useful-ness of electronic weak ties for technical advice. *Organization Science*, 7, 119 – 135.

Culnan, M. J., & Markus, M. L. (1987). Information technologies. In F. M. Jablin (Ed.), *Handbook of organizational communication* (pp. 420 – 443). Newbury Park, CA: SAGE.

Davis, J. M., & Tuttle, B. M. (2013). A heuristic – systematic model of end – user informa-tion processing when encountering IS exceptions. *Information & Management*, 50, 125 – 133.

Derks, D., Fischer, A. H., & Bos, A. (2008). The role of emotion in computer – media-ted communication: A review. *Computer Human Behavior*, 24, 766 – 785.

Derose, K. P., & Varda, D. M. (2009). Social Capital and Health Care Access: A System-atic Review. *Medical Care Research and Review*, 66, 271 – 306.

Emery, S. L., Szczypka, G., Abril, E. P., Kim, Y., & Vera, L. (2014). Are you scared yet? Evaluating fear appeal messages in tweets about the tips campaign. *Journal of Communication*, 64, 278 – 295.

Fiore – Gartland, B., & Neff, G. (2015). Communication, mediation, and the expectations of data: Data valences across health and wellness communities. *International Journal of Communication*, 9, 19.

Friedkin, N. E. (1982). Information flow through strong and weak ties in intraorganizational social networks. *Social Networks*, 3, 273 – 285.

Granovetter, M. S. (1983). The strength of weak ties: A network theory revisited. *Sociological Theory*, 201 – 233.

Granovetter, M. S. (1973). Thestrength of weak ties. *American Journal of Sociology*, 78, 1360 – 1380.

Granovetter, M. S. (1982). The strength of weak ties: A network theory revisited. In P. V. Marsden & N. Lin (Eds.), *Social structure and network analysis* (pp. 105 – 130). Beverly Hills, CA: SAGE.

Grieco, M. (1987). *Keeping it in the family: Social networks and employment chance*. London: Tavistock.

Halavais, A. (2015). Bigger sociological imaginations: Framing big social data theory and methods. *Information, Communication & Society*, 18, 583 – 594.

Hampton, K. N. (2003). Grieving for a lost network: Collective action in a wired suburb special issue: ICTs and community networking. *The Information Society*, 19, 417 – 428.

Hampton, K. N., & Wellman, B. (2002). The not so global village of a cyber society: Contact and support beyond Netville. In C. Haythornthwaite & B. Wellman (Eds.), *The Internet in everyday life* (pp. 345 – 71). Oxford: Blackwell.

Han, G., & Wang, W. (2015). Mapping user relationships for health information diffusion on microblogging in China: A social network analysis of Sina Weibo. *Asian Journal of Communication*, 25, 65 – 83.

Haythornthwaite, C. (1996). Social network analysis: An approach and technique for the study of information exchange. *Library & Information Science Research*, 18, 323 – 342.

Haythornthwaite, C. (2000). Online personal networks: Size, composition and media use among distance learners. *New Media & Society*, 2, 195 – 226.

Haythornthwaite, C. (2002). Strong, weak and latent ties and the impact of new media. *The Information Society*, 18, 385 – 401.

Haythornthwaite, C. (2005). Social networks and Internet connectivity effects. *Information, Communication & Society*, 8, 125 – 147.

Haythornthwaite, C., & Wellman, B. (2002). The Internet in everyday life: An introduction. *The Internet in everyday life*, 3 – 41.

Higgins, E. T. (1989) Knowledge accessibility and activation: Subjectivity and suffering from unconscious sources. In J. S. Uleman & J. A. Bargh (Eds.), *Unintended thought* (pp. 75 – 115). New York: Guilford Press.

Hiltz, S. R., Johnson, K., & Turoff, M. (1986). Experiments in group decision making:

Communication process and outcome in face – to – face versus computerized confer-ences. *Human Communication Research*, 13, 225 – 252.

Houston, T. K., Cooper, L. A., & Ford, D. E. (2002). Internet support groups for depression: A 1 – year prospective cohort study. *American Journal of Psychiatry*, 159, 2062 – 2068.

Howard, P. E., Rainie, L., & Jones, S. (2002). Days and nights on the Internet: The impact of a diffusing technology. In B. Wellman & C. Haythornthwaite (Eds.), *Internet and everyday life* (pp. 45 – 73). London: Blackwell.

Jung, E. H., Walsh – Childers, K., & Kim, H. S. (2016). Factors influencing the per-ceived credibility of diet – nutrition information web sites. *Computers in Human Behavior*, 58, 37 – 47.

Keister, L. A. (1999). Wheredo strong ties come from? A dyad analysis of the strength of In-terfirm exchange relations during China's economic transition. *International Journal of Organ-izational Analysis* (1993 – 2002), 7, 5 – 24.

Kim, H. S. (2015). Attracting views and going viral: How message features and news – sha-ring channels affect health news diffusion. *Journal of Communication*, 65, 512 – 534.

Kim, H., Kim, G. J., Park, H. W., & Rice, R. E. (2007). Configurations ofrelation-ships in different media: FtF, email, instant messenger, mobile phone, and SMS. *Journal of Computer – mediated Communication*, 12, 1183 – 1207.

Lazer, D., Kennedy, R., King, G., & Vespignani, A. (2014). The parable of Google Flu: Traps in big data analysis. *Science*, 343, 1203 – 1205.

Levin, D. Z., & Cross, R. (2004). The strength of weak ties you can trust: The mediating role of trust in effective knowledge transfer. *Management Science*, 50, 1477 – 1490.

Licoppe, C., & Smoreda, Z. (2006). Rhythms and ties: Toward a pragmatics of technologi-cally mediated sociability. In R. Kraut, M. Brynin, and S. Kiesler (Eds.), *Computers, phones and the Internet: Domesticating information technology* (pp. 296 – 313). New York: Oxford University Press.

Lin, N., & Bian, Y. (1991). Getting ahead in urban China. *American Journal of Sociology*, 97, 657 – 688.

Lin, N. (1982) Socialresources and instrumental action. In P. Marsden & N. Lin (Eds.), *Social structure and network analysis*. London: Sage Publications.

Lind, M. R., & Zmud, R. W. (1995). Improving interorganizational effectiveness through voice mail facilitation of peer – to – peer relationships. *Organization Science*, 6, 445 – 461.

Liu, W. T., & Duff, R. W. (1972). The strength in weak ties. *Public Opinion Quarterly*, 36, 361 – 366.

Liu, Z. , Liu, L. , & Li, H. (2012). Determinants of information retweeting in microblog-ging. *Internet Research*, 22, 443 – 466.

Luo, X. R. , Zhang, W. , Burd, S. , & Seazzu, A. (2013). Investigating phishing victimi-zation with the heuristic – systematic model: A theoretical framework and an explora-tion. *Computers & Security*, 38, 28 – 38.

Madden, M. , & Fox, S. (2006). Riding the waves of "Web 2.0": More than a buzzword, but still not easily defined. Retrieved from: http: //www. pewinternet. org/pdfs/PIP _ Web_2. 0. pdf.

Marsden, P. V. , & Campbell, K. E. (1984). Measuring tie strength. *Social Forces*, 63, 482 – 501.

Maheswaran, D. , & Chaiken, S. (1991). Promoting systematic processing in low – motiva-tion settings: Effect of incongruent information on processing and judgment. *Journal of Per-sonality and Social Psychology*, 61, 13 – 25.

Maheswaran, D. , Mackie, D. M. , & Chaiken, S. (1992). Brand name as a heuristic cue: The effects of task importance and expectancy confirmation on consumer judgments. *Journal of Consumer Psychology*, 1, 317 – 336.

Maiers, C. (2017). Analytics in action: Users and predictive data in the neonatal intensive care unit. *Information, Communication & Society*, 20, 915 – 929.

Manovich, L. (2012). Trending: The promises and the challenges of big social data. In M. K. Gold (Ed.), *Debates in the digital humanities* (pp. 460 – 475). Minneapolis: Uni-versity of Minnesota Press.

Mayer – Schönberger, V. , & Cukier, K. (2013). *Big data: A revolution that will transform how we live, work, and think.* London: John Murray.

McKenna, K. Y. A. , Green, A. S. , & Gleason, M. E. J. (2002). Relationship formation on the Internet: What's the big attraction? . *Journal of Social Issues*, 58, 9 – 31.

Miyata, K. (2006, June). *Longitudinal effects of mobile Internet use on social network in Ja-pan.* Paper presented at the International Communication Association preconference on mobile communication, Dresden, Germany.

Montgomery, J. D. (1992). Job search and network composition: Implications of the strength – of – weak – ties hypothesis. *American Sociological Review*, 586 – 596.

Neuhauser, L. , & Kreps, G. L. (2003). Rethinking communication in the e – health era. *Journal of Health Psychology*, 8, 7 – 23.

Nelson, R. E. (1989). The strength of strong ties: Social networks and intergroup conflict in organizations. *Academy of Management Journal*, 32, 377 – 401.

Park, S. H. (2018). Effects ofheuristic – systematic information processing about the flu and the flu vaccination. *Social Sciences*, 7, 260 – 267.

Parks, M. (2014). Bigdata in communication research: Its contents and discontents. *Journal of Communication*, 64, 355 – 360.

Petty, R. E., Cacioppo, J. T., & Heesacker, M. (1981). Effects of rhetorical questions on persuasion: A cognitive response analysis. *Journal of Personality and Social Psychology*, 40, 432.

Petty, R. E., & Cacioppo, J. T. (1986). The elaboration likelihood model of persuasion. *Advances in Experimental Social Psychology*, 19, 123 – 162.

Petty, R. E., & Wegener, D. T. (1999). The elaboration likelihood model: Current status and controversies. In S. Chaiken & Y. Trope (Eds.), *Dual – process theories in social psychology* (pp. 41 – 72). New York, NY: The Guilford Press.

Podolny, J. M., & Baron, J. N. (1997). Resources and relationships: Social networks and mobility in the workplace. *American Sociological Review*, 673 – 693.

Popielarz, P. (2000, August). *Connecting structure and content: Shaping social capital early in life*. Paper presented at the American Sociological Association, Washington.

Putnam, R. D. (2000). *Bowling alone: The collapse and revival of American community*. New York: Touchstone.

Ryberg, T., & Larsen, M. C. (2008). Networked identities: Understanding relationships between strong and weak ties in networked environments. *Journal of Computer Assisted Learning*, 24, 103 – 115.

Ryu, Y., & Kim, S. (2015). Testing the heuristic/systematic information – processing model (HSM) on the perception of risk after the Fukushima nuclear accidents. *Journal of Risk Research*, 18, 840 – 859.

Sarasohn – Kahn, J. (2008). The wisdom of patients: Health care meets online social media. Retrieved from HealthCare Foundation: http: //www. chcf. org/topics/chronicdisease/index. cfm? itemID = 13363.

Shi, J., Hu, P., Lai, K. K., & Chen, G. (2018). Determinants of users' information dissemination behavior on social networking sites. *Internet Research*, 28, 393 – 418.

Short, J., Williams, E., & Christie, B. (1976). *The social psychology of telecommunications*. London: John Wiley & Sons.

Smith, E. R., & DeCoster, J. (2000). Dual – process models in social and cognitive psychology: Conceptual integration and links to underlying memory systems. *Personality and Social Psychology Review*, 4, 108 – 131.

Somma, N. M. (2009). How strong are strong ties? The conditional effectiveness of strong ties in protest recruitment attempts. *Sociological Perspectives*, 52, 289 – 308.

Sproull, L., & Kiesler, S. (1991). *Connections: New ways of working in the networked organization.* Cambridge, MA: The MIT Press.

Tidwell, L. C., & Walther, J. B. (2002). Computer – mediated communication effects on disclosure, impressions, and interpersonal evaluations: Getting to know one another a bit at a time. *Human Communication Research*, 28, 317 – 348.

Walther, J. B. (1995). Relational aspects of computer – mediated communication: Experimental observations over time. *Organizational Science*, 6, 186 – 203.

Walther, J. B. (1996). Computer – mediated communication: Impersonal, interpersonal, and hyperpersonal interaction. *Communication Research*, 23, 3 – 43.

Walther, E. (2002). Guilty by mere association: Evaluative conditioning and the spreading attitude effect. *Journal of Personality and Social Psychology*, 82, 919.

Walther, J. B., & Boyd, S. (2002). Attraction to computer – mediated social support. In C. A. Lin & D. Atkin (Eds.), *Communication technology and society: Audience adoption and uses* (pp. 153 – 188). Cresskill, NJ: Hampton Press.

Wegener, B. (1991). Job mobility and social ties: Social resources, prior job, and status attainment. *American Sociological Review*, 60 – 71.

Wellman, B., & Gulia, M. (1999). Net Surfers don't ride alone: Virtual communities as communities. In B. Wellman (Ed.), *Networks in the global village* (pp. 331 – 366). Boulder, CO: Westview Press.

Wellman, B., & Wortley, S. (1990). Different strokes from different folks: Community ties and social support. *American Journal of Sociology*, 96, 558 – 588.

Williamson, O. E. (1998). The institutions of governance. *The American Economic Review*, 88, 75 – 79.

Wood, W., Kallgren, C. A., & Preisler, R. M. (1985). Access to attitude – relevant information in memory as a determinant of persuasion: The role of message attributes. *Journal of Experimental Social Psychology*, 21, 73 – 85.

Wood, W., Rhodes, N., & Biek, M. (1995). Working knowledge and attitude strength: An information – processing analysis. *Attitude Strength: Antecedents and Consequences*, 4, 189 – 202.

Wright, K. B., & Bell, S. B. (2003). Health – related support groups on the Internet: Linking empirical findings to social support and computer – mediated communication theory. *Journal of Health Psychology*, 8, 39 – 54.

Wright, K. B., Bell, S. B., Wright, K. B., & Bell, S. B. (2003). Health – related support groups on the Internet: Linking empirical findings to social support and computer – mediated communication theory. *Journal of Health Psychology*, 8, 39 – 54.

Yakubovich, V. (2005). Weak ties, information, and influence: How workers find jobs in a local Russian labor market. *American Sociological Review*, 70, 408 – 421.

Yang, X., Chen, L., & Feng, Q. (2016). Risk perception of food safety issue on social media. *Chinese Journal of Communication*, 9, 124 – 138.

Zhang, K. Z., Zhao, S. J., Cheung, C. M., & Lee, M. K. (2014). Examining the influence of online reviews on consumers' decision – making: A heuristic – systematic model. *Decision Support Systems*, 67, 78 – 89.

Zhang, L., Peng, T. Q., Zhang, Y. P., Wang, X. H., & Zhu, J. J. (2014). Content or context: Which matters more in information processing on microblogging sites. *Computers in Human Behavior*, 31, 242 – 249.

Zuckerman, A., & Chaiken, S. (1998). A heuristic – systematic processing analysis of the effectiveness of product warning labels. *Psychology & Marketing*, 15, 621 – 642.

第二节 社会网络分析

一、引言

社会网络分析是一种来源于心理学、人类学和社会学的跨学科研究方法。与传统的研究方法（如问卷调查、实验、访谈等）不同，传统研究方法的研究单位是一个独立的个体，更多的是针对个体的认知、态度、行为进行研究；而社会网络分析则将人看作是彼此依赖的群体，将人与人之间的关系视作社会存在的基石。在信息与传播技术迅速发展的当下，社会网络分析俨然已成为新闻传播学科在对社交媒体大数据进行探索时的主要的研究方法之一。近些年来，以"社会网络分析"为关键词的传播学学术期刊论文呈指数级增长。在健康传播领域，也有许多学者广泛地运用社会网络分析去研究社交媒体中健康信息的扩散以及许多与健康相关的话题（如艾滋病、电子烟等）的讨论与传播。此外，使用基于社会网络分析原理的语义网络分析对社交媒体上的健康信息进行探索的研究也层出不穷。

早在 20 世纪 30 年代，社会网络分析就已被当作人类学和心理学的研究方法之一。社交网络分析沿着三个主要方向发展：

最早对社会网络分析做出杰出贡献的是社会计量学派，他们率先使用了图论的方法来进行社会网络分析。社会计量学派的核心人物莫伦（Moren）创新性地使用了社群图来呈现社会关系结构。在社群图中，每个点代表参与者，点之间的线代表参与者之间的关系。此外，他还率先提出了"明星"（star）这一概念："明星"处于整个网络中最核心的位置，且与社会网络中的其他成员密切联系。

在 20 世纪 30 年代，哈佛学派主要研究"团体"的形式和人际关系模式，他们主张将社会关系中的团体视为一种特殊的网络团体。哈佛大学著名的社会学家霍曼斯（Homans）成功地将群体动力学和社会计量学结合起来，并对小团体进行了研究，在方法和理论的层面对其做出了贡献。在 20 世纪 50 年代，新的社交网络学派在英格兰中北部兴起。由曼彻斯特学派领导的学者们进行了大量的社交网络研究，利用社交网络分析技术来研究人际关系。例如，Barnes（1954）对挪威一个渔村的亲属关系进行了社会网络分析，从而揭示了整个渔村居民的社会结构；Mitchell（1974）系统地总结了社交网络分析，阐述了社交网络的交互和形态特征，并分别解释了以自我为中心的网络和整体网络的概念。20 世纪 70 年代后，新哈佛学院逐渐完善了社交网络分析这一以社会关系为基础的研究方法，并为其发展做出了巨大贡献。怀特（White）领导的新哈佛学派主张社会结构由社会关系组成。他们系统地梳理了所有类型的社会结构，并结合数值理论进行了网络分析。他们认为，尽管有许多类型的社会结构描述尚无理论基础，但社会网络可以为社会结构的建构提供独特的理论视角。

自 20 世纪 90 年代以来，随着计算机技术的不断发展，网络分析的理论研究逐渐深入。社交网络分析模型不断得到改进和完善，它已经超越了传统学科的界线，并被不同学科频繁使用。因此，新兴的社交网络分析逐渐成为一种跨学科的研究方法。

社交网络分析无疑是连接定量和定性方法的重要桥梁。它使用定量方法来客观地分析网络中的各种关系，并基于大量的定量数据，得出定性解释和结论。在健康传播研究领域，社交网络分析由于其独特的优势而被广泛使用。因此，本节将从健康传播研究的角度系统地介绍社会网络分析法的具体程序以及常见的设计方案。

二、社会网络分析的主要概念

对社交网络分析的理解通常有两个角度：第一，网络被视为一种分析工具，通过使用这种工具可以理清行动者与其所处的社会环境之间的关系，考察行动者在整个社会网络中的价值和地位。第二，网络被视为由行动者与行动之间的关系组成的社会结构，通过这一结构可考察社交网络中行为者的位置结构特征。此时，研究对象便是关系本身（Emirbayer & Goodwin，1994）。但是，在实际的社会科学研究中，常常很难对这两种观点进行清楚的区分，这也常常使社会网络分析的研究既复杂又深入。

（一）关系取向中的主要分析内容

基于关系取向的社交网络分析主要的研究对象是网络中的关系以及通过这些关系流动的资源和信息。这与传播学中的人际传播和网络传播的概念是相一致的。随着信息技术的发展，上述维度也渐渐融入了健康传播学的研究中，用于考察网络健康信息的传播。从关系取向出发，社交网络分析主要可以包括以下重要指标。

规模（range）。在特定的社交网络中，任何行动者与其他行动者之间都有着强或弱、多或少的关系。规模是指所有行动者与其他行动之间关系的数量的多少。当某一特定行动者（即节点，node）成为我们研究的焦点时，研究的方向就不再是对其他行动者的关系数量的考察，而是对网络中心性（centrality）的分析探讨。"中心性"是指行动者在社交网络中所获得或建立的关系的总数。通常，特定角色在网络中的重要性取决于其在网络中的关系总数。关系数量越多，行动者在网络中就有着越重要的价值。当然，在社交网络中，行为者重要性的指标不仅局限于关系的总数。在某些情况下，行动者在社交网络中的地位比网络中心性更为重要。特别是当行动者的位置在网络的边缘时，桥梁性的位置远比关系的总数更重要（Knoke & Yang，2008）。

强度（strength）。Grannovitter（1973）使用时间量（包括联系的频率和持续的时间）、熟悉程度，以及亲密关系和互惠性服务等指标来测量关系的强度。如果个人在关系上花费的时间越多，那么他们彼此之间的相互信任和服务就越多，情感越亲密，行动者之间的关系也越强，反之亦然。探索两者之间关系强度的概念已经被广泛用于线下和在线社交网络研究中。

密度（density）。在社交网络中，一个行动者与任意其他行动者之间的实际关系数量与整个社交网络中所有可能关系的数量之间的比被称为"密度"。关系的实际数量越接近网络中最大可能的关系的总数，社交网络的密度就越大，反之亦然。换言之，密度测量的是"联系"（ties）本身的相对值，它表明了网络中关系的稠密程度（Knoke & Yang，2008）。

内容（content）。即使在同一网络中，行动者之间的关系也可以具有不同的内容。网络关系的所谓"内容"是指网络中各个行动者之间连接的类型或特定性质。正是因为网络关系中的"内容"连接了行动者，所以行动者之间存在特定的关系。因此，内容具有多种表现形式，例如权力关系、信息交换关系、朋友关系、合作关系等（Chen & Shi，2015）。

在关系取向中，衡量社会网络的主要指标有：

点度中心度（degree centrality）。它可以分为入度中心度和出度中心度。入度中心度是指行动者在整个网络中获得的关系总数，反映了行动者在整个网络中的受关注程度或受欢迎程度；反之，出度中心度则指的是一个行动者在整个网络中向其他行动者所发出的关系数量，反映了行动者在网络中的参与度。一定程度上可以认为，相比于点度中心度较低的行动者，点度中心度较高的行动者拥有更广泛的社交圈子。

接近中心度（closeness centrality）。它指的是行动者与社交网络中其他行动者的平均路径或距离的倒数。在社会网络中，如果一个行动者离所有其他行动者的距离都比较近（如通过一条边/连接就能直接联系到其他行动者），则表明该行动者在网络中扮演着重要角色。因此，接近中心度可以用于表示一个行动者与其他行动者之间的信息传输速度。如果一个行动者拥有较高的接近中心度，也就意味着该行动者到达其他行动者的距离较短，那么该行动者与其他行动者之间的信息流动速度也相对较快。在健康传播研究中这一概念常被广泛地用于考察网络健康信息的传播效率。

中间性中心度（betweenness centrality）。具体指的是一个行动者出现在其他两个行动者之间的最短路径的次数，它被用于测量该行动者在社会网络中的信息流动或资源流动的关键程度。简言之，中间性中心度可以理解为该行动者是否在社会网络中扮演着守门人的角色。拥有较高的中间性中心度的行动者能够起到过滤信息的作用，甚至能在信息传递的过程中对信息进行再编码。

特征向量中心度（eigenvector centrality）。它是衡量一个行动者在网络中的地位和声誉的重要指标。社会网络中行动者的特征向量中心度取决于与其相邻的行动者的中心度，该指标通过衡量相邻行动者的数量，并根据中心性程度对每一相邻行动者进行加权计算后得出。

聚类系数（clustering coefficient）。它用于衡量社交网络中的聚类程度。在具有较高聚类系数的社交网络中，行动者之间将形成较多但紧密连接的集群；而在较低的聚类系数的社会网络中，行动者之间所形成的联系紧密的群集数量则相对较少。群集可以加速群体内的行为感染与疾病传播；但另一方面，群集与群集之间的传播也会受到一定程度的抑制。

（二）位置取向中的主要分析内容

与关系取向不同，位置取向强调了行动者在社会网络中的位置结构特征。位置取向的基础是结构相似性，其基本特征是关系的相似性。从位置取向的角度来看，位置反映的结构特征更加稳定和持久。在健康传播研究中，传播内容的发布者对传播效果有着重要的意义，因此考察行动者在社会网络中的地位对优化健康传播策略来说十分重要。位置取向的主要分析内容有：

结构等效（structural equivalence）。当两个或更多行动者（他们之间不一定有关系）与第三个行动者具有相同的关系时，即为"结构等效"。第三个行动者就是所谓的"结构等效"，它必须与其他两个行动者保持相同的关系。网络中结构等效的行动者的数量和质量将对网络的驱动力产生巨大影响（Valente，2010）。

位置（position）。"位置"是位置取向社会网络分析的核心概念，当不考虑一组行动者的性别、年龄、教育程度等身份特征后，他们在结构性特征上处于相同地位。因此，是谁处于该位置并不重要，重要的是该位置在社会网络中的处境（Wang, Shi, Chen, & Peng, 2016）。

角色（role）。位置取向中的另一重要概念是"角色"，它指的是在结构上处于相同地位的行动者在面对其他行动者时所表现出来的相对固定的行为模式。

换句话说，具有相同社会角色的人们在社交网络结构中往往位于同一位置。因此，角色在某种程度上可以被视为位置的行为规范（Wang et al.，2016）。

另外，在位置取向上，主要的社会网络分析方法有：

二次指派程序（quadratic assignment procedure）。它用于分析在两个社会网络结构之间是否存在相关关系。与传统的基于独立假设的最小二乘法不同，二次指派程序是一种基于排列的非参数检验，它是由两个网络矩阵分别组成两个变量，通过计算得出其中一个社会网络的网络连接模式与另一个社会网络的网络连接模式的相似程度。尽管它是在相关关系的基础上建立的，但它也能帮助我们预测更多变量与变量之间的联系。例如，二次指派程序能帮助我们探索朋友网络是否能预测社会支持寻求网络等。但需要注意的是，两个社会网络应具有相同的行动者，才能进行二次指派程序分析。

指数随机图模型（exponential random graph model）是一种成熟的网络分析方法，它通过社会网络中行动者的关系数据帮助我们对网络结构进行解释分析，其主要功能有两种：第一，探讨行动者之间的相似性（homophily）在多大程度上能够影响社会网络结构；第二，探讨社会网络结构和该网络中的其他因素是否存在相关关系。例如，指数随机图模型可以帮助我们预测微博平台上艾滋群组用户的共同兴趣或共同的地理位置是否以及多大程度上影响了该网络的网络结构（Shi, Wang, Peng, & Chen, 2016）。

三、社会网络分析的基本步骤

矩阵和图是社会网络分析的主要呈现形式。构建社会网络的基础是矩阵，具体操作方式为：将社会网络用（0，1）的矩阵表示，1 表示两个行动者在矩阵中具有直接关系，0 则表示没有直接关系，利用计算机矩阵解析技术可以分析社会网络中关系的特征与分布。当然，在权重网络中，我们需要采用对应的量表来对权重在关系强度上的变化进行表示。

此外，通过网络图进行社会网络分析可以直观地呈现整个社会网络的具体情况，网络图能够显示行动者之间信息的流动方向及结构，简要地描述网络的整体属性。在社会网络分析中，网络图是由代表着行动者的点和代表着行动者之间关系的线所构成的。

那么研究人员在进行特定的社交网络研究时应遵循哪些步骤和原则？以下将以传播学的视角对社会网络分析法的运用步骤进行概述。

1. 确定研究对象

首先，研究人员需要确定研究对象和调查的社会网络边界。在分析大型群体网络时，由于成员之间的关系是分散的，因此通常难以定义网络边界。相反，当分析小型群体网络的时候，成员之间的关系比较紧密，网络边界则相对比较容易界定。研究对象的选择和界定可以是一个现实的社会团体或组织，如学校、班级、社区等，也可以是在特定时间内临时聚集的人群，如参加某次会议的成员或参与讨论某个议题的网络用户等。

2. 对数据进行收集及整理

确定研究对象之后，需收集并整理研究对象相互之间的关系数据，问卷调查是收集线下的关系数据最常用的研究方法。随着大数据技术的发展，对网络关系或信息传播关系相关数据的收集可以通过使用如 Phython 和 R 等网络数据挖掘工具软件实现。

3. 对数据进行处理

将获得的数据整理成一个矩阵。根据数据收集的结果，可以通过使用 Ucinet、Pajek、Gephi 或 R 等软件生成关系矩阵。

4. 数据分析

使用上述软件，根据关系矩阵绘制网络图，计算出各部分的指标，并使用这些指标对要分析的对象进行探讨。有些复杂的研究还需要结合个人特征变量和网络结构变量进行分析和考察。

5. 对结论进行解释

对计算出的定量结果做出定性的解释，从而得出研究结论。

四、社会网络分析在新媒体时代健康传播研究中的运用

总的来说，社会网络是社会行动者们的关系的集合。随着社会学、流行病学、传播学等学科的发展，社会网络分析逐渐被研究者们发展为强大、科学的研究方法。

随着新媒体技术的普及和发展，人们已经不仅仅局限于在现实世界中进行交往，越来越多的人在网络中进行着社会交往和信息传递。基于健康传播的视角，人们可以在在线社会支持社区中寻求和提供各类社会支持信息；可以在在线医疗平台寻医问药；也可以通过关注和订阅特定的社交媒体账号以获取健康信息。通过社会网络分析，研究者们可以对这些信息的传播和交流活动进行考察，也可以了解人们的信息传播网络以及共同关注或共同订阅网络。与此同时，还可以使用二次指派程序（quadratic assignment procedure）或指数随机图模型（exponential random graph model）进一步探索个人特征与内容因素对这些网络结构的影响。此外，社会网络分析还可以基于"关键词共现矩阵"针对网络用户在社交媒体中讨论的健康议题构建语义网络。在语言网络中，关键词以节点的形式呈现。当多个关键词在一个特定单位的信息中共同出现时，这些关键词节点就被直线连接在一起，用于表示节点间的关系。这种将信息网络化的方式能清晰呈现各种事实和

规则之间的结构化的特点,而且通过社区发现(community detection)算法还能帮助研究者将信息依据结构化特征进行自动分类,促进研究者对内容文本的全面理解。

随着社会网络分析方法的日益成熟,相信在未来的健康传播研究中,研究者会越来越广泛地使用到这一方法。这不仅拓展了当前研究的方法论,也为新媒体时代的健康传播研究提供了新的思路和视角。

参考文献

Barnes, J. A. (1954). Class and committees in a Norwegian island parish. *Human Relations*, 7, 39 – 58.

Chen, L., & Shi, J. (2015). Social support exchanges in a social media community for people living with HIV/AIDS in China. *AIDS Care – Psychological and Socio – medical Aspects of AIDS/HIV*, 27, 693 – 696.

Emirbayer, M., & Goodwin, J. (1994). Network analysis, culture, and the problem of agency. *American Journal of Sociology*, 99, 1411 – 1454.

Knoke, D., & Yang, S. (2008). *Social network analysis* (No. 154). Thousand Oaks, CA: SAGE.

Mitchell, J. C. (1974). Social networks. *Annual Review of Anthropology*, 3, 279 – 299.

Shi, J., Wang, X., Peng, T. Q., & Chen, L. (2017). Understanding interactions in virtual HIV communities: A social network analysis approach. *AIDS Care*, 2, 239 – 243.

Valente, T. W. (2010). *Social networks and health: Models, methods, and qpplications*. New York: Oxford University Press.

Wang, X., Shi, J., Chen, L., & Peng, T. Q. (2016). An examination of users' influence in online HIV/AIDS communities. *Cyberpsychology, Behavior, and Social Networking*, 19, 314 – 320.

第三节 网络健康信息扩散的影响机制研究

一、引言

本节将介绍笔者与研究团队于近年完成的一项大数据健康传播实证研

究。本研究基于启发式—系统式模型，从信息内容与发送者等维度探讨了网络健康信息的传播与扩散。具体而言，本研究首先采用社会网络分析的方法对网络健康信息的扩散进行了可视化呈现，并以信息扩散规模（scale）以及信息扩散的结构性病毒特征（structural virality）这两个维度为重要指标，描述了网络健康信息扩散的情况。随后，本研究基于启发式—系统式模型，构建了一个由内容和发送者因素组成的系统的理论框架用以解释和预测网络健康信息扩散的机制。本研究不但为信息扩散和社交媒体上的健康教育提供了启迪，也为大数据健康传播的实证研究提供了重要的参考依据。

二、研究背景

随着信息传播技术的高速发展和日益普及，微信、微博等社交媒体平台迅速发展成为人们发布与分享信息的重要渠道。社交媒体不仅拓展了在线信息的时效性和可得性，还改变了信息传播的方式。用户作为信息的主体，不仅可以生产和发布原创性的内容，还可以通过转发与扩散的方式，让更多的人接触到相关信息（Kim, Hou, Han, & Himelboim, 2016；Villagran, 2011）。基于此，越来越多的学者开始探索如何有效利用这些社交媒体平台以获得最大的社会效益。在健康传播领域，已许多研究证明，通过社交媒体平台进行健康宣导和信息扩散能够有效提高健康促进与教育的效果（Chen & Yang, 2018；Heo, Chun, Lee, & Woo, 2018；Loeb, Katz, Langford, Byrne, & Ciprut, 2018；Watson, 2018）。

癌症是一个重大的全球性公共卫生问题。在 2016 年，全世界约有 900 万人死于各种形式的癌症。作为世界上人口最多的国家，中国每年约有 430 万癌症新发病例和 280 万癌症死亡病例（American Cancer Society, 2017）。有研究指出，社交媒体是癌症信息传播的重要渠道。比如，微博可以作为预防、诊断和治疗癌症的信息来源（O'Neill, 2017；Loeb et al., 2018），并为癌症患者及其照护者提供情感和信息支持（Shi, Chen, Su, & Chen, 2018）。尽管癌症信息在社交媒体上随处可见，但仍有研究表明，并非所有癌症信息都能在社交媒体上迅速地扩散。大多数网络癌症信息无人问津，无法达到健康教育或健康促进的作用（Susarla, Oh, & Tan, 2012）。事实上，对在线信息扩散建模已被证明是一项具有挑战性的任务（Yang & Leskovec, 2010），特别是在分析网络信息扩散的驱动因素方面，相关的研究仍十分有限。因此，本研究将探索癌症信息在微博中的扩散情况，并从内容和发送者的两个维度考察信息传播背后的驱动因素。

三、研究的理论框架

（一）网络信息扩散的测量

信息扩散，也被称为信息散布（information spread）、信息传递（information transmission）、信息传播（information propagation），是一个存在已久的研究范畴。且成为许多研究领域的焦点（Guille，Hacid，Favre，& Zighed，2013）。但在实证研究中，不同的学者对信息扩散提出了不同的测量指标。对在线信息扩散特征的概念化和操作化主要可分为以下三个维度：扩散尺度（diffusion size）、扩散速度（diffusion speed）和扩散的网络结构特征（network structure）。

信息扩散尺度通常代表了信息传播的流行度（即信息的受众总数）或信息传播的规模（即一级转发的总数）（Briones，Nan，Madden，& Waks，2012；Kim et al.，2016；Ma，Sun，& Cong，2013；Yang & Counts，2010）；扩散速度则表示信息扩散行为之间的时间间隔，即单个信息内容传播的速度（Yang & Counts，2010）；信息扩散的网络结构通常用网络指数来进行测量，如范围和深度（即原始信息与其转发信息之间最长的距离）（Wasserman & Faust，1994）、结构性病毒特征（structural virality）（即从起始节点到所有其他节点的平均距离）（Goel，Anderson，Hofman，& Watts，2015）等。通过对现有研究的综述，不难发现，大多数研究都将转发视作社交媒体上信息扩散的行为结果。另外，大多数的研究均把信息扩散尺度和扩散的网络结构特征作为重要指标。因此，本研究也将使用规模和结构性病毒特征对信息的转发与扩散过程进行测量。

社交媒体用户的转发行为意味着他们已经注意到这些网络信息，希望将这些信息分享给他们自己的粉丝或关注者，或打算公开表示对某人观点的赞成或不赞成（Boyd et al.，2010）。规模和结构性病毒特征的概念源于转发网络中两种主要且独特的信息扩散模式。

第一种信息扩散模式是信息广播（broadcasting），主要通过信息扩散的规模呈现。它指的是大量受众或用户直接从同一社交媒体用户处接收信息。这样的信息扩散具有传播速度快的特点，因为作为信息来源的用户可能是传统媒体、政府或名人，他们拥有大量的订阅用户，因此其发布的信息能迅速到达大规模的用户群体（Goel et al., 2015），换句话说，这种信息扩散模式是一个"一对多"的传播过程（Morris & Ogan, 1996）。

第二种信息扩散模式是信息蔓延（contagion），主要通过结构性病毒特征呈现。在这一模式中，信息通过人与人之间不断的传递而变得流行，类似于病毒式的传染（Anderson & May, 1992；Dodds & Watts, 2004）。有时，社交媒体中的信息可能来自拥有少量粉丝的草根用户，虽然这些用户的信息最初可能无法到达大量的受众，但通过层层的转发与点对点的传播，这些信息最终能形成巨大的受众面。换言之，这种信息扩散模式是一个"一对少"的传播过程（Morris & Ogan, 1996）。

图5-1阐明了这两种信息扩散模式。左边为信息广播的过程，其网络结构呈现出一个星形，其中扩散的爆发主要取决于单个有影响力的节点。右边为信息蔓延的过程，它是一个多层分支的结构，其中单个节点仅直接影响少数其他节点（Dodds & Watts, 2004）。与这两种信息扩散的模式相对应，对信息扩散的测量可以进一步分解为对信息扩散规模和结构性病毒特征的测量。信息扩散规模指的是直接传播信息种子的受众数量（Yang & Counts, 2010），结构性病毒特征则是指信息扩散结构所散开的分支（Goel et al., 2015）。一个分散的信息结构意味着信息更有可能被更多的异质社区共享且更少出现信息过载的情况，因此可以被视为信息扩散的一种更积极的结果。

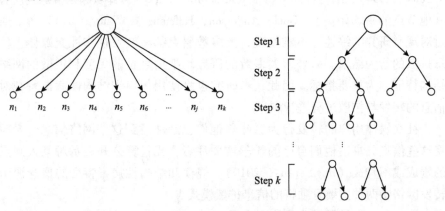

图5-1 "推送"和"蔓延"效应的示意图

（二）网络信息扩散的影响因素

当前，学者已从不同的角度研究了网络信息的扩散。一些学者绘制了信息扩散网络图（Cheng, Adamic, Kleinberg, & Leskovec, 2016; Goel, Watts, & Goldstein, 2012; Himelboim & Han, 2014）并研究了推特（e. g., Bakshy, Hofman, Mason, & Watts, 2011; Suh, Hong, Pirolli, & Chi, 2010）和微博（e. g., Liu, Liu & Li, 2012）上信息扩散的影响因素。还有一些学者探索了社交媒体上健康信息流行度的决定因素（Briones et al., 2012; Kim et al., 2016; Ma et al., 2013; Petrovic, Osborne, & Lavrenko, 2011）。然而，以往的这些研究大多只是一种以数据驱动的探索，缺乏系统的理论框架。

信息处理理论指出，信息内容以及信源特征影响了个人处理信息的方式（Chaiken, 1980; Petty & Cacioppo, 1986）。网络信息的转发是一个复杂的社会认知过程（Casterline, 2001），它可以被看作是个人评估特定的信息后所作出的行为决策（Liu, et al., 2012）。因此，信息处理的启发式—系统式模型（Chaiken, 1980）可以用来解释网络健康信息的传播与扩散。启发式—系统式模型假设信息可以通过系统式和启发式这两种不同的方式影响人们的态度和行为。前者侧重于信息的内容因素，如论据的质量以及内容中所包含的成分等，这要求受众使用较高的认知精力来处理信息；后者侧重于启发式的线索，比如信源和社会认同等，受众通常采用简单的决策规则对信息做出快速的判断（Chaiken, 1980; Chaiken & Eagly, 1989）。

1. 启发式线索：发送者因素

根据启发式—系统式模型（Chaiken, 1980; Chaiken & Eagly, 1989），发送者因素是影响网络信息扩散的一个重要方面。如果个人缺乏细致查阅内容的动机和认知能力，他们将依赖于启发式线索和简单的规则进行信息处理。因此，在网络癌症信息转发的语境下，缺乏专业医学知识的社交媒体用户很可能会依赖于启发式线索对信息进行处理。信源是启发式线索之一，其最重要的特征是可信度（Bakshy et al., 2011; Liu et al., 2012; Watts & Zhang, 2008），即信源被认为可信任或值得信任的程度（Petty & Cacioppo, 1986）。那么哪些发送者特征与可信度之间相关呢？

首先，信息发送者的粉丝数和关注数是衡量社交媒体用户的社会影响力和可信度的重要指标（Westerman, Spence, & Van Der Heide, 2012），它们直接影响着社交媒体上的信息扩散（Goldenberg, Han, Lehmann, & Hong, 2009; Suh et al., 2010）。从网络的角度看，拥有大量粉丝数和关注数的社交媒体用户是集中的、联系紧密的，在向他人传递信息方面有着较强的能力（Lahuerta‐Otero & Cordero‐Gutiérrez，2016）。因此，本研究假设粉丝数和关注数是在线信息扩散的重要决定因素。

此外，用户属性也可以影响受众对信息可信度的认知，如是否为认证账号，以及该账号是否被识别为组织账号或专业账号等，这些属性是对所有公众开放的（Zhang，Peng，Zhang，Wang，& Zhu，2014）。这些特征可能会增强信息内容对个人的影响力，从而促进信息的传播。已有研究指出了认证状态和账号类型对信息转发所造成的影响（Himelboim & Han，2014；Liu et al.，2012）。因此，本研究根据癌症信息扩散的语境，将账号类型分为以下三类：医疗相关专业人士/组织、非医疗组织和草根。通过这种健康语境中的用户分类，我们希望对在线癌症信息扩散的差异做出解释。

2. 系统式线索：内容因素

除了发送者因素，信息本身（如论据的质量和内容元素等）也可以决定个人处理信息的方式。以往对社交媒体中信息扩散的内容因素的研究主要集中在信息的特征上，如信息中的情感、信息所包含的连接数量、论据的质量和长度等（Liu et al.，2012；Srivastava，Saks，Weed，& Atkins，2018；Suh et al.，2010）。尽管这些研究的结果提出了一般语境中影响信息扩散因素的框架，但由于缺乏一个具有系统性因素的情境化模型，因而不能为社交媒体上的健康宣导活动提供明确的指导。特别是在癌症预防领域，与癌症相关的内容因素（如信息中的主题和离散的情绪）显得尤为重要，但在现有的文献中却被完全忽略。

对信息主题和信息扩散网络之间联系的检验可以帮助我们深入了解公众关注的焦点，以及哪个主题在用户中能得到更普遍、更广泛的传播。Hong 等（2011）采用自动文本挖掘技术对信息中的热门话题进行检测后发现，对热门话题的讨论有助于信息扩散。然而，这种自下而上的方法所产生的主题是定义边界较为模糊的一般分类。因此，本研究采用自上而下的方法，通过对信息进行手动编码的方式确定癌症主题的类型，并探索这些类型对信息扩散的作用。

此外，信息中的情绪也被认为是影响扩散过程的一个重要因素（Briones，et al.，2012；Stieglitz & Dang‐Xuan，2013）。对社交媒体的研究结果表明，网络信息内容通常包含着各种情感和情绪。网络信息的情感极性（即积极的、消极的或两者都有）可以引起用户高水平的认知参与，进而影响其信息分享行为（Berger & Milkman，2012）。然而，重要的是，情绪内容的传播可能不仅仅是由极性推动的。除了积极或消极之外，情绪在它们所引发的生理唤起水平上也可能有所不同（Smith & Ellsworth，1985），这些差异也可能会影响信息扩散（Berger & Milkman，2012）。因此，本研究也探究了离散情绪在网络信息扩散中所发挥的作用。

在癌症的语境下，常被讨论的离散情绪包括恐惧和希望。根据恐惧管理理论（terror management theory），人类在意识到自身死亡的同时受本能的驱使维持着生存状态（Solomon，Greenberg，& Pyszczynski，1991）。因此，当提及癌症这一与死亡高度相关的话题时，个人通常会经历对死亡的恐惧。然而，人们的希望情绪被认为是对抗死亡恐惧的有效缓冲（Wink & Scott，2005）。因此，网上的癌症信息中所包含的恐惧和希望情绪，一定程度上也可能会影响着癌症信息的扩散。

综上所述，本研究将基于启发式—系统式模型，考察系统式线索（即主题、情感和离散情绪）和启发式线索（即粉丝数和关注数、认证状态和账号类型）对网络癌症信息扩散的影响。

四、研究方法

为了研究癌症信息在社交媒体中的扩散，本研究结合了社会网络分析、内容分析、情感分析和多元方差分析（MANOVA）等方法对上文提及的研究问题进行了探讨。具体而言，首先，本研究通过社会网络分析，对癌症信息的转发网络进行了可视化的呈现，描述了其网络结构，即癌症信息扩散的规模和结构性病毒特征。其次，本研究通过定量内容分析的方法，对信息的内容特征和发送者因素进行了定义。最后，研究者使用了多元方差分析的方法，解释了上述两种因素对信息扩散的影响。

（一）数据收集

研究者以"癌症"以及各种癌症名称为关键词在微博上随机抓取了2015—2016 年随机七周内的所有的癌症微博和相关数据。整个数据集包含了所抓取的微博的元数据（meta‐data），具体包括：发布时间、转发数、评论数、点赞数和发送者的账号名。研究者也记录了微博发送者的账号信息，包括：粉丝数、关注数、发布的微博数量以及认证状态。在分析之前，研究者对数据集进行了手动清理，删除了与癌症无关的商业广告和信息（共计 2028 条微博信息）。另外，本次所抓取所有微博信息都是以中文发布的。经过处理后，最终的数据集含有 14,616 条微博信息。在数据收集的第二阶段，研究者绘制了微博的转发网络，以数据集中的所有微博信息作为种子来可视化呈现转发网络的拓扑。

（二）变量测量

1. 内容分析

本研究分别对内容和发送者的特定属性进行了人工编码。这些特定属性包括：（1）该信息谈论的是癌症预防（即预防信息）还是癌症相关的个人经历（即个人经历信息）；（2）该信息是否包含恐惧或希望情绪；（3）该信息的发送者是否属于医疗相关专业人士/组织、非医疗组织或草根用户。在编码的过程中，研究者对两位已接受培训的编码员隐藏了本次研究的目的。为了建立编码员间的信度，两位编码员各独立编码了 10.36%（$n = 1726$）的微博信息。Krippendorff's alpha 值为 0.90（个人经历）、0.89（预防）、0.85（恐惧）、0.82（希望）和 0.95（账户类型），这表明信度是可被接受的。最后，编码员之间解决了编码过程中存在的差异，讨论并确立了编码规则，避免了在词义、类别定义以及编码说明中的歧义。最后，剩余的信息被平均分为两个部分，由两名编码员继续完成编码。

2. 自动情感分析

为了明确微博信息中所传达的是积极情感还是消极情感，本研究进行了自动情感分析，从书面语言中挖掘个人的观点、态度和情绪。这种分析方法是文本挖掘中最活跃的研究领域之一，因为观点或情感是人类活动的核心，是个人未来行为和决策的关键影响因素。

3. 信息扩散以及其他控制变量

本研究为每条微博信息都绘制了一个转发网络。研究者计算了每个转发网络的参数，包括发送者的一级受众（处在第一层级中的受众）数量和信息的结构性病毒特征，一级受众的数量反映了信息扩散的规模。此外，研究者还通过测量一个节点到扩散网络中所有其他节点的平均距离求出了信息的结构性病毒特征，并以此作为分析信息扩散的附加指标。此外，为了进行描述性分析，本研究还计算了一些扩散指数，如转发总数和扩散网络的范围等。其中，扩散网络的范围等于原始信息与其转发之间的最长距离。

除了上述变量，研究者还将以往文献中建议加入的控制变量纳入了本研究，具体包括信息是否包含网址、标签，是否提及其他用户或内容，以及该用户的历史发布信息数量等。表5-1列出了所有变量的测量方式。

表5-1　变量的测量方法

变量	测量
因变量	
规模	转发网络中一度友邻的数量
结构性病毒特征	从初始节点到网络中所有其他节点的距离的平均值
参与度	收到的评论数量
发送者因素	
医疗	医疗相关专业人士/组织
组织	非医疗组织，主要为政府或新闻媒体
草根	普通用户
认证状态	账号是否是认证账号
粉丝数	粉丝/受众的数量
关注数	关注用户/信源的数量
内容因素	
情绪：恐惧	信息中是否含有恐惧情绪
情绪：希望	信息中是否含有希望情绪
情感	信息中传达的是积极还是消极的情感；绝对值越大，信息中的情感词汇越多
主题：经历	信息是否与个人经历相关
主题：预防	信息是否与癌症预防相关
控制因素	
网址	信息是否含有网址
标签	信息是否含有标签（#）
提及	信息是否含有提及（@）
活跃度	在微博发表信息的总数量

五、研究结果

对转发网络的概述显示，绝大多数的癌症微博信息（82.5%）都没有被转发。在那些得到转发的信息当中，大多数信息的级联（cascades）极小，在第一级就已经终止（71.6%）。然而，一些信息却非常受欢迎，它们的级联也非常大：最受欢迎的一条微博信息收到了8033次转发。

此外，本研究也调查了在癌症信息扩散的语境下，信息广播和信息蔓延效应是否共同发挥了作用。在检验了被转发的微博信息（$n = 2923$）后，研究者发现，数据中规模与结构性病毒特征之间存在着显著但微弱的相关性（$r = 0.19$，$p < 0.001$），表明扩散规模与网络结构之间呈较弱的正相关关系，这与 Goel 等（2015）的发现一致。这一结果表明，结构性病毒特征在呈现信息扩散状况方面是一个与规模测量有着不同的维度的概念。通过测量那些不能被累积指数抓取的扩散过程结构，结构性病毒特征可有效地对不同的信息扩散特征进行量化处理。另一方面，扩散规模中每一个层次的结构性病毒特征指数是不同的。例如，对于一则扩散规模为 95~105 次转发的信息而言，其扩散深度一般在 2 到 13 之间。这说明信息扩散是由广播和蔓延机制混合驱动的。

为了确定发送者因素和内容因素对信息扩散造成的影响，研究者使用了多元方差分析对规模和结构式病毒特征这两个相关的信息扩散概念进行了分析与解释。具体而言，研究者在模型的第一层中输入了控制因素，包括网址、标签、提及和发送者的活跃度；在第二层输入了发送者因素，包括账号类型、粉丝数、关注数和认证状态；在第三层中放入了内容因素，包括离散情绪（恐惧和希望）、情感和话题（预防和经历）。通过比较各层中的变量与研究模型，研究者发现，发送者变量解释了网络规模 39.2% 的变化差异和结构性病毒特征 33.6% 的变化差异，而内容变量仅解释了网络规模 4.8% 的变化差异、结构式病毒特征 5.2% 的变化差异（见表 5 - 2）。

表 5 - 2　扩散规模及结构性病毒特征的多元方差分析结果（$n = 14616$）

变量	模型 1	模型 2
控制变量		
网址	0.003	0.005
标签	- 0.011	0.001
提及	0.040 ***	0.058 ***
活跃度	- 0.151 ***	- 0.113 ***
发送者变量		
关注数	- 0.075 ***	- 0.069 ***
粉丝数	0.783 ***	0.678 ***
认证状态 [0, 1]	- 0.095 ***	- 0.044 ***
医疗账号 [0 = 草根]	0.021 **	0.042 ***
非医疗组织账号 [0 = 草根]	0.028 **	0.046 ***

变量	模型 1	模型 2
内容变量		
恐惧 [0, 1]	−0.016 *	−0.015 *
希望 [0, 1]	0.041 ***	0.028 ***
情感	0.014 *	0.018 *
经历 [0, 1]	0.089 ***	0.107 ***
预防 [0, 1]	0.040 ***	0.044 ***
调整后的 R^2	0.451 ***	0.403 ***

就解释转发网络的规模而言，信息发送者因素与内容因素解释了规模变化差异的很大一部分。研究结果显示，由医疗账号或非医疗组织账号、有着更多的粉丝数、更少的关注数且未经认证的账号所分发的信息更有可能在微博上流行。此外，表达希望情绪、无恐惧情绪，以及情感较强烈、与个人经历相关和与预防相关的信息拥有较大的转发网络规模（见图 5 - 2）。

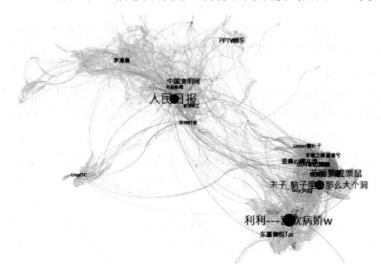

图 5 - 2　癌症微博信息扩散网络

相似地，在解释转发网络的结构性病毒特征中，医疗账号、非医疗组织账号、粉丝数、关注数和认证状态等发送者因素是重要的预测因素。而在内容因素方面，情感、与个人经历相关的内容、与预防相关的内容也与转发网络的结构性病毒特征有着显著的正相关关系。其中，希望情绪能显著提高结构性病毒特征的水平，但恐惧情绪与结构性病毒特征呈负相关关系（见图 5 - 2）。

六、讨论

本研究旨在探究社交媒体中癌症相关信息扩散的影响因素。研究者抓取了微博上与癌症相关的信息，并为其绘制了转发网络。综合上述研究结果，本研究认为，社交媒体上的信息扩散并非是一个凭借单一的连续量表便能够掌握的简单、直接的概念，而是包含了规模、结构性病毒特征等相互独立的维度。因此，本研究基于启发式—系统式模型，解释了信息扩散的这两个主要维度。多元方差分析的结果表明，发送者因素在影响信息的扩散中起着决定性的作用，内容因素也与信息扩散也息息相关。然而，与发送者因素的作用相比，内容因素的作用相对较小。

在发送者因素中，粉丝数、关注数、认证状态和主题等因素是在线信息扩散的主要决定因素，这些因素对健康宣导具有重要的意义。值得注意的是，认证状态和转发的规模以及结构性病毒特征呈负相关。这一结果表明，在考虑账号类型、粉丝数和关注数的影响时，来自未经认证的账号的微博信息更有可能被受众所接受。一种可能的解释是，大多数经过认证的账号都是新闻媒体或有关部门，尤其是在癌症等此类健康话题上。以往的研究表明，与新闻媒体相比，中国的社交媒体用户更倾向于评论和转发由草根用户生产的内容（Chen，Wang，& Peng，2018；Shi & Salmon，2018）。

信息内容中的情绪也会影响癌症信息的转发。通过研究特定的离散情绪，本研究发现，只有希望是信息转发的重要预测因素，而恐惧没有显著的影响。这一结果可能是因为大多数的中国人已经能够清晰地意识到癌症的威胁。此外，根据恐惧管理理论，希望是对抗死亡恐惧的有效缓冲（Wink & Scott，2005）。因此，大多数人倾向于在社交媒体上提供和扩散积极或支持性的情感信息，这可能会对癌症患者及其照护者有所帮助（Shi et al.，2018）。虽然已有研究强调了情绪在信息参与和分享中的作用（Berger & Milkman，2012），但是学界对于在癌症信息的语境下，影响信息的转发和扩散的情绪类型及其作用却知之甚少。事实上，恐惧已经成为健康传播学者和健康领域专业人士在设计癌症传播信息时添加于信息内容中的一种常见情绪，这种做法已经被确定为促进癌症预防的有效策略（Shi & Smith，

2016）。然而，本研究的发现表明，恐惧并不能有效促进社交媒体中癌症信息的传播。未来的研究应该深入探索其他离散情绪在特定健康语境下的作用。

七、研究总结

上述研究对大数据健康传播的理论发展、方法设计和实践有着重要的贡献。首先，研究探索了社交媒体上的信息扩散，为现有文献提供了一个探索健康宣导效果的全新视角。社交媒体中的健康宣导不同于传统媒体上的健康宣导。在社交媒体的健康宣导中，受众也是内容的生产者，他们在转发和评论的同时会改变对原始内容的处理和解释（Shi，Poorisat，& Salmon，2018）。因此，阐明癌症信息扩散背后的机制有助于社交媒体健康宣导方面文献的拓展，为未来的社交媒体健康宣导研究提供参考依据。其次，本研究基于特定的健康语境探究了信息的扩散状况。以往的研究曾试图探索信息扩散中普遍的影响因素，如粉丝数和关注数、内容中的情感、网址、提及和标签等，但均缺乏理论依据。本研究不仅对这些因素给予了考量，还根据系统式—启发式模型对潜在的影响因素进行了分类——启发线索和系统线索，并引入了与癌症相关的特有因素，如医学背景、内容主题以及恐惧和希望情绪等。

本研究也为癌症宣导的设计和社交媒体上的健康教育提供了策略性的指导。具体而言，健康传播研究者和公共卫生管理者在利用社交媒体进行健康宣导时，应注意发送者和内容因素的影响。账号类型、粉丝数、关注数和认证状态呈现的信源可信度对加速信息扩散起着重要的作用。因此，为了促进癌症信息高效且迅速地传播，健康传播研究者和公共卫生管理者可以向拥有大量粉丝的微博用户或组织账号寻求帮助。此外，内容因素对于社交媒体上的癌症教育项目来说也至关重要。在信息内容中，包含希望情绪和个人经历相关主题的内容更能够吸引社交媒体用户关注信息内容并参与信息的转发。比如，健康传播研究者和公共卫生管理者可以通过社交媒体提供关于癌症幸存者如何抗击癌症的短篇故事，以促进人们的癌症预防行为。这些故事对于社交媒体用户来说，可能会比单纯地介绍癌症预防知识更容易赢得用户的青睐。

本研究也存在着一些局限。首先，本研究只考察了单一社交媒体平台中的信息扩散情况。研究结果的普遍适用性可能会受到平台功能和政策的限制，比如关键词普查和推荐算法等。未来的研究可以考虑在其他的社交媒体平台以及其他主题的语境下复制当前的研究。其次，整个网络的环境和结构，例如网络的密度和连通性等也可能影响着信息扩散网络的路径。这些因素没有囊括在本研究的模型中。未来的研究应该对此加以考虑。最后，本研究仅使用转发作为癌症信息扩散的结果。在未来，对扩散行为的性质的考察应区分积极和消极的结果，探究转发者是赞同还是反对原始信息，并更进一步地探索这些扩散行为对随后的信息处理的影响。

参考文献

American Cancer Society（2017，July 6）. Nearly half of China cancer deaths attributable to potentially modifiable risk factors. *Science Daily*. Retrieved from www. sciencedaily. com/releases/2017/07/170706071915. htm.

Anderson，R. M.，& May，R. M.（1992）. *Infectious diseases of humans：Dynamics and control*. Oxford UK：Oxford university press.

Bakshy，E.，Hofman，J. M.，Mason，W. A.，& Watts，D. J.（2011）. *Everyone's an influencer：Quantifying influence on Twitter*. Proceeding of the fourth ACM international conference on Web search and data mining，Hong Kong，China.

Berger，J.，& Milkman，K. L.（2012）. What makes online content viral? *Journal of Marketing Research*，49，192–205.

Boyd，D.，Golder，S.，& Lotan，G.（2010）. *Tweet，tweet，retweet：Conversational aspects of retweeting on Twitter*. Proceeding of the 43rd Hawaii international conference on system sciences，Honolulu，HI.

Briones，R.，Nan，X.，Madden，K.，& Waks，L.（2012）. When vaccines go viral：An analysis of HPV vaccine coverage on YouTube. *Health Communication*，27，478–485.

Casterline，J. B.（2001）. *Diffusion processes and fertility transition：Selected perspectives*. Washington，DC：The National Academies Press.

Chaiken，S.（1980）. Heuristic versus systematic information processing and the use of source versus message cues in persuasion. *Journal of Personality and Social Psychology*，39，752–766.

Chaiken，S.，& Eagly，A. H.（1989）. Heuristic and systematic information processing within and beyond the persuasion context. In J. S. Uleman & J. A. Bargh（Eds.），*Unintended thought*（pp. 212–252）. New York：Guilford Press.

Cheng，J.，Adamic，L. A.，Kleinberg，J. M.，& Leskovec，J.（2016）. *Do cascades recur?* Proceeding of the 25th international conference on world wide Web，Montral，Canada.

Chen, L. , Wang, X. , & Peng, T. Q. (2018). Nature and diffusion of gynecologic cancer related misinformation on social media: Analysis of tweets. *Journal of Medical Internet Research*, 20, e11515.

Chen, L. , & Yang, X. (2018). Using EPPM to evaluate the effectiveness of fear appeal messages across different media outlets to increase the intention of breast self – examination among Chinese women. *Health Communication*, 34, 1369 – 1376.

Dodds, P. S. , & Watts, D. J. (2004). Universal behavior in a generalized model of contagion. *Physical Review Letters*, 92, 218701.

Goel, S. , Anderson, A. , Hofman, J. , & Watts, D. J. (2015). The structural virality of online diffusion. *Management Science*, 62, 180 – 196.

Goel, S. , Watts, D. J. , & Goldstein, D. G. (2012). *The structure of online diffusion networks*. Proceeding of the 13th ACM conference on electronic commerce, Valencia, Spain.

Goldenberg, J. , Han, S. , Lehmann, D. R. , & Hong, J. W. (2009). The role of hubs in the adoption process. *Journal of Marketing*, 73, 1 – 13.

Guille, A. , Hacid, H. , Favre, C. , & Zighed, D. A. (2013). Information diffusion in online social networks: A survey. *SIGMOD Rec*, 42, 17 – 28.

Heo, J. , Chun, M. , Lee, H. W. , & Woo, J. H. (2018). Social media use for cancer education at a community – based cancer center in South Korea. *Journal of Cancer Education*, 33, 769 – 773.

Himelboim, I. , & Han, J. Y. (2014). Cancer talk on Twitter: Community structure and information sources in breast and prostate cancer social networks. *Journal of Health Communication*, 19, 210 – 225.

Hong, L. , Dan, O. , & Davison, B. D. (2011). *Predicting popular messages in Twitter*. Proceeding of the 20th international conference companion on world wide Web, Hyderabad, India.

Kim, E. , Hou, J. , Han, J. Y. , & Himelboim, I. (2016). Predicting retweeting behavior on breast cancer social networks: Network and content characteristics. *Journal of Health Communication*, 21, 479 – 486.

Lahuerta – Otero, E. , & Cordero – Gutiérrez, R. (2016). Looking for the perfect tweet. The use of data mining techniques to find influencers on Twitter. *Computers in Human Behavior*, 64, 575 – 583.

Liu, Z. , Liu, L. , & Li, H. (2012). Determinants of information retweeting in microblogging. *Internet Research*, 22, 443 – 466.

Loeb, S. , Katz, M. S. , Langford, A. , Byrne, N. , & Ciprut, S. (2018). Prostate cancer in social media. *Nature Reviews Urology*, 15, 422 – 429.

Ma, Z. , Sun, A. , & Cong, G. (2013). On predicting the popularity of newly emerging hashtags in Twitter. *Journal of the American Society for Information Science and Technology*, 64, 1399 – 1410.

Morris, M. , & Ogan, C. (1996). The Internet as mass medium. *Journal of Communication*, 46, 39 – 50.

O'Neill, B. (2017). Towards an improved understanding of modern health information ecology. *Social Science & Medicine*, 173, 108 – 109.

Petrovic, S. , Osborne, M. , & Lavrenko, V. (2011). Rt to win! predicting message propagation in Twitter. *ICWSM*, 11, 586 – 589.

Petty, R. E. , & Cacioppo, J. T. (1986). The elaboration likelihood model of persuasion. In L. Berkowitz (Ed.), *Communication and persuasion* (pp. 1 – 24), New York, NY: Springer.

Shi, J. , Chen, L. , Su, Y. , & Chen, M. (2019). Offspring caregivers for Chinese women with breast cancer: Their social support requests and provision on social media. *Telemedicine and e – Health*, 25, 748 – 755.

Shi, J. , Poorisat, T. , & Salmon, C. T. (2018). The use of social networking sites (SNSs) in health communication campaigns: Review and recommendations. *Health Communication*, 33, 49 – 56.

Shi, J. , & Salmon, C. T. (2018). Identifying opinion leaders to promote organ donation on social media: Network study. *Journal of Medical Internet Research*, 20, e7.

Shi, J. , & Smith, S. W. (2016). The effects of fear appeal message repetition on perceived threat, perceived efficacy, and behavioral intention in the extended parallel process model. *Health Communication*, 31, 275 – 286.

Smith, C. A. , & Ellsworth, P. C. (1985). Patterns of cognitive appraisal in emotion. *Journal of Personality and Social Psychology*, 48, 813 – 838.

Solomon, S. , Greenberg, J. , & Pyszczynski, T. (1991). A terror management theory of social behavior: The psychological functions of self – esteem and cultural worldviews. In M. P. Zanna (Ed.), *Advances in experimental social psychology* (pp. 93 – 159). Academic Press.

Srivastava, J. , Saks, J. , Weed, A. J. , & Atkins, A. (2018). Engaging audiences on social media: Identifying relationships between message factors and user engagement on the American Cancer Society's Facebook page. *Telematics and Informatics*, 35, 1832 – 1844.

Stieglitz, S. , & Dang – Xuan, L. (2013). Emotions and information difffusion in social media – sentiment of microblogs and sharing behavior. *Journal of Management Information Systems*, 29, 217 – 248.

Suh, B. , Hong, L. , Pirolli, P. , & Chi, E. H. (2010). *Want to be retweeted? Large scale analytics on factors impacting retweet in Twitter network.* Proceeding of the 2010 IEEE second international conference on Social Computing, Minneapolis, MI.

Susarla, A. , Oh, J. H. , & Tan, Y. (2012). Social networks and the diffusion of user – generated content: Evidence from YouTube. *Information Systems Research*, 23, 23 – 41.

Villagran, M. (2011). Methodological diversity to reach patients along the margins, in the shadows, and on the cutting edge. *Patient Education and Counseling*, 82, 292 – 297.

Wasserman, S. , & Faust, K. (1994). *Social network analysis: Methods and applications.* Cambridge, U. K. : Cambridge University Press.

Watson, J. (2018). Social media use in cancer case. *Seminars in Oncology Nursing*, 34, 126 – 131.

Watts, S. A. , & Zhang, W. (2008). Capitalizing on content: Information adoption in two online communities. *Journal of the Association for Information Systems*, 9, 73 – 94.

Westerman, D. , Spence, P. R. , & Van Der Heide, B. (2012). A social network as information: The effect of system generated reports of connectedness on credibility on Twitter. *Computers in Human Behavior*, 28, 199 – 206.

Wink, P. , & Scott, J. (2005). Does religiousness buffer against the fear of death and dying in late adulthood? Findings from a longitudinal study. *The Journals of Gerontology: Series B*, 60, 207 – 214.

Yang, J. , & Counts, S. (2010). Predicting the speed, scale, and range of information diffusion in Twitter. *ICWSM*, 10, 355 – 358.

Yang, J. , & Leskovec, J. (2010). *Modeling information diffusion in implicit networks.* Proceeding of the 2010 IEEE international conference on data mining, Sydney, Australia.

Zhang, L. , Peng, T. Q. , Zhang, Y. P. , Wang, X. H. , & Zhu, J. J. (2014). Content or context: Which matters more in information processing on microblogging sites. *Computers in Human Behavior*, 31, 242 – 249.

第六章

结语：健康传播研究的未来

随着经济的迅速发展以及现代社会生活方式和生态环境的变化，人们越来越关注自身的健康状况和社会卫生医疗服务水平，传播学界也开始逐渐意识到健康传播的重要性。在全球范围内，越来越多的学者开始投身于健康传播的研究中，为维护人类生命健康、促进健康观念以及健康行为的转变做出了重要贡献，健康传播学作为一个独立的学科领域也越来越受到学界和社会各界的认可。健康传播研究涵盖的范围广泛，研究对象包括与健康有关的各类活动及信息的传播、从不同人与不同层面出发去探讨有关健康问题的信息交流，以及关乎全社会的健康危机等（闫婧等，2015）。本书仅仅从媒介变迁的视角出发，探讨了新媒体时代健康传播的四个主要方向：媒体中的健康信息、网络风险行为、健康信息设计与健康宣导、大数据与网络健康信息传播，旨在为新闻传播学者以及公共卫生管理者开展健康传播实证研究提供全面的理论、方法和实践参考。

新媒体对健康传播的研究与实践产生了巨大的影响。媒介在信息传播的过程中一直扮演着重要的角色，因此健康传播研究和媒介的变迁、媒介形态的更替息息相关。互联网的出现与普及使得人们接收信息的方式更加多样，也使得信息的传播更加高效，而随着社交媒体逐渐成为人们沟通和获取信息的主要渠道，健康传播研究也应该要审视健康信息在新的媒介载体上的传播过程和效果，探索新技术对健康信息传播的作用以使其更好地为健康传播服务。在接下来的内容里，我们将对本书所探讨的四个研究方向目前存在着的一些挑战进行分析，并提出健康传播研究未来的发展趋势。

第一，分析媒体中健康信息的研究，我们不难发现，随着新媒体技术的发展和普及，媒体中的信息提供者这一角色发生了巨大的转变。在传统媒体中，信息多是由专业的新闻采编组织或记者提供的，虽然传统媒体所拥有的固定受众群体使其在开展各种健康宣传活动中有着天然的优势，但是其所提供的信息结构单一，同质化程度较高。因此对研究者来说，对这类信息的分析相对比较简单。而在新媒体时代，几乎每一个人都可以在社交媒体中生产和传播各类信息，这使得信息的内容更加多元化和人性化，形式也更加地生动。这一类信息有时还包含大量的图片、视频以及非正式用语，给健康传播研究者的信息分析过程带来了不小的挑战。如何识别图片和视频信息的含义？如何理解非正式用语？应该依据何种理论框架进行分析？这都是新媒体时代健康信息研究应该考虑和亟待解决的问题。虽然随着大数据的应用和计算技术的发展，数据挖掘、机器学习、主题模型等大数据研究方法能够帮助研究者对不同形式的信息进行分析，但是这些方法通常以数据为导向，仅仅只对信息内容进行描述，缺乏理论依据和创新（祝建华等，2014）。除此之外，由于社交媒体平台上的大多数信息发布者缺乏专业的采编知识以及甄别健康信息真伪的能力，导致大量的健康养生类和食品安全类的谣言出现并活跃于社交媒体中，这为健康传播学者带来了新一轮的挑战：大多数学者缺乏专业的医学知识，无法对信息的真伪做出判断，这阻碍了他们对信息内容的进一步分析。因此，跨学科的合作与探索在健康传播研究领域显得愈发重要。

第二，在健康行为方面，以往的健康传播研究主要聚焦于媒体使用或信息关注对人们态度和行为产生的影响。而随着信息传播技术的发展，网络已经成为了人们日常生活的重要组成部分，人们利用网络传递信息和拓展社会网络。与此同时，各种影响人们身心健康的网络风险行为也日益流行，如接触暴力和色情信息、暴露隐私、网络欺凌等，这些现象也因此成为了当前健康传播研究的焦点。对这些网络风险行为的考察，研究者通常使用问卷调查法进行相关数据的收集，但由于研究测量的是负面行为，被访者容易受到社会期望偏差的影响，这可能影响研究的效度（Huang, Liao, & Chang，1998）。此外，由于研究探索的是基于网络的态度与行为，因此在新的语境下，研究者可能需要对一些理论中具体变量的概念化和操作化进行进一步修正。例如在健康信念模型里，行动线索这一变量在传统媒体语境中通常包括他人的建议、医护人员的提醒、媒体报道等；而在新媒体的语境中，行动线索的定义则可能更加广泛，可能包括在微信中与网友就特定健康问题进行的讨论、或是在微信朋友圈里看到的他人的疾病感染情况信息等。又如在父母调解理论中，随着社交媒体的普及，父母可能会使用更多元的方式来管理孩子的社交媒体使用行为，包括加孩子为微信好友，登陆孩子的微博账号等方式。因此，为了更好地解释网络风险行为，研究者有必要对这些特定变量的概念和测量进行探索和修正。当前，对健康行为（包括网络风险行为）的考察多基于微观或个人层面的因素，但事实上，如班级、学校、社区等的社会结构层面上的因素也很可能对个人的态度和行为产生影响。因此，为了能进一步系统化地解释健康行为，有必要建构多维度、多层次的理论模型。

第三，在健康信息设计和健康宣导的探索方面，随着媒体平台的多元化，如何发挥不同社交媒体平台的优势，提高健康宣导的效果成为了当前研究的主要议题。虽然学者已经对传统媒体和社交媒体上的健康信息效果进行了比较（Chen & Yang，2019），也考察了社交媒体中诸如信息社会线索、信息源、发布方式（公开或私信）等启发式因素对健康宣导效果的作用，但从社会网络视角来看，当前研究仍未对信息发布者在网络中的地位以及其与信息接收者的关系（即社会距离）等结构层面的因素进行充分的探讨，这为未来的健康传播研究提供了新的思路和方向。

第四，随着大数据的普遍应用与计算技术的日益成熟，健康信息的扩散作为一种信息传播的"软效应"开始被许多健康传播学者所关注，他们利用社会网络分析等方法对网络中信息的扩散网络进行了描述和解释（Wang，Chen，Shi & Peng，2019）。但这些研究基于的主要还是静态的数据，忽略了信息传递的动态性。信息在何时被大量转发？为何在这个时间节点被大量转发或逐渐停止被转发？由于缺乏动态数据，研究者无法对以上这些问题进行解答。此外，大多数研究仅仅对健康信息的扩散进行了结构上的描述，缺乏理论依据，遑论对理论的发展和创新。由于绝大多数的研究仍停留于运用新的研究方法来验证经典理论或解释以往的社会现象的层面上，因此，如何通过大数据研究发展和创新健康传播理论也将成为未来健康传播研究的重要方向。

这里必须要澄清的是，本书所讨论的内容涉及的是当前健康传播研究较为重要的四个方向，虽然这已涵盖了健康传播的众多方面，但终究还是无法穷尽所有的健康传播研究方向。通过对以上四个研究方向的分析和讨论，我们不难发现，随着健康传播学科领域的不断成熟，发表在国际刊物上的健康传播研究也越来越规范化。这些研究有着清晰的问题意识、科学的研究方法并且注重理论的关照与创新，为学科的发展做出了重要的贡献，但同样也存在着一些不足与缺陷。未来的健康传播研究仍需要在大数据技术运用、理论创新、跨学科、跨文化合作等方面不断努力，积累和凝练研究发现以构建融合的范式和理论来解释和处理当前存在或潜在的各种健康问题。

首先，当前的健康传播研究虽然已经意识到理论的重要性，并且转向在理论关照下针对某一具体事件或过程进行传播规律的实证探索（李小余，2014），但大多数研究依然局限于对理论的简单验证。研究的创新应该体现在通过不断地完善理论以提供对事物之间关系与规律的更深入认知上，而不是简单地用不同的现象和问题对理论进行反复验证。随着媒介的发展，新的传播现象不断涌现，其中可能存在着无法用现有理论进行解释的现象，这就需要对理论进行拓展，并通过实证探索来验证新理论在解释当前问题上的实用性和可靠性，这样才能不断推动健康传播研究的发展与创新。

随着大数据技术的发展以及数据的快速增长，学者们普遍意识到这种新的技术给健康传播提供了更广阔的研究视域和路径。近年来，许多健康传播研究开始尝试使用数据挖掘、社会网络分析、主题建模等大数据方法来探索公众对特定健康议题的线上讨论、健康社区用户的网络关系以及社交媒体中的健康信息的传播等问题。这些新的尝试不仅意味着方法或者方法论的创新，还意味着一种研究范式的变革，为健康传播研究提供了新的维度和视角。换一句话说，大数据的出现，为健康传播研究提供了更广阔的研究视域和研究路径。但与此同时，这些大数据挖掘与分析技术也给健康传播学者带来了新的挑战，如何熟练运用这些技术并坚持问题和理论导向去探索传播现象成为了健康传播研究未来的努力方向之一。

其次，健康传播学者应该与其他学科领域的学者（如医学、公共卫生、信息科学等）开展合作并建立研究团队，这不但有利于研究者汲取不同学科对疾病和健康问题的多元研究视角、观点和认知范式，而且能帮助研究者更好地洞察当前社会存在或潜在的健康和公共卫生管理问题，提高研究的实践意义（Hannawa, et al., 2014）。此外，不同学科背景的研究团队能够运用不同的方法对健康信息及其效果进行评估，比如医学背景的研究人员能够甄别健康信息的真伪，而神经科学背景的研究人员能够通过生理反映来评估传播效果等。基于此，加强多学科的融合将有利于健康传播研究的全方位发展。

通过对现有的健康传播研究的分析，可以看到绝大多数的研究考察的是美国或欧洲等发达国家的健康问题。但事实上，探索有效的健康促进或健康教育模式在亚洲和非洲等发展中国家是非常有必要的，因此也有很多学者强烈呼吁跨国合作，让更多亚洲和非洲的学者参与到健康传播研究中来（Hannawa, et al., 2014）。近年来，中国也有越来越多的学者开始关注健康传播领域并开展了多种多样的研究。相信在不久的将来，会有更多的来自不同文化背景的学者投身到健康传播研究领域，致力于理论与实践的融合，为解决全球各个国家和地区的健康问题、提高全人类的生命健康水平提供意见与建议。

最后，笔者相信，经过几十年的岁月洗礼，健康传播研究历久弥新，正在焕发着新的活力、追求着新的成果、实现着新的想象。

参考文献

祝建华，彭泰权，梁海，王成军，秦洁，陈鹤鑫．（2014）计算社会科学在新闻传播研究中的应用．科研信息化技术与应用，5，3–13.

李小余．（2014）．健康传播研究的现状．传媒观察，8，29–30.

闫婧，李喜根．（2015）．健康传播研究的理论关照、模型构建与创新要素．国际新闻界，37，6–20.

Chen, L., & Yang, X. (2019). Using EPPM to evaluate the effectiveness of fear appeal messages across different media outlets to increase the intention of breast self – examination among Chinese women. *Health Communication*, 34, 1369–1376.

Hannawa, A. F., Kreps, G. L., Paek, H., Schulz, P. J., Smith, S., & Street Jr., R. L. (2014). Emerging issues and future directions of the field of health communication, *Health Communication*, 29, 955–961.

Huang, C., Liao, H., & Chang, S. (1998). Social desirability and the Clinical Self – Report Inventory：Methodological reconsideration. *Journal of Clinical Psychology*, 54, 517–528.

Wang, X., Chen, L., Shi, J., & Peng, T. Q. (2019). What makes cancer information viral on social media? *Computers in Human Behavior*, 93, 149–156.

后　记

现代文明的进程未能让人类远离疾病，艾滋病、癌症、白血病等疾病仍然严重威胁着全人类的生存和健康。当下的新冠肺炎疫情更是在短时间内迅速席卷了全球 200 多个国家，并持续蔓延恶化，在危及各国人民的生命安全和身体健康的同时也对全球经济造成了严重冲击。保障人类的生命健康不仅依赖于医疗卫生系统的努力，而且还需要普通公众的主动参与，这凸显了健康传播研究和实践的重要价值。

2012 年，当我在新加坡南洋理工大学读博的时候，一个很偶然的机会，我参与了一项关于艾滋病感染者的健康传播研究。这项研究系统地探讨了在线社会支持的功能、结构、传播和效果。这不但让我有机会把所学的理论和方法付诸于研究实践，而且让我感受到了健康传播作为一个跨学科的研究领域对全人类生命健康举足轻重的影响。由此，坚定了我从事科学研究的决心，并把健康传播作为未来的研究方向之一，立志推动这一领域向前发展。

从 2014 年我的第一篇 SSCI 期刊论文发表至今，我一直致力于从媒介变迁的视角，窥探现有的健康传播理论在新媒体语境中存在的不足与缺陷，并通过实证研究对理论进行拓展与创新。到目前为止，我已在传播学、心理学、公共卫生等领域的国际权威期刊上发表了数十篇健康传播相关的学术论文，研究的主题涉及艾滋病患者在线社会支持、留学生跨文化适应、食品安全风险感知、网络欺凌、社交媒体健康宣导、网络健康谣言、癌症信息扩散等；使用的研究方法包括内容分析、深度访谈、问卷调查法、实验法、主题建模、社会网络分析等。这一系列的研究让我对健康传播有了更深的理解与感悟，同时也督促着我不断完善自身的知识结构、全面提升科研素养，以能够更进一步地聚焦于学科建制内的理论与方法的突破、在垂直领域不断深耕。进入中山大学传播与设计学院以后，我开始给学生教授健康传播课程，对健康传播的历史脉络和研究规律进行了比较系统的梳理，并从理论发展、研究方法、实证分析等视角对当前的国际健康传播研究进行了详实的分析和探讨，以期为学生勾勒出一个完整的健康传播研究知识图谱。

基于近十年的健康传播研究与教学经历，我逐渐萌发了撰写一部专著的念头，一方面是对自己近十年来的学术研究进行一个阶段性的回顾和交代，书中对每一个理论和方法的介绍、对每一个实证研究案例的回顾都组成了我学术旅程的札记，记录着我这一路对生活、对学术、对价值的思考与体会；当然另一方面更重要的是在中国大陆的健康传播领域中，无论是专著论述还是实证研究都明显落后于国际同行，仍然存在方法与理论的"缺席"、研究设计不规范等诸多问题，因此亟需一本具有较强国际视野和学术引领性的综合专著。希望本书对健康传播理论和方法的系统介绍、阐述以及对国际前沿实证研究的分析能加深国内学者对健康传播的复杂性、多样性和重要性的认识，并为健康传播甚至整个公共传播领域的研究者和爱好者提供一个规范的研究思路与严谨的学术逻辑，以共同推动健康传播实证研究的发展。

本书虽然是作者独立撰写的学术专著，但是我指导的研究生在成书过程中给予了我诸多帮助。首先，我要特别感谢陈敏仪同学在文献搜集整理、原始资料摘译等方面做出的贡献。其次，我还要感谢符伦瑞、胡雅颖、廖胜岚、汤鸿杰等同学对书稿进行的细致的校对和检查工作。

笔者尽三年之力，终于将本书付梓，不免有种长长的释怀感，但同时也希望各位读者不吝赐教，欢迎对书中存在的任何疏漏和不足之处予以批评指正。

陈梁

2020 年 3 月 30 日